H. Förstl
Therapie
neuro-psychiatrischer Erkrankungen
im Alter

Therapie neuro-psychiatrischer Erkrankungen im Alter

Herausgegeben von Hans Förstl

mit 19 Abbildungen und 89 Tabellen

Mit Beiträgen von
H. Baas, J. Bäuml, M. Bahlmann, H.-D. Basler, H. Förstl, P. Galanakis, W. Hewer,
G. Kockott, E. Koenig, G. Koller, M. Korthals Altes, G. Krämer, S. Kraemer,
A. Kurz, A. Le Pair, C. Mauerer, T. Rüther, M. Schüler, A. Schreiner, M. Soyka,
F. Tiecks, T. R. Tölle, M. H. Wiegand, M. Wolfersdorf, R. Zimmer

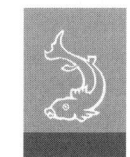

URBAN & FISCHER
München • Jena

Zuschriften und Kritik an:
Urban & Fischer Verlag, Lektorat Medizin, Karlstraße 45, 80333 München

Herausgeber:
Prof. Dr. med. Hans Förstl
Klinik u. Poliklinik für Psychiatrie u. Psychotherapie
Technische Universität München
Klinikum rechts der Isar
Ismaninger Str. 22
81675 München

Wichtiger Hinweis:
Die Erkenntnisse in der Medizin unterliegen laufendem Wandel durch Forschung und klinische Erfahrungen. Die Autoren dieses Werkes haben große Sorgfalt darauf verwendet, dass die in diesem Werk gemachten therapeutischen Angaben (insbesondere hinsichtlich Indikation, Dosierung und unerwünschten Wirkungen) dem derzeitigen Wissensstand entsprechen. Das entbindet den Nutzer dieses Werkes aber nicht von der Verpflichtung, anhand der Beipackzettel zu verschreibender Präparate zu überprüfen, ob die dort gemachten Angaben von denen in diesem Buch abweichen und seine Verordnung in eigener Verantwortung zu treffen.

Geschützte Warennamen (Warenzeichen) werden besonders kenntlich gemacht. Aus dem Fehlen eines solchen Hinweises jedoch kann nicht geschlossen werden, dass es sich um einen freien Warennamen handelt.

Die Deutsche Bibliothek – CIP-Einheitsaufnahme
Ein Titeldatensatz für diese Publikation ist bei der Deutschen Bibliothek erhältlich

ISBN 3-437-22066-7

Um den Textfluss nicht zu stören, wurde bei Patienten und Berufsbezeichnungen die grammatikalisch maskuline Form gewählt. Selbstverständlich sind in diesen Fällen immer Frauen und Männer gemeint.

Projektmanagement: Elke Klein, München
Lektorat und Redaktion: Dr. med. Bettina Haake, München
Herstellung und Satz: Kadja Gericke, Arnstorf
Umschlaggestaltung: prepress ulm GmbH, Ulm
Druck und Bindung: Franz Spiegel Buch GmbH, Ulm
Printed in Germany

Aktuelle Informationen finden Sie im Internet unter der Adresse:
http://www.urbanfischer.de

Die Nervenheilkunde des höheren Lebensalters gewinnt in Medizinstudium, Weiter- und Fortbildung langsam jenes Gewicht, das ihr in Klinik und Praxis längst zukommt. Die Bedeutung psychischer und neurologischer Störungen des Seniums wird in den kommenden Jahren noch weiter zunehmen. Die Zahl alter Menschen wächst an, und die verbesserten Behandlungsmöglichkeiten verpflichten zu einer immer intensiveren Beschäftigung mit der Neurologie und Psychiatrie des Alters. Dabei wird noch deutlicher werden, wie untrennbar die beiden nervenheilkundlichen Fächer bei der Mehrzahl einschlägiger altersassoziierter Erkrankungen miteinander verknüpft sind.

Dieser Band beschäftigt sich mit den wichtigsten Themen der Gerontoneurologie und -psychiatrie und strebt keine enzyklopädische Vollständigkeit an. Die Grundlagen therapeutischen Handelns werden systematisch aufbereitet und das praktische Procedere wird übersichtlich dargestellt.

Bleibt zu hoffen, dass das Buch allen aktiv Beteiligten (Lesern, Autoren und Verlag) nützt, vor allem aber denjenigen, die unser Handeln erdulden, den Patienten.

Der große Dank an die Autoren versteht sich von selbst. Frau Dr. Bettina Haake, Frau Elke Klein und Herrn Dr. Thomas Scherb danke ich für Kollegialität, Kompetenz und Engagement bei der Verwirklichung des Buches. Von allen habe ich gelernt!

München, im Juli 2001
Hans Förstl

INHALTSVERZEICHNIS

Priv.-Doz. Dr. med. Horst Baas
Klinik für Neurologie/Geriatrie
Klinikum der Stadt Hanau
Leimenstr. 20
63450 Hanau

Dr. med. Josef Bäuml
Klinik u. Poliklinik für Psychiatrie u. Psychotherapie
Technische Universität München
Klinikum rechts der Isar
Ismaninger Str. 22
81675 München

Dr. med. Mirjam Bahlmann
Psychiatrische Klinik der
Ludwig-Maximilians-Universität
Nußbaumstr. 7
80336 München

Prof. Dr. phil. Dr. med. habil. Heinz-Dieter Basler
Institut für Medizinische Psychologie
Philipps-Universität
Bunsenstr. 3
35037 Marburg

Prof. Dr. med. Hans Förstl
Klinik u. Poliklinik für Psychiatrie u. Psychotherapie
Technische Universität München
Klinikum rechts der Isar
Ismaninger Str. 22
81675 München

Dr. med. Patrizia Galanakis
Klinik u. Poliklinik für Psychiatrie u. Psychotherapie
Technische Universität München
Klinikum rechts der Isar
Ismaninger Str. 22
81675 München

Priv.-Doz. Dr. med. Walter Hewer
Klinik für Psychiatrie und Psychotherapie
Vinzenz-von-Paul-Hospital
78628 Rottweil

Prof. Dr. med. Götz Kockott
Klinik u. Poliklinik für Psychiatrie u. Psychotherapie
Technische Universität München
Klinikum rechts der Isar
Ismaninger Str. 22
81675 München

Prof. Dr. med. Eberhard Koenig
Neurologische Klinik Bad Aibling
Kolbermoorer Str. 72
83043 Bad Aibling

Dr. med. G. Koller
Psychiatrische Klinik der
Ludwig-Maximilians-Universität
Nußbaumstr. 7
80336 München

Dr. med. Martina Korthals Altes
Klinik u. Poliklinik für Psychiatrie u. Psychotherapie
Technische Universität München
Klinikum rechts der Isar
Ismaninger Str. 22
81675 München

Dr. med. Günter Krämer
Schweizerische Epilepsie Klinik
Bleulerstr. 60
8008 Zürich
Schweiz

Dr. phil. Sibylle Kraemer
Klinik u. Poliklinik für Psychiatrie u. Psychotherapie
Technische Universität München
Klinikum rechts der Isar
Ismaninger Str. 22
81675 München

Prof. Dr. med. Alexander Kurz
Klinik u. Poliklinik für Psychiatrie u. Psychotherapie
Technische Universität München
Klinikum rechts der Isar
Ismaninger Str. 22
81675 München

Dr. med. Angela Le Pair
Klinik für Psychiatrie u. Psychotherapie
Bezirkskrankenhaus Bayreuth
Nordring 2
95444 Bayreuth

Dr. med. Christian Mauerer
Klinik für Psychiatrie u. Psychotherapie
Bezirkskrankenhaus Bayreuth
Nordring 2
95444 Bayreuth

Dr. med. Tobias Rüther
Psychiatrische Klinik der
Ludwig-Maximilians-Universität
Nußbaumstr. 7
80336 München

Dr. med. Michael Schüler
Klinik für Psychiatrie u. Psychotherapie
Bezirkskrankenhaus Bayreuth
Nordring 2
95444 Bayreuth

Dr. med. Andreas Schreiner
Janssen-Cilag, Medizin & Forschung
Raiffeisenstr. 8
41470 Neuss

Priv.-Doz. Dr. med. Michael Soyka
Psychiatrische Klinik der
Ludwig-Maximilians-Universität
Nußbaumstr. 7
80336 München

Dr. med. Frank Tiecks
Neurologische Klinik Bad Aibling
Kolbermoorer Str. 72
83043 Bad Aibling

Priv.-Doz. Dr. med. Dr. rer. nat. Thomas R. Tölle
Neurologische Klinik und Poliklinik
Technische Universität München
Möhlstraße 28
81675 München

Priv.-Doz. Dr. med. Dipl.-Psych. Michael H. Wiegand
Klinik u. Poliklinik für Psychiatrie u. Psychotherapie
Technische Universität München
Klinikum rechts der Isar
Ismaninger Str. 22
81675 München

Prof. Dr. med. Manfred Wolfersdorf
Klinik für Psychiatrie u. Psychotherapie
Bezirkskrankenhaus Bayreuth
Nordring 2
95444 Bayreuth

Dr. med. Reinhilde Zimmer
Klinik u. Poliklinik für Psychiatrie u. Psychotherapie
Technische Universität München
Klinikum rechts der Isar
Ismaninger Str. 22
81675 München

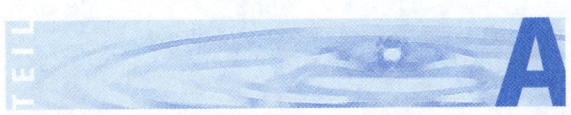

TEIL **A**

KRANKHEITSBILDER

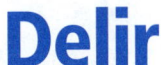

Delir

PATRIZIA GALANAKIS

1 Einführung und Epidemiologie

Das Delir (synonym Verwirrtheitszustand) entwickelt sich meist auf dem Boden einer körperlichen Erkrankung, im Rahmen einer Demenz oder nach einem operativen Eingriff.

Diagnostische Leitsymptome sind:
- Störungen von Bewusstsein, Aufmerksamkeit und Wahrnehmung
- psychomotorische oder affektive Auffälligkeiten
- gestörter Schlaf-Wach-Rhythmus.

Kennzeichnend für das Delir ist ein akuter Beginn und ein fluktuierender Verlauf mit nächtlicher Akzentuierung der Symptomatik.

Delirien stellen nicht nur in der Psychiatrie, sondern auch in zahlreichen anderen Fachrichtungen (Chirurgie oder Innere Medizin) und in Alten- und Pflegeheimen ein häufiges Krankheitsbild dar. Untersuchungen zufolge besteht bei 10–30 % älterer Patienten, die zur Aufnahme in Allgemeinkrankenhäuser gelangen, ein Delir (Levkoff et al. 1991). Auch die Inzidenz von postoperativen Verwirrtheitszuständen wurde in einer ganzen Reihe von Studien untersucht und beläuft sich in Abhängigkeit von der Art des Eingriffs auf bis zu 60 %. Darüber hinaus sind Delirien mit einer höheren Mortalität, gehäuften Komplikationen, erhöhter Pflegebedürftigkeit und einem verlängerten Krankenhausaufenthalt verbunden.

Nach eigenen Untersuchungen an über 60jährigen Patienten nach Hüftoperation entwickelte sich bei einem Viertel ein postoperatives Delir (Galanakis et al. 2001). Ergebnisse vergleichbarer Studien in der Literatur schwanken je nach Art des Eingriffs und Zusammensetzung der Patientenstichprobe zwischen 20 und 50 % (Berggren et al. 1987, Fisher und Flowerdew 1995, Rogers et al. 1989, Williams et al. 1985). Die Inzidenz von Post-Kardiotomie-Delirien, d. h. Verwirrtheitszuständen nach Herzoperationen unter Bedingungen des extrakorporalen Kreislaufs, beläuft sich bis auf 60 % (van der Mast und Roest 1996). Auch bei Patienten mit Karzinom kommt es häufig zum Auftreten deliranter Zustandsbilder. In einer prospektiven Studie an Patienten einer palliativen Akutstation mit fortgeschrittenen malignen Erkrankungen entwickelte sich bei nahezu der Hälfte der Patienten ein Delir im Laufe des Aufenthalts (Lawlor et al. 2000).

2 Diagnostik

2.1 Diagnostische Kriterien

Das Delir ist definiert als Störungen von:
- Bewusstsein
- Aufmerksamkeit
- Kognition
- Wahrnehmung
- Psychomotorik (Hypo- und Hyperaktivität)
- Schlaf-Wach-Rhythmus
- Affekt.

Die diagnostischen Kriterien für ein Delir nach dem **ICD-10** (Dilling et al. 1991) sind in Tabelle 1-1 dargestellt. Neben den ICD-10 Diagnosekriterien werden ebenso die DSM IV Diagnosekriterien (American Psychiatric Association 1994) eingesetzt. Letztere berücksichtigen Störungen der Psychomotorik, des Schlaf-Wach-Rhythmus und der Affektivität im Vergleich zu ICD-10 nicht.

Tabelle 1-1: Diagnostische Kriterien für ein Delir nach ICD-10 (Dilling et al. 1991).

Vorliegen mindestens eines Symptoms aus jedem der folgenden Bereiche:

(1) Störung des Bewusstseins und der Aufmerksamkeit	◆ auf einem Kontinuum zwischen leichter Bewusstseinsminderung und Koma ◆ reduzierte Fähigkeit, die Aufmerksamkeit auszurichten, zu fokussieren, aufrechtzuerhalten und umzustellen
(2) Globale Störungen der Kognition und Wahrnehmungsstörungen	◆ Verzerrungen der Wahrnehmung ◆ Illusionen ◆ optische Halluzinationen
Beeinträchtigung des abstrakten Denkens und der Auffassung	◆ mit oder ohne flüchtige Wahnideen ◆ typischerweise mit einem gewissen Grad an Inkohärenz
Beeinträchtigung des Immediat- und des Kurzzeitgedächtnisses	◆ Langzeitgedächtnis relativ intakt ◆ zeitliche Desorientiertheit ◆ in schweren Fällen Desorientierung zu Ort und Person
(3) Psychomotorische Störungen	◆ Hypo- oder Hyperaktivität (in nicht vorhersehbarem Wechsel) ◆ verlängerte Reaktionszeit ◆ vermehrter oder verminderter Redefluss ◆ verstärkte Schreckreaktion
(4) Störung des Schlaf-Wach-Rhythmus	◆ Schlafstörungen ◆ in schweren Fällen völlige Schlaflosigkeit ◆ Umkehr des Schlaf-Wach-Rhythmus ◆ Schläfrigkeit am Tage ◆ nächtliche Verschlimmerung der Symptomatik ◆ unangenehme Träume oder Alpträume, die nach dem Erwachen als Halluzinationen weiterbestehen können
(5) Affektive Störungen	◆ Depression ◆ Angst oder Furcht ◆ Reizbarkeit ◆ Euphorie ◆ Apathie ◆ staunende Ratlosigkeit

2.2 Klinisches Bild

Die Diagnose eines Delirs ist immer eine klinische Diagnose. Laborbefunde und apparative Untersuchungen können wesentlich zur Klärung der Ätiologie beitragen.

Oftmals gehen dem manifesten Delir als **Frühsymptome** Ängstlichkeit, psychomotorische Unruhe oder eine erhöhte Reizbarkeit voraus. Zur deliranten Dekompensation kommt es oftmals in den frühen Abendstunden („sundowning"-Phänomen) (Hewer und Förstl 1994).

Man unterscheidet drei Subtypen des Delirs, obgleich eine klinische Unterscheidung oft schwierig ist, da bei ein und demselben Patienten, die Symptomatik von einem hypoaktiven zu einem hyperaktiven Delir (und umgekehrt) wechseln kann (O'Keefe und Lavan 1999):

- Das **hyperaktive-hyperalerte Delir** ist gekennzeichnet durch Agitiertheit und psychomotorische Unruhe bis hin zum Erregungszustand sowie einer erhöhten Irritierbarkeit und offensichtlichem Halluzinieren.
- Das **hypoaktiv-hypoalerte Delir** zeichnet sich durch Verlangsamung, Apathie, Bewegungsarmut und mangelnde Kontaktaufnahme des Patienten zum Untersucher aus.
- Häufig sind auch **Mischformen** mit nicht vorhersagbarem Wechsel zwischen beiden Zustandsbildern.

Ein hyperaktives Delir wird generell leichter erkannt als die hypoaktive Form, wobei im Krankenhausalltag die hypoaktive Form und die Mischformen häufiger vorkommen. Neuere Studien zeigen, dass das hyperaktive Delir eine bessere Prognose aufweist als die anderen Subtypen. Unklar ist aber noch, ob dies auf grundsätzliche Unterschiede in der Pathophysiologie der verschiedenen Subtypen zurückzuführen ist oder lediglich auf die Tatsache, dass das hypoaktive Delir nur dann erkannt und behandelt wird, wenn es sehr ausgeprägt ist.

2.3 Diagnostische Maßnahmen

Die folgenden diagnostischen Schritte werden empfohlen (American Psychiatric Association 1999):

- Anamnese und Fremdanamnese einschl. ausführlicher Medikamentenanamnese
- Erhebung des psychopathologischen Befundes einschließlich psychometrischer Testuntersuchungen, wie z. B. der Mini-Mental State Examination (Folstein 1975)
- Eingehende allgemein-körperliche und neurologische Untersuchung
- Labortechnische Untersuchungen (Blutbild und Serumwerte einschließlich Elektrolyte, Glukose, Kalzium, Albumin, Harnstoff, Kreatinin, Transaminasen, alkalische Phosphatase und Entzündungsparameter)
- Apparative Zusatzuntersuchungen (Elektrokardiogramm, Röntgen-Thorax, Elektroenzephalographie, kranielle Computertomographie / Magnetresonanztomographie etc.)
- Zusatzuntersuchungen in Abhängigkeit vom klinischen Bild: Blutkultur, Blutgasanalyse, Medikamentenspiegel im Serum, weitere Blutuntersuchungen wie Thiamin, Folsäure, Vitamin B_{12}, Treponema-pallidum-Hämagglutinations-Test, HIV-Antikörpertest; Urinkultur, toxikologische Urinuntersuchung, Lumbalpunktion

3 Risikofaktoren für ein Delir

Als gesicherte Risikofaktoren für ein Delir gelten:

- höheres Lebensalter (besonders >80 Jahre)
- kognitive Beeinträchtigung oder eine vorbestehende Demenz
- schlechter körperlicher Allgemeinzustand
- hohe Komorbidität
- Alkoholabusus
- anticholinerge Medikation oder Polypharmazie
- Infektion

- metabolische Störungen
- Elektrolytentgleisungen
- niedriger postoperativer Hämatokrit.

Umstritten sind die Risikofaktoren vorbestehende Depression und männliches Geschlecht (Elie et al. 1998, Trzepacz 1996).

Eine eigene Untersuchung bei einer über 60jährigen Patientengruppe nach Hüftoperation ergab folgende Risikofaktoren: höheres Lebensalter, vorbestehende kognitive Beeinträchtigung, Depression, präoperativ auffälliges Natrium, Aufnahme aus Pflegeheim, beeinträchtigtes Seh- und Hörvermögen, hohe somatische Komorbidität, regelmäßige Einnahme von Psychopharmaka vor der stationären Aufnahme sowie präoperative Leukozytose (Galanakis et al. 2001). Patienten, die einen oder mehrere der genannten Risikofaktoren aufweisen, müssen ganz besonders sorgfältig in Hinblick auf das Auftreten deliranter Symptome überwacht werden.

4 Differenzialdiagnose

Differenzialdiagnostisch gestaltet sich die Abgrenzung eines Delirs von einer **Demenz** oftmals schwierig (Tab. 1-2). Die Demenz zeichnet sich insbesondere durch einen schleichenden und chronischen Verlauf und eine ungestörte Bewusstseinslage aus. Häufig entwickelt sich ein Delir im Verlauf einer Demenz. Oft bleiben nach dem Abklingen eines Delirs kognitive Defizite bestehen, die sich in der Folge zu einer Demenz entwickeln können. Nach ICD-10 darf erst dann eine Demenz angenommen werden, wenn die kognitiven Einbußen sechs Monate oder länger bestehen.

Tabelle 1-2: Differenzialdiagnostische Abgrenzung eines Delirs von einer Demenz (mod. nach Lipowski 1983).

	Delir	Demenz
Beginn	rasch, oft nachts	schleichend
Dauer	Stunden, Tage (bis Wochen)	Monate oder Jahre
Verlauf	im Tagesverlauf fluktuierend, Verschlimmerung nachts, symptomfreie Intervalle	im Tagesverlauf weitgehend konstant
Aufmerksamkeit	reduziert	anfangs unbeeinträchtigt
Bewusstsein	Bewusstseinsminderung mit Fluktuationstendenz	gewöhnlich klar
Orientierung	immer beeinträchtigt, v.a. zeitliche Orientierung	kann unbeeinträchtigt sein
Gedächtnis	Immediat- und Neugedächtnis beeinträchtigt bei intaktem Langzeitgedächtnis	Neu- und Langzeitgedächtnis beeinträchtigt
Wahrnehmung	häufig optische Halluzinationen oder Illusionen	meist keine Halluzinationen
Schlaf-Wach-Rhythmus	immer gestört; oftmals Schläfrigkeit tagsüber und Schlaflosigkeit nachts	gelegentlich nächtliche Verwirrtheit
Psychomotorik	oft hypo- oder hyperaktiv	meist normal

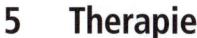

5 Therapie

5.1 Prävention

Beim älteren Menschen muss die Gabe von **Medikamenten**, die ein Delir fördern können, nach Möglichkeit vermieden werden, vor allem Substanzen mit anticholinerger Aktivität. Dieses Vorgehen ist ganz besonders wichtig bei einer Demenz, da hier aufgrund von pharmakodynamischen Faktoren und durch eine veränderte Pharmakokinetik im Alter eine erhöhte Sensibilität für anticholinerge Nebenwirkungen besteht (s. Kap. 15). Zahlreiche Medikamente können beim älteren Menschen bereits in therapeutischen Dosen zu einem Delir führen. Einen Überblick über potenziell delirogene Medikamente gibt Tabelle 1-3.

Die präoperative Behebung oder Kompensation von Risikofaktoren sind wichtige Maßnahmen zur Prophylaxe.

Tabelle 1-3: Auswahl von Medikamenten, die ein Delir auslösen können (nach Gallinat et al. 1999, Hewer und Förstl 1994, Inouye 1994, Tune und Egeli 1999).

Substanzgruppe	Beispiele
Neuroleptika	◆ Phenothiazine (Perazin, Chlorpromazin, Thioridazin, Promethazin) ◆ Clozapin
Trizyklische Antidepressiva	◆ Amitriptylin ◆ Clomipramin ◆ Desipramin ◆ Imipramin ◆ Doxepin
Andere Psychopharmaka	◆ Lithium ◆ Benzodiazepine
Analgetika	◆ Opiate ◆ Acetylsalicylsäure
Anticholinergika	◆ Atropin ◆ Scopolamin
Antihistaminika	◆ Dimenhydrinat ◆ Promethazin ◆ Diphenhydramin ◆ Hydroxyzin
Antikonvulsiva	◆ Phenobarbital ◆ Phenytoin ◆ Valproinsäure
Antiparkinsonmittel	◆ Amantadin ◆ Biperiden ◆ Trihexyphenidyl ◆ Bromocriptin ◆ L-Dopa
Chemotherapeutika	◆ Gyrasehemmer ◆ Sulfonamide ◆ Penicillin ◆ Clindamycin ◆ Vancomycin, Cycloserin ◆ Metronidazol in selteneren Fällen auch: ◆ Cephalosporine ◆ Aminoglykoside (Tobramycin, Gentamicin) ◆ Nitrofurantoin ◆ Cyclosporin ◆ Aciclovir ◆ Chloroquin ◆ Isoniazid ◆ Rifampicin ◆ Amphotericin B
Gastrointestinale Medikamente	◆ H_2-Blocker (z. B. Cimetidin, Ranitidin)
Herz- und Kreislaufmedikamente	◆ Digitalisglykoside ◆ Antihypertensiva (z. B. Clonidin, α-Methyldopa, Hydralazin, Diltiazem, Captopril, Propranolol u. a.) ◆ Furosemid ◆ Chlorthalidon
Sonstige	◆ Aminophyllin ◆ Theophyllin ◆ Glukokortikosteroide ◆ Lidocain ◆ Procain ◆ Pancuronium ◆ Oxycodon

5.2 Beseitigung auslösender Ursachen

Bei einem manifesten Delir muss immer von einer zugrunde liegenden akuten oder chronischen **körperlichen Erkrankung** ausgegangen werden, so dass eine ausführliche Anamneseerhebung sowie eine diagnostische Abklärung an erster Stelle stehen.

Mögliche Ursachen eines Delirs bei älteren Risikopatienten sind in Tabelle 1-4 dargestellt. Immer ist an ein medikamentös induziertes Delir zu denken. Häufige Ursachen stellen Infektionen (vor allem Pneumonie und Harnwegsinfekt), ebenso wie metabolische Entgleisungen dar. Oft kommt es auch postoperativ zu einem Delir.

Die beste Therapie eines Delirs ist immer die Beseitigung seiner Ursache.

Tabelle 1-4: Mögliche Ursachen für ein Delir bei älteren Patienten (nach American Psychiatric Association 1999, Brauer et al. 2000).

Verdacht auf	Ursachen
Substanzinduziertes Delir	• Potenziell delirogene Medikamente • Alkohol- oder Benzodiazepinentzugsdelir
Metabolische Störungen	• Hypoxie • Exsikkose • Elektrolytstörung (Na$^+$, K$^+$) • Hypo-/Hyperglykämie • Störung des Säure-Basen-Haushalts (Azidose, Alkalose) • Niereninsuffizienz/Urämie • hepatische Enzephalopathie • Hyperthyreose • Anämie • Thiaminmangel
Infektionen	einhergehend mit Entzündungszeichen wie Fieber, Leukozytose • Pneumonie • Harnwegsinfektion • intraabdominelle Infektion • ZNS-Infektion u.a.
Kardiopulmonale Störungen	• Herzinfarkt • Herzversagen • chronische Lungenerkrankung
ZNS-Störungen	• Schädel-Hirn-Trauma • Raumforderung • Epilepsie • zerebrovaskuläre Erkrankung • Demenz • Wernicke-Enzephalopathie
Postoperatives Delir	v. a. nach folgenden Eingriffen: • kardiochirurgisch • orthopädisch/unfallchirurgisch • Kataraktoperation

5.3 Allgemeine Maßnahmen

Im Umgang mit deliranten Patienten gibt es einige, oftmals leider vernachlässigte, unterstützende **Interventionsmöglichkeiten und Verhaltensregeln** (American Psychiatric Association 1999, Chan und Brennan 1999):

- Bereitstellen von Reorientierungshilfen wie einer Uhr, einem Kalender und Familienfotos oder auch vertrauten Gegenständen aus dem häuslichen Umfeld.
- Häufiges Umschieben des Bettes oder Zimmerwechsel vermeiden.
- Sicherstellen, dass der Patient seine Brille oder sein Hörgerät verwendet, um einer sensorischen Deprivation vorzubeugen.

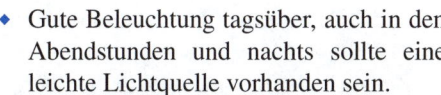

◆ Gute Beleuchtung tagsüber, auch in den Abendstunden und nachts sollte eine leichte Lichtquelle vorhanden sein.

◆ Unterstützung durch persönliche Zuwendung möglichst vertrauter oder konstanter Bezugs- oder Pflegepersonen in einer möglichst ruhigen Umgebung.

◆ Auch bei häufiger Wiederholung sollten Orientierungsfragen des Patienten, wie z. B. zum Aufenthaltsort, immer wieder geduldig und mit einfachen Worten beantwortet werden.

◆ Das Betreuungs- oder Pflegepersonal sollte stets auf plötzlich auftretende Erregungszustände vorbereitet sein, und für die notwendige Sicherheit des Patienten muss gesorgt werden.

◆ Vorbeugen selbstschädigenden Verhaltens.

◆ Eine Fixierung (immer Fünf-Punkt-Fixation) sollte als letzte Option und nur dann, wenn andere Maßnahmen nicht mehr greifen bei äußerst aggressiven, selbst- oder fremdgefährdenden Patienten unter geeigneter Überwachung (möglichst mit einer Sitzwache) für einen begrenzten Zeitraum erfolgen.

Gegebenenfalls muss die Behandlung gegen den Willen des Patienten mit Hilfe der behördlich-richterlichen Unterbringung erfolgen.

5.4 Medikamentöse Therapie

Mittel der Wahl in der Therapie eines Delirs beim älteren Menschen sind hochpotente Neuroleptika, insbesondere Haloperidol. Allerdings muss beim älteren Patienten stets die veränderte Pharmakokinetik berücksichtigt werden und die Medikamentendosis entsprechend niedrig gewählt werden. Hinsichtlich der Pharmakodynamik ist beim alten Menschen neben der cholinergen auch die dopaminerge Neurotransmis-

sion eingeschränkt. Daher können bei alten und zerebral vorgeschädigten Menschen extrapyramidalmotorische Nebenwirkungen bereits in therapeutischen Dosen auftreten (Gallinat et al. 1999). Unter Neuroleptikatherapie von Patienten mit einer Lewy-body-Demenz wird von besonders häufigen extrapyramidalmotorischen Nebenwirkungen und einer Verstärkung kognitiver Störungen berichtet (Weiner et al. 1996).

> Jegliche medikamentöse Therapie eines Delirs beim älteren Menschen sollte mit einer möglichst niedrigen Dosis begonnen, die weitere Dosierung je nach Verträglichkeit und Wirkung langsam angepasst werden.

Haloperidol hat sich wegen der guten Wirkung gegen produktiv-psychotische Symptome wie Wahn und Halluzinationen sowie psychomotorische Erregungszustände in der Behandlung deliranter Zustände gut bewährt. Zusätzlich ist Haloperidol wegen geringer pulmonaler und kardialer Nebenwirkungen und niedriger anticholinerger Aktivität gerade beim älteren, oftmals auch multimorbiden Patienten gut einsetzbar. Immer müssen aber eine paradoxe Wirkung und extrapyramidalmotorische Nebenwirkungen bedacht werden (Wetterling 1997).

Dosierung: Initial sollte beim älteren, deliranten Menschen die Gabe von 0,5 mg bis 1,0 mg Haloperidol erfolgen. Es empfiehlt sich eine einschleichende Aufdosierung auf bis zu drei bis viermal täglich 0,5 mg (bis 1,0 mg) Haloperidol oral. Schwerste psychomotorische Erregungszustände können oftmals höhere Dosen erforderlich machen, hierbei kommen Dosen im Bereich von 2 bis 5 mg Haloperidol p.o., i.v. oder i.m. in Frage. Die Tagesgesamtdosis sollte 10 mg nicht überschreiten und nur akuten Ausnahmefällen vorbehalten sein.

Wenn hochpotente Neuroleptika aufgrund von extrapyramidalmotorischen Nebenwirkungen nicht gegeben werden können oder aber eine stärkere sedierende Wirkung gewünscht ist, so können die niedrigpotenten Neuroleptika **Melperon** (z. B. Eunerpan®) oder **Pipamperon** (Dipiperon®) verordnet werden. Hierunter treten seltener extrapyramidalmotorische Nebenwirkungen auf, allerdings ist auch die antipsychotische Wirkung geringer als bei Haloperidol. Bei ausgeprägteren Delirien ist oftmals auch eine Kombination von Haloperidol und Melperon oder Pipamperon sinnvoll (Wetterling 1997).

Dosierung: *Melperon* sollte einschleichend bis zu dreimal täglich jeweils 25 mg bis 50 mg aufdosiert werden. Beim älteren Menschen empfiehlt sich auch die Gabe als Saft, auch eine i.m.-Gabe ist möglich. Eine Tagesgesamtdosis von 300 mg soll nicht überschritten werden. *Pipamperon* sollte langsam aufdosiert werden bis auf dreimal täglich jeweils 20 bis 40 mg. Auch hier bietet sich gerade beim älteren Menschen die Gabe als Saft an. Die maximale Tagesgesamtdosis liegt bei 360 mg.

Wegen der sedierenden Eigenschaften von Melperon und Pipamperon bietet sich in beiden Fällen die Verteilung der Einzeldosen mit einem Schwerpunkt auf der nächtlichen Dosis an.

Unter den atypischen Neuroleptika kommt **Risperidon** (Risperdal®) in der Behandlung des Delirs zunehmend praktische Bedeutung zu, wobei kontrollierte Studien zum Einsatz von Risperidon bei deliranten Patienten noch ausstehen (Sipahimalani und Masand 1997). Risperidon ist insbesondere hilfreich bei Patienten mit **M. Parkinson**, einer Kontraindikation für Haloperidol.

Dosierung: Die empfohlene Anfangsdosis für Risperidon liegt bei 0,5 mg/d. Wenn erforderlich, kann stufenweise bis zu 2 mg/d aufdosiert werden (Chan und Brennan 1999).

Benzodiazepine müssen beim älteren, deliranten Patienten vermieden werden, falls keine Anhaltspunkte für ein Alkohol- oder Benzodiazepin-Entzugsdelir vorliegen. Eine kritische Nebenwirkung der Benzodiazepine sind die Atemdepression und die blutdrucksenkende Wirkung. Vor allem beim alten Menschen kann eine ausgeprägte sedierende Wirkung eintreten und aufgrund der muskelrelaxierenden Eigenschaften der Benzodiazepine kann es zu einer erhöhten Sturzgefahr kommen. Die additiven Effekte hinsichtlich Atemdepression und Sedierung bei einer Kombination aus Haloperidol und Benzodiazepinen sind zu beachten. Sollte der Einsatz von Benzodiazepinen erforderlich sein, empfehlen sich Substanzen mit möglichst kurzer Halbwertszeit und solche, die keinen aktiven Metaboliten aufweisen, wie z. B. Lorazepam oder Oxazepam (American Psychiatric Association 1999), die auch bei Leberfunktionsstörungen einsetzbar sind.

Ist eine kardiopulmonale Vorerkrankung ausgeschlossen, kann bei starker Unruhe, Erregungs- und Verwirrtheitszuständen auch beim älteren Patienten **Clomethiazol** (Distraneurin®) verabreicht werden. Dies gilt insbesondere für das Alkoholentzugsdelir. Nebenwirkungen sind Atemdepression, Blutdruckabfall und bronchiale Hypersekretion.

Dosierung: Für den älteren Patienten gelten folgende Dosierungsrichtlinien: dreimal täglich 1 bis 2 Kps. Distraneurin® (1 Kps. = 192 mg) bzw. 5 bis 10 ml Mixtur p. o. über den Tag verteilt. Die i. v.-Gabe von Clomethiazol ist nur unter strenger Überwachung vertretbar.

Bei einem Delir aufgrund einer **Intoxikation** mit anticholinerg wirkenden Pharmaka wird von verschiedenen Autoren die Therapie mit dem Cholinesterasehemmer

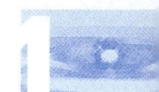

DELIR

Physostigmin empfohlen. Allerdings können schwerwiegende Nebenwirkungen wie bradykarde Herzrhythmusstörungen, Asthma bronchiale, Schwitzen, Hypersalivation und zerebrale Krampfanfälle auftreten, sodass diese Therapie beim älteren Menschen, auch unter Beachtung der Kontraindikationen, nur als ultima ratio und bei strengster Überwachung eingesetzt werden sollte.

6 Zusammenfassung

Aufgrund einer veränderten cholinergen, adrenergen und dopaminergen Neurotransmission im höheren Lebensalter besteht insbesondere bei älteren Menschen mit vorbestehenden kognitiven Defiziten oder einer Demenz ein erhöhtes **Risiko** für die Entwicklung eines Delirs. Vor diesem Hintergrund besteht bei Einnahme von Medikamenten eine erhöhte Sensibilität für

Tabelle 1-5: Stufenplan zum therapeutischen Vorgehen bei einem Delir im höheren Lebensalter.

Leichtes Delir

- Überwachung, möglichst unter klinisch-stationären Bedingungen
- Allgemeinmaßnahmen:
  - Reorientierungshilfen
  - Vorbeugung einer sensorischen Deprivation, z. B. durch Brille und Hörgerät
  - Lichtquelle
  - Vermeiden von Ortswechseln
  - konstante Bezugspersonen.
- Therapie zugrunde liegender körperlicher Erkrankungen, Ausschluss von Entzündungen (Pneumonie, Harnwegsinfekt) und Ausgleich metabolischer Störungen
- Überprüfung der laufenden Medikation bezüglich anticholinerger Nebenwirkungen

Ausgeprägtes Delir

- Berücksichtigung der beim leichten Delir genannten Maßnahmen
- Wegen der Gefahr selbstschädigenden Verhaltens sollte ein manifest deliranter Patient immer stationär behandelt werden

Zusätzlich medikamentöse Therapie:

- Haloperidol (z. B. Haldol) initial 0,5–3 mg p. o. als Einzeldosis.
  Falls notwendig, Aufdosierung: drei- bis viermal täglich 0,5 mg (–1,0 mg) p. o. **oder**
- Pipamperon (Dipiperon) initial 20–40 mg p. o. als Einzeldosis.
  Falls notwendig, Aufdosierung: drei- bis viermal täglich 20–40 mg p. o. **oder**
- Melperon (z. B. Eunerpan) initial 25–50 mg p. o. als Einzeldosis.
  Aufdosierung drei- bis viermal täglich 25–50 mg p. o.
- Insbesondere beim älteren Menschen ist wegen besserer Applizierbarkeit die Gabe der Medikamente als Tropfen oder Saft gegenüber Tabletten vorzuziehen

Schweres Delir

- Die Behandlung auf einer Wach- oder Intensivstation ist unabdingbar. Vorgehen wie oben geschildert.
- In Akutfällen kann die Gabe von Haloperidol i. v. erforderlich werden, die Dosis sollte im Bereich von 2–5 mg Haloperidol i. v. liegen. Nur in Ausnahmefällen bei schwerer Selbstgefährdung ist eine wiederholte Gabe nach frühestens 1 Std. möglich (Cave: extrapyramidalmotorische Nebenwirkungen und paradoxe Wirkung besonders beim älteren Menschen). Ggf. Fünf-Punkt-Fixierung mit Sitzwache.

anticholinerge Nebenwirkungen und auch ein höheres Risiko von extrapyramidalmotorischen Nebenwirkungen. Dies muss insbesondere bei der Therapie des Delirs eines älteren Menschen bedacht werden.

Diagnostisch sollte immer die dem Delir zugrunde liegende Ursache ermittelt und vorrangig behandelt werden. Zur Abklärung gehören stets Anamnese-Erhebung einschließlich Medikamentenanamnese, internistischer und neurologischer Status sowie labortechnische Untersuchungen und apparative Zusatzuntersuchungen.

Therapeutisch steht die Behandlung eventuell zugrunde liegender körperlicher Erkrankungen oder metabolischer Störungen im Vordergrund. Zusätzlich muss die laufende Therapie hinsichtlich anticholinerger Nebenwirkungen überprüft werden. **Medikamentös** können das hochpotente Neuroleptikum Haloperidol oder die niedrigpotenten Neuroleptika Melperon oder Pipamperon eingesetzt werden. Die Behandlung sollte immer mit niedrigen Tagesdosen und langsamer Aufdosierung begonnen werden. Unterstützend sollten dem Patienten Orientierungshilfen gegeben werden und eine Konstanz der Bezugspersonen ermöglicht werden. Der Patient muss dringend vor selbstschädigendem Verhalten geschützt werden. Ein Stufenplan zum therapeutischen Vorgehen ist in Tabelle 1-5 zusammengefasst.

Literatur

American Psychiatric Association (1994) Diagnostic and Statistical Manual of Mental Disorders, 4th edition (DSM IV). American Psychiatric Association, Washington DC.

American Psychiatric Association (1999) Practice guideline for the treatment of patients with delirium. Am J Psychiatry 156 (5 Suppl): 1–20.

Berggren D, Gustafson Y, Eriksson B et al (1987) Postoperative confusion after anesthesia in elderly patients with femoral neck fractures. Anesth Analg 66: 497–504.

Brauer C, Morrison S, Silberzweig AB et al (2000) The cause of delirium in patients with hip fracture. Arch Intern Med 160: 1856–1860.

Chan D und Brennan NJ (1999) Delirium: Making the diagnosis, improving the prognosis. Geriatrics 54 (3): 28–42.

Dilling H, Mombour W, Schmidt MH (Hrsg) (1991) Internationale Klassifikation psychischer Störungen. ICD-10 Kapitel V (F) Klinisch diagnostische Leitlinien. Huber, Bern-Göttingen-Toronto.

Elie M, Cole MG, Primeau FJ et al (1998) Delirium risk factors in elderly hospitalized patients. J Gen Intern Med 13: 204–212.

Fisher BW, Flowerdew G (1995) A simple model for predicting postoperative delirium in older patients undergoing elective orthopedic surgery. J Amer Geriat Psychiat 43: 175–178.

Galanakis P, Bickel H, Gradinger R et al (2001) Acute confusional state in the elderly following hip surgery: Incidence, risk factors and complications. Int J Geriat Psychiatry 16: 349–355.

Gallinat J, Möller HJ, Moser RL et al (1999) Das postoperative Delir. Risikofaktoren, Prophylaxe und Therapie. Anaesthesist 48: 507–518.

Hewer W, Förstl H (1994) Verwirrtheitszustände im höheren Lebensalter – eine aktuelle Literaturübersicht. Psychiat Prax 21: 131–138.

Inouye SK (1994) The dilemma of delirium: Clinical and research controversies regarding diagnosis and evaluation of delirium in hospitalized elderly medical patients. Am J Med 97: 278–288.

Lawlor PG, Gagnon B, Mancini IL et al (2000) Occurence, causes, and outcome of delirium in patients with advanced cancer. A prospective study. Arch Intern Med 160: 786–794.

Levkoff S, Cleary P, Liptzin B et al (1991) Epidemiology of delirium: An overview of research issues and findings. International Psychogeriatrics 3: 149–167.

Lipowski ZJ (1983) Transient cognitive disorders (delirium, acute confusional state) in the elderly. Am J Psychiatry 140: 1426–1436.

Mast van der RC, Roest FHJ (1996) Delirium after cardiac surgery: A critical review. J Psychosom Res 41: 13–30.

O'Keeffe S, Lavan JN (1999) Clinical significance of delirium subtypes in older people. Age and ageing 28: 115–119.

Rogers MP, Liang MH, Daltroy LH et al (1989) Delirium after elective orthopedic surgery: Risk factors and natural history. Int J Psychiatry in Medicine 19: 109–120.

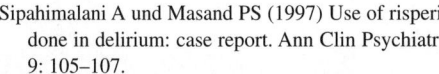
Sipahimalani A und Masand PS (1997) Use of risperidone in delirium: case report. Ann Clin Psychiatry 9: 105–107.

Trzepacz PT (1996) Delirium. Advances in diagnosis, pathophysiology and treatment. Psychiatr Clin North Am 19(3): 429–448.

Tune LE, Egeli S (1999) Acetylcholine and delirium. Dement Geriatr Cogn Disord 10: 342–344.

Weiner MF, Risser RC, Cullum CM et al (1996) Alzheimer's disease and its Lewy body variant: a clinical analysis of postmortem verified cases. Am J Psychiatry 153: 1269–1273.

Wetterling T (1997) Delir bei älteren Patienten. In: Lehrbuch der Gerontopsychiatrie (Hrsg. Förstl H). Enke, Stuttgart, 356–365.

Williams MA, Campbell EB, Raynor WJ et al (1985) Predictors of acute confusional states in hospitalized elderly patients. Research in Nursing and Health 1: 31–40.

DELIR

Demenz

HANS FÖRSTL, ALEXANDER KURZ

1 Einleitung

In den westlichen Industrieländern leiden etwa 6 % der Bevölkerung im Alter über 65 Jahre unter einer Demenz. Dies entspricht in der Bundesrepublik einer Zahl von 800 000 Demenzkranken (Bickel 1999). **Hauptrisikofaktor** für die Manifestation einer Demenz ist das Alter. Einer Demenz können zahlreiche intrazerebrale oder systemische Erkrankungen zugrunde liegen. Am häufigsten sind jedoch neurodegenerative und zerebrovaskuläre Ursachen (Jellinger 1996). Falls keine hochwirksamen Präventions- oder Therapiestrategien entwickelt und eingesetzt werden, ist auf Grund der veränderten Altersschichtung mit einem weiteren Anwachsen des Demenzproblems zu rechnen. In ambulanten gerontopsychiatrischen Einrichtungen und Pflegeheimen leiden mehr als 50 % der Patienten unter einer Demenz. Auf jeden Hausarzt in Deutschland entfallen etwa 25 Patienten, die an einer Demenz leiden. Die durch Demenzkrankheiten verursachten direkten Kosten werden für die Bundesrepublik auf jährlich rund 20 Mrd. DM geschätzt (Förstl et al. 2001).

2 Diagnostik

Der diagnostische Entscheidungsweg führt über zwei Schritte:
* Diagnose des Demenzsyndroms
* Differenzialdiagnose der zugrunde liegenden Erkrankungen.

2.1 Syndromdiagnose

Für die Diagnose eines Demenzsyndroms müssen nach ICD-10 die in Tab. 2-1 aufgeführten Befunde vorliegen.

Tabelle 2-1: Diagnostische Kriterien des Demenzsyndroms (ICD-10).

* Beeinträchtigung des Neu- und Altgedächtnisses sowie des abstrakten Denkens, des Urteilsvermögens, anderer höherer kortikaler Funktionen wie Aphasie, Apraxie bzw. Agnosie oder Persönlichkeitsveränderungen, die zu einer Beeinträchtigung des Alltagslebens führen.
* Fehlen einer Bewusstseinstrübung (Ausschluss eines Verwirrtheitszustandes)
* Verminderung der Affektkontrolle, sowie eine Störung des Antriebs- oder Sozialverhaltens
* Dauer von mehr als sechs Monaten

Diese Diagnosekriterien geben nur allgemeine Erkennungsmerkmale für Demenzsyndrome an. Je nach zugrunde liegender Ursache kann das klinische Bild einer Demenz unterschiedlich sein.

Aus den diagnostischen Kriterien geht hervor, dass die wichtigsten Informationsquellen für die Syndromdiagnose das Gespräch mit einer Bezugsperson, die Prüfung der kognitiven Funktionen und die Erhebung des psychopathologischen Status sind. Für die kognitive Prüfung sollten nach Möglichkeit standardisierte und normierte Tests herangezogen werden.

2.2 Differenzialdiagnose des Demenzsyndroms

Das Demenzsyndrom muss von einer Reihe anderer Störungsmuster abgegrenzt werden (Tab. 2-2).

Tabelle 2-2: Differenzialdiagnose des Demenzsyndroms.

* Delir
* Amnestische Syndrome
* Leichte kognitive Beeinträchtigung

Delir (Verwirrtheitszustand)

Leitsymptom des Delirs ist die Trübung des Bewusstseins, die sich ausdrückt in einer herabgesetzten Fähigkeit, die Aufmerksamkeit zu fokussieren und zu lenken. Darüber hinaus sind Delirzustände meist durch akuten Beginn, starke und rasche Schwankungen des Zustandsbilds, ausgeprägte Störungen der Orientierungsfähigkeit und starke vegetative Symptome charakterisiert. Details siehe Kapitel 1, Delir.

Amnestisches Syndrom

Als amnestische Syndrome werden isolierte Störungen der Gedächtnisfunktion bezeichnet. Sie treten bei zahlreichen traumatischen, vaskulären, entzündlichen und nutritiv-toxischen und metabolischen Hirnläsionen auf. Die Diagnose kann nur gestellt werden, wenn eine Hirnschädigung als Ursache nachweisbar ist.

Man unterscheidet zwischen episodischen und chronischen amnestischen Syndromen:

Das bekannteste Beispiel für episodische Gedächtnisstörungen ist die **Globale Transiente Amnesie.** Sie wird durch eine vorübergehende Minderdurchblutung im Stromgebiet der A. cerebri posterior hervorgerufen, die wesentliche Teile des limbischen Systems versorgt.

Prototyp der chronischen Amnesie ist das **Korsakow-Syndrom,** bei dem es durch eine nutritive Schädigung (Thiamin-Mangel) zu einer Schädigung limbischer Strukturen kommt. Eine frühzeitige und langfristige Thiaminsubstitution kann zu einer teilweisen Besserung führen.

Zu einem chronischen amnestischen Syndrom kann auch die Herpes-simplex-Enzephalopathie führen. Hier kann eine frühzeitige Behandlung mit Aciclovir schwere Schäden abwenden.

Leichte kognitive Beeinträchtigung

Zwischen altersassoziierten kognitiven Leistungseinbußen einerseits, die vor allem in einer Verlangsamung der Speicherung und des Abrufs neuer Information sowie in einer Minderung der „flüssigen" Intelligenz (Erwerb von neuen Problemlösestrategien) bestehen, und dem Symptommuster der Demenz andererseits gibt es einen breiten Bereich kognitiver Beeinträchtigungen, die nicht als amnestische Syndrome einzuordnen sind, entweder weil neben dem Gedächtnis auch andere kognitive Leistungen betroffen sind (z. B. Aufmerksamkeit, Sprache, Visuokonstruktion), oder weil keine hirnorganische Ursache nachzuweisen ist. Für diese Zwischenzustände sind verschiedene Begriffe und Kriteriensätze vorgeschlagen worden, von denen sich bisher keiner allgemein durchsetzen konnte. Im deutschen Sprachraum wird der Ausdruck „leichte kognitive Beeinträchtigung" am häufigsten gebraucht (Zaudig 1995). Die psychiatrischen Klassifikationssysteme der ICD-10 und des DSM-IV knüpfen die Diagnose einer leichten kognitiven Beeinträchtigung an den Nachweis eines ursächlichen organischen Faktors.

> Bei einem erheblichen Teil der Patienten mit leichter kognitiver Beeinträchtigung schreiten die Symptome zu einer Demenz fort, als deren Ursache meist die Alzheimer-Krankheit festgestellt wird.

Je nach den gewählten Ein- und Ausschlussbedingungen ist die Übergangswahrscheinlichkeit verschieden; in mehreren Katamnesestudien lag sie bei 15 % pro Jahr (Petersen et al. 1999). Neuropathologisch findet sich bei Patienten mit leichter kognitiver Beeinträchtigung ein breites Spektrum von Normalbefunden bis zu typischer Alzheimer-Pathologie. Neurochemische Studien zeigen bei progredienten Fällen von leichter kognitiver Beeinträchtigung das für die Alzheimer-Krankheit charakteristische Muster aus erhöhtem Tau und erniedrigtem beta-Amyloid im Liquor (Kurz et al. 2000). Untersuchungen mit dem Positronen-Emissions-Tomogramm weisen bei einem Teil der Patienten hypometabole Areale in Alzheimer-typischer Lokalisation nach, d. h. im temporo-parie-

talen Kortex und im posterioren Cingulum. Die Frage, ob Patienten mit Alzheimer-Krankheit schon im Stadium der leichten kognitiven Beeinträchtigung auf eine Behandlung mit Cholinesterase-Hemmern ansprechen, lässt sich gegenwärtig nicht beantworten. Ein Nervenzelluntergang im Meynert-Basalkern und ein cholinerges Defizit im Kortex waren bisher nicht nachzuweisen. Verfahren der kognitiven Aktivierung oder des kognitiven Trainings wurden bei Patienten mit leichter kognitiver Störung bisher nicht ausreichend erprobt.

2.3 Feststellung der zugrunde liegenden Ursache

Wird durch Anamnese, Fremdanamnese und eine kurze formale psychologische Testung ein Demenzsyndrom bestätigt, so sind zur Klärung der zugrunde liegenden Ursache bestimmte Laborbestimmungen und apparative Diagnoseverfahren indiziert (Tab. 2-3).

3 Alzheimer Demenz

Die Alzheimer-Krankheit ist bei Personen jenseits des 60. Lebensjahres die häufigste Ursache eines Demenzsyndroms. Die Diagnose stützt sich auf den charakteristischen Verlauf und das typische klinische Bild (Tab. 2-4). Gegenüberstellungen mit dem neuropathologischen Befund post mortem haben gezeigt, dass die klinische Diagnose in 80 bis 90 % neuropathologisch bestätigt werden kann.

Obwohl für die klinische Verdachtsdiagnose einer Alzheimer-Krankheit der Ausschluss zahlreicher weiterer potenzieller Demenzursachen gefordert wird, darf um-

Tabelle 2-3: Empfohlene Untersuchungen zur Klärung der Demenzursache.

Obligatorische Untersuchungen bei begründetem Verdacht auf eine Demenz:

Labor:

Blutbild	GOT
Differenzialblutbild	GPT
Blutsenkung	gGT
Natrium	Alkalische Phosphatase (AP)
Kalzium	Bilirubin
Chlorid	Kreatinin
Magnesium	Harnstoff-N
Glukose	Vitamin B_{12} und Folsäure
Schilddrüsenparameter (minimal TSH)	

Bildgebung: Kraniale Computertomographie oder Kernspintomographie

Sonstige apparative Untersuchungen: EKG

Fakultative Untersuchungen bei speziellem Verdacht:

Labor:

Luesserologie	Lipide
Borrelien	Urinstatus
Harnsäure	HIV-Test

Toxische Substanzen (Blei, Kupfer, Quecksilber, Benzol, Toluol, u. a.)

Drogenscreening (z. B. Benzodiazepine)

Liquordiagnostik

Bildgebung:

Doppler- und Duplexsonographie der hirnversorgenden Gefäße

Single-Photon-Emissions-Tomographie (SPECT)

Positronen-Emissions-Tomographie (PET)

Sonstige apparative Untersuchungen: EEG

gekehrt keinesfalls davon ausgegangen werden, dass beim Nachweis z. B. vaskulärer Hirnveränderungen bei einem demenzkranken Patienten keine Alzheimer-typischen Hirnveränderungen vorhanden seien.

Tabelle 2-4: Diagnostische Kriterien für Demenz bei Alzheimer-Krankheit (ICD-10).
◆ Nachweis eines Demenzsyndroms
◆ kein Nachweis einer anderen Ursache der Demenz (z. B. zerebrovaskuläre Erkrankung, HIV-Krankheit, Normaldruck-Hydrozephalus, Parkinson- oder Huntington-Krankheit), einer Systemerkrankung (z. B. Hypothyreose, Vitamin B_{12}- oder Folsäuremangel, Hyperkalzämie) oder eines Alkohol- oder Substanzmissbrauchs.

Alzheimer-Pathologie (Plaques, Neurofibrillen, Neuronenverlust, assoziierte Neurotransmitterveränderungen) findet sich bei der Mehrzahl alter dementer Patienten. Aus diesem Grund werden in den folgenden Abschnitten pharmakologische, psycho- und soziotherapeutische, pflegerische und weitere Maßnahmen ausführlicher abgehandelt, da sie auch bei anderen Demenzformen großenteils vorteilhaft anzuwenden sind.

Die Elemente der Behandlung sind in Abhängigkeit vom Stadium der Demenz in Tabelle 2-5 zusammengefasst (modifiziert nach Ihl et al. 2000).

3.1 Pharmakotherapie

Allgemeinmedizinische Basistherapie

Die psychischen Störungen Demenzkranker, vor allem also die kognitiven Defizite, sind bei Vorliegen einer Alzheimer-Krankheit derzeit mit Medikamenten nur symptomatisch zu bessern. Dabei wird häufig übersehen, dass neben einer medikamentösen Behandlung der intellektuellen Defizite einer soliden allgemeinmedizinischen Basistherapie größte Bedeutung zukommt.

Da demenzkranke Patienten einerseits ihre Lebensgewohnheiten verändern und andererseits weniger in der Lage sind, Auskunft über ihre Beschwerden zu geben, ist eine regelmäßige Nahrungs-, Flüssigkeits- und Medikamenteneinnahme häufig nicht mehr gewährleistet und wird als Problem von Angehörigen, Pflegekräften und Ärzten oft nicht wahrgenommen.

Auf Grund der reduzierten Reserven bei Demenzkranken sind von großer Bedeutung:
◆ Stabile Stoffwechsellage
◆ ausgewogene Flüssigkeitsbilanz
◆ optimaler Zahnstatus
◆ normales Gewicht
◆ gut eingestellter Blutdruck
◆ normale Blutfette
◆ weitgehende Schmerzfreiheit.

Im Gegensatz zu einem weitverbreiteten Vorurteil sind Patienten mit einer Alzheimer-Krankheit keinesfalls gesünder als kognitiv gesunde ältere Personen. Ihre Gesundheitsprobleme werden nur häufiger vernachlässigt.

Neben der Multi-Morbidität ist die Polypharmazie besonders zu beachten, insbesondere unübersichtliche Arzneimittelwechselwirkungen. Unter der Bedingung eines kortikalen Mangels an Azetylcholin bei der Alzheimer-Krankheit können sich auch versteckt anticholinerge Wirkungen scheinbar unverdächtiger Substanzen besonders drastisch bemerkbar machen, etwa durch Verschlechterung der kognitiven Leistungen oder Provokation eines Delirs.

Tabelle 2-5: Elemente der Behandlung Demenzkranker.

Stadium der Demenz	Medikamentöse Therapie	Nicht-medikamentöse Behandlung	Pflege	Rechtliche Fragen
Leichte kognitive Beeinträchtigung, Verdacht auf beginnende Demenzerkrankung	Versuch mit Antidementiva (Nootropika); Behandlung der Grunderkrankung (falls nachgewiesen)	Aufklärung und Beratung des Patienten und ggf. der Angehörigen, kognitives Training	keine	keine
Leichtgradige Demenz	Antidementiva, symptomatische Therapie nicht-kognitiver Symtome (z. B. einer Depression), Therapie der Grunderkrankung (falls nachgewiesen)	Aufklärung und Beratung des Patienten und (mit Zustimmung) seiner Angehörigen. Aktivierung, z. B. Ergotherapie und Physiotherapie.	Pflegeplanung, Tagesstätten, stundenweise Hilfen zu Hause.	Berentung, Anregen von Vorausverfügung, Betreuungsverfügung, Testament. Bei Alleinstehenden: Betreuung
Mittelschwere Demenz	Antidementive Therapie mit fortlaufender Kontrolle der Nebenwirkungen, Therapie nicht-kognitiver Störungen kann in den Vordergrund rücken	Realitäts-Orientierungs-Training, Erinnerungs-Therapie, Selbsterhaltungs-Therapie. Intensive Beratung der Angehörigen	Tagesstätte, Betreuungsgruppe, Kurzzeitpflege, Inkontinenzpflege, Wohnungsanpassung, Personensuchanlage, bei Alleinstehenden oft Heimunterbringung nötig	Wie oben
Schwere Demenz	Entscheidung über Ende der Antidementiva-Therapie, Behandlung von Unruhe, ggf. antikonvulsive Behandlung.	Anleitung der Angehörigen in der körperlichen Pflege, Hilfe bei der Auswahl eines Pflegeheims, Hilfe bei der Bewältigung von Trennung und Abschied	Dekubitusprophylaxe, parenterale Ernährung, Häusliche Pflege rund um die Uhr oder Heimunterbringung	Entscheidungen über parenterale Ernährung, Antibiotische Therapie und andere lebensverlängernde Maßnahmen

Antidementiva

Die Demenz bei Alzheimer-Krankheit schreitet langsam und unaufhaltsam fort. Das ist auch bei Einsatz von Antidementiva im Auge zu behalten. Der Krankheitsprozess kann durch die bisher verfügbaren Substanzen (s. Tab. 2-6) weder aufgehalten noch verlangsamt werden. Beeinflusst werden lediglich die Symptome. Nicht bei allen Patienten zeigen sich deutliche und anhaltende Behandlungserfolge. Großangelegte klinische Prüfungen haben den eindeutigen Nachweis erbracht, dass die Behandlung mit modernen Antidementiva wirksam ist und durch den Aufschub von Pflegebedürftigkeit sowie von Krankenhaus- und Heimaufnahmen zu einer Kostenminderung beitragen können. Dennoch ist es nicht gerechtfertigt, einem einzelnen Patienten und seinen Angehörigen zuviel zu versprechen. Über die langfristige Wirkung lässt sich manchmal erst nach einem sehr vorsichtigen Absetzversuch urteilen.

Bei der Alzheimer-Krankheit werden azetylcholinerge Neurone des Nucleus basalis Meynert weitgehend zerstört. Hierdurch entwickelt sich im limbischen System und im Neokortex ein hochgradiger **Mangel an Azetylcholin,** das für die geordnete Funktion weiter Teile der Großhirnhemisphären und des limbischen Systems notwendig ist. Der Abbau des noch vorhandenen Transmitters kann durch Hemmung der Enzyme Azetylcholinesterase oder Butyrylcholinesterase verlangsamt werden. Damit steht dem Gehirn eine höhere Menge des Rest-Azetylcholins zur Verfügung. Die Cholinesterase-Hemmer sind gegenwärtig die Medikamente mit der am besten dokumentierten Wirksamkeit (Francis et al. 1999). Im Durchschnitt der behandelten Patienten tritt nach wenigen Wochen eine Steigerung der kognitiven Leistungsfähigkeit ein, die im Alltag als verbesserte Aufmerksamkeit, Anteilnahme und Auffassungskraft spürbar wird. Die kognitive Leistung und die Fähigkeit zur Bewältigung von Alltagsanforderungen werden über einen Zeitraum von 6 bis 12 Monaten aufrecht erhalten (Burns et al. 1999; Rogers et al. 1998; Tariot et al. 2000). Danach kommt es zu einer allmählichen Verschlechterung. Dies bedeutet aber nicht, dass das Medikament seine Wirkung verloren hat. Bei Patienten mit mittelgradiger und fortgeschrittener Demenz sind Antidementiva ebenfalls wirksam. Hier verbessern sie allerdings weniger die kognitiven Leistungen als vielmehr das Verhalten.

Die Behandlung muss so früh wie möglich beginnen, d. h. unverzüglich nach Feststellung der Diagnose. Sie soll fortgesetzt werden, solange keine Anzeichen für Unverträglichkeit auftreten und solange keine

Tabelle 2-6: Wichtige Antidementiva			
Substanz	**Handelsname (Beispiele)**	**Dosierung p.o. (mg/Tag)**	**Wichtige unerwünschte Arzneimittelwirkungen**
Azetylcholinesterasehemmer			
Donepezil	Aricept®	5–10	alle: gastrointestinale Beschwerden, Unruhezustände
Galantamin	Reminyl®	8–24	
Rivastigmin	Exelon®	3–12	
andere Antidementiva			
Ginkgo biloba	Tebonin®	120–240	Kopfschmerzen, Hautreaktionen
Memantine	Akatinol®	5–30	Unruhe, Schwindel, Übelkeit
Nimodipin	Nimotop®	90	Hypotonie
Piracetam	Normabrain®	2400–4800	Unruhe, Aggressivität

rasche Befundverschlechterung eintritt. Über den Erfolg der Therapie kann frühestens nach 3 Monaten auf der Grundlage eines kognitiven Tests und der Befragung einer Bezugsperson geurteilt werden. Das Behandlungsergebnis muss dokumentiert werden. Als eindeutiger Behandlungserfolg ist eine Stabilisierung des kognitiven Leistungsvermögens und/oder der Alltagsbewältigung über ein halbes Jahr zu werten.

Das therapeutische Prinzip der Cholinesterase-Hemmung lässt sich nicht nur bei der Alzheimer-Krankheit anwenden, sondern auch bei anderen zerebralen Erkrankungen, die mit einem cholinergen Defizit einhergehen. Dazu gehören unter anderem:

- die Lewy-Körper-Variante der Alzheimer-Krankheit
- die Parkinson-Krankheit
- die Alzheimer-vaskulären Mischformen
- möglicherweise auch bestimmte Formen zerebrovaskulär verursachter Demenzzustände.

Substanzen mit einem anderen pharmakologischen Wirkprinzip werden dann als erste eingesetzt, wenn Cholinergika kontraindiziert sind (z. B. schweres Asthma, kardiale Reizleitungsstörungen, Bradykardie, akutes Magenulkus) oder erfahrungsgemäß von einem Patienten nicht vertragen werden.

Die wichtigsten Antidementiva sind in Tabelle 2-6 zusammengefasst.

Es gibt einige weitere Antidementiva mit definiertem Wirkprinzip:

Memantine antagonisiert die exzitatorische Glutamat-Wirkung durch Blockade des NMDA-Rezeptors. Auch bei fortgeschrittener Demenz verlangsamt die Substanz nachweislich den kognitiven Leistungsverlust.

Ginkgo biloba stabilisiert die Membranfunktion, wirkt als Radikalfänger, erhöht die Hypoxie-Toleranz, steigert die Hirnperfusion und besitzt darüber hinaus noch eine Reihe weiterer günstiger Eigenschaften (Le-Bars et al. 1997).

Piracetam verbessert den Glukose- und Energiestoffwechsel.

Die antidementive Wirkung der „Nootropika" ist somit nicht durch ein einziges pharmakologisches Wirkprinzip erklärbar. Die Ergebnisse der klinischen Prüfungen mit diesen Substanzen sind uneinheitlich.

Eine **neuroprotektive Wirkung** haben Radikalfänger (z. B. Vitamine A, C und E; Östrogene). Ein überzeugender klinischer Wirksamkeitsnachweis bei manifester Demenz wurde bisher jedoch noch nicht geliefert. Das gleiche gilt für nicht-steroidale Antiphlogistika, die in den bislang vorliegenden Therapiestudien nicht zu überzeugen vermochten, obgleich eine Beteiligung von Entzündungsmechanismen an der Neurodegeneration nachgewiesen ist.

Grundsätzlich kann eine Kombination von Antidementiva unterschiedlicher pharmakologischer Wirkmechanismen sinnvoll sein und wird in der Praxis häufig angewendet. Allerdings gibt es zu derartigen Mehrfachbehandlungen bisher keine kontrollierten Studien und damit keinen Beweis, dass sie einer Monotherapie überlegen sind.

Pharmakotherapie nicht-kognitiver Symptome

Nicht-kognitive Symptome wie Unruhe, Aggressivität, Angst, Depressivität, Antriebslosigkeit, Wahn oder Sinnestäuschungen treten im Rahmen von Demenzerkrankungen häufig auf und tragen oft mehr zur Belastung der pflegenden Angehörigen bei als die Einschränkungen der kognitiven Leistungsfähigkeit. Zur Behandlung dieser wichtigen Symptome müssen Substanzen mit guter Verträglichkeit und minimalen

Tabelle 2-7: Pharmakotherapie nicht-kognitiver Symptome.

Symptombereich	Antidementiva	Neuroleptika	Antikonvulsiva	Antidepressiva
Halluzinationen, Wahn	(+)	+	-	-
Unruhe	(+)	+	+	(+)
Schlafstörungen	-	+	-	(+)
Depressive Verstimmungen	(+)	-	-	+

anticholinergen Eigenschaften eingesetzt werden:

* moderne Antidepressiva
* Neuroleptika
* Antikonvulsiva.

Halluzinationen, Unruhe, Schlaf-/Wach-störungen, Aggressivität und depressive Verstimmungen sind auch durch Antidementiva günstig zu beeinflussen.

In Tabelle 2-7 sind jene Psychopharmaka-gruppen vereinfacht zusammengestellt, deren Wirksamkeit gegen die genannten Zielsymptome belegt ist.

Halluzinationen und Wahnphänomene. **Konventionelle Neuroleptika** sind erwiesenermaßen sowohl gegen Halluzinationen und Wahnphänomene als auch gegen Unruhe und Schlafstörungen wirksam. Nachteilig sind bei diesen Substanzen jedoch sowohl die anticholinergen als auch die extrapyramidalen Nebenwirkungen. Ferner kann durch Neuroleptika die Krampfschwelle bei einem degenerativ vorgeschädigten Gehirn empfindlich gesenkt werden. **Atypische Neuroleptika** wie *Clozapin* besitzen auf Grund ihrer anticholinergen Eigenschaften ebenfalls eine delirogene Potenz. Eine erfolgreiche Anwendung moderner atypischer Neuroleptika wurde bisher mit *Risperidon* und *Olanzapin* untersucht

(DeDeyn et al. 1999; Sweet et al. 2000). Die empfohlenen Dosierungen sind in Tabelle 2-8 zusammengefasst.

Unruhe und Schlafstörungen. **Benzodiazepine** sollten bei Demenzkranken zur Behandlung dieser Zielsymptome nicht eingesetzt werden. Sie können Gedächtnisstörungen verstärken, zu einer Schläfrigkeit tagsüber führen und die Sturzgefahr erhö-

Tabelle 2-8: Dosierung von Substanzen zur Behandlung nicht-kognitiver Symptome.

Beispiele	Dosierung p.o. (mg/Tag)
Neuroleptika	
Haloperidol	0,5–5
Pipamperon	40 (bis max. 360)
Melperon	25–100
Risperidon	0,5–2
Olanzapin	2,5–10
Antikonvulsiva	
Carbamazepin	nach Serumspiegel
Valproat	nach Serumspiegel
Antidepressiva	
SSRI, z. B. Paroxetin	10–20
Trazodon	50–200
Andere	
Clomethiazol	200–400 (–800)

hen. Gelegentlich rufen Benzodiazepine bei diesen Patienten auch Erregungszustände hervor. Günstigere Erfahrungen wurden mit den **Antiepileptika** *Carbamazepin* und *Valproinsäure* gemacht. Therapieversuche mit *Betablockern* und *Clomethiazol* (Cave Atemdepression! Kontraindiziert bei Atemwegserkrankungen) sind bei genauer Indikationsstellung und Überwachung vertretbar. Gelegentlich kann ein regelmäßiger Wechsel zwischen unterschiedlichen Wirkgruppen notwendig werden.

Depressive Störungen. Wegen der anticholinergen Nebenwirkungen ist die Anwendung zahlreicher konventioneller zyklischer Antidepressiva bei dementen Patienten nicht ratsam.

Besser geeignet sind die selektiven **Serotonin-Wiederaufnahme-Hemmer** (SSRI, z. B. *Sertralin, Paroxetin, Citalopram*). Falls eine zusätzliche beruhigende Wirkung erwünscht ist, kommt *Mirtazapin* in Betracht. Stark sedierend wirkt das **Antidepressivum** *Trazodon*.

3.2 Nicht-medikamentöse Behandlungsverfahren

Verhaltensmodifikation

Nicht-medikamentöse verhaltensmodifizierende Verfahren werden bei Demenzkranken häufig eingesetzt. Psychotherapeutische Strategien im engeren Sinne finden dagegen sehr selten Anwendung. Hauptsächliche Ziele der Verhaltensmodifikation sind Depressivität, Störungen von Antrieb, Affekt und Persönlichkeit, sozialer Rückzug, Regression, aber auch körperliche Symptome wie Harninkontinenz (Tab. 2-9).

Die Verhinderung einer Zunahme von Defiziten und der Ausgleich von verlorenen

Tabelle 2-9: Nicht-medikamentöse Behandlungsverfahren.	
Symptom	**Interventionsmöglichkeit**
Depressivität	Vermitteln von Anerkennung und Bestätigung Vermeiden von Enttäuschung und Zurücksetzung Fördern angenehmer Aktivitäten Nutzen vorhandener Fähigkeiten Aufrechterhalten der sozialen Integration
Affektlabilität	Vermeiden von Überforderung und Reizüberflutung Respektieren der subjektiven Sicht des Patienten „Validation" Vermeiden unnötiger Konflikte
Vergesslichkeit	Gedächtnishilfen („Eselsbrücken") kognitive Aktivierung
Orientierungsstörungen	Örtliche und zeitliche Orientierungshilfen Realitätsorientierungstraining Üben sozialer Kompetenz
Sprachstörungen	Vereinfachung der Kommunikation nicht-verbale Verständigungsmittel
Verringerte Einsichts- und Kritikfähigkeit	Strukturierung des Tagesablaufs Aufgaben vereinfachen behutsame und einfühlende „Regie"

Fähigkeiten hat bei Demenzkranken ein besonderes Gewicht. Hierfür wurden eine Reihe unterschiedlicher Verfahren entwickelt und erprobt.

Realitätsorientierungstherapie. Durch Tagesstrukturierung und durch Schaffung eines „prothetischen" Wohnumfelds mit ständigen Informationen zu Datum, Ort und Mitbewohnern wird den Patienten die Orientierung erleichtert. Ein positiver Nebeneffekt ist die Verbesserung der sozialen

DEMENZ

Interaktion. Das Verfahren ist für Patienten mit einer mittelgradigen Demenz am besten geeignet (Kaschel et al. 1992).

Milieu-Therapie. Durch Zuwendung und Vermeiden von Kritik bei einer verbesserten Gestaltung des Umfelds und der Aktivitäten werden wohnliche Bedingungen für den Patienten geschaffen, in denen er sich weitgehend frei bewegen kann. Von milieutherapeutischen Maßnahmen profitieren Patienten mit mittelgradiger und fortgeschrittener Demenz am meisten (Wächtler et al.1994).

Validation. Das Grundprinzip ist die Anerkennung der subjektiven Realität der dementen Patienten sowie die Vermittlung von kritikfreier Zuwendung und Wertschätzung. Das Prinzip der Validation läßt sich bei Patienten aller Schweregrade anwenden (Feil 1992).

Selbsterhaltungstherapie. Sie vermittelt den Patienten Selbstsicherheit und versucht, ihr Selbstwertgefühl zu stärken und die Selbständigkeit zu erhalten. Dazu dienen die intensive Beschäftigung mit erhaltenen Erinnerungen, affirmative Rückmeldungen und die aktive Teilnahme an ergo-, physio-, kunst- und anderen soziotherapeutischen Maßnahmen. Die Selbsterhaltungstherapie kann bei Patienten in allen klinischen Schweregraden eingesetzt werden (Romero 1997).

Kognitives Training. Ein kognitives Training sollte nicht mit dem Ziel der Verbesserung von Fähigkeiten eingesetzt werden, weil Demenzkranke durch derartige Übungen lediglich mit den Grenzen ihrer Leistungsfähigkeit konfrontiert werden. Eine kognitive Aktivierung mit dem Ziel der Nutzung vorhandener Leistungspotenziale kann dagegen das Wohlbefinden der Patienten verbessern. Derartige Übungsverfahren sind für Patienten mit leichtgradiger Demenz empfehlenswert (Ermini-Fünfschilling und Meier 1995).

Strikt abzulehnen ist der Versuch verloren gegangene Leistungen etwa des deklarativen Neugedächtnisses, die der Patient nicht wieder erlangen kann, trainieren zu wollen. Hier ist ein schmerzliches Scheitern für Patienten und Angehörige vorgeplant!

Rechtliche Entscheidungen

Es ist dringend anzuraten, dass Patienten vor dem Eintreten eines Stadiums der Demenz, in dem die Geschäfts- und Testierfähigkeit eingeschränkt oder völlig aufgehoben ist, **Vorausverfügungen** treffen (Alzheimer-Europe 1999).

Die **Vorsorgevollmacht** ist eine schriftliche Willenserklärung, dass eine oder mehrere Personen für bestimmte Aufgabenbereiche im Interesse des Vollmachtgebers handeln können. Nützlich sind solche Vorsorgevollmachten z. B. für Bankgeschäfte, Vermögensverwaltung, Wahl eines bestimmten Lebensstils, wozu u. a. die Auswahl eines Alten- oder Pflegeheims zählen, sowie die Zustimmung zu ärztlichen Heilbehandlungen. Die **Betreuungsverfügung** als frühzeitige Wahl eines Betreuers, der im Bedarfsfall vom Vormundschaftsgericht als gesetzlicher Vertreter eingesetzt werden kann. Eine derartige Betreuungsverfügung sollte beim Vormundschaftsgericht hinterlegt werden.

Durch eine **Patientenverfügung** legt ein Patient für den Fall späterer Hilflosigkeit die von ihm gewünschte oder nicht gewünschte medizinische Behandlung fest. Diese Wünsche müssen im Behandlungsfall durch den Arzt respektiert werden. Die Auslegung der Angaben bzw. die Anwendung in konkreten Situationen ist jedoch oftmals problematisch.

Im fortgeschrittenen Stadium müssen besonders schwierige Entscheidungen getroffen werden. Sie betreffen die Unterbringung in einem Pflegeheim, die Beendigung der medikamentösen Therapie, den Einsatz parenteraler Ernährung oder antibiotischer Behandlung sowie anderer lebensverlängernder Maßnahmen, gegebenenfalls auch Fragen der Fixierung. Schließlich müssen sich die Angehörigen auch darüber klar werden, ob sie zur endgültigen Sicherung der Diagnose eine Untersuchung des Gehirns nach dem Tod veranlassen wollen.

Finanzielle Fragen

Berentung. Wenn ein Patient nicht mehr in der Lage ist, seinen Beruf auszuüben und nur noch einer geringfügigen Arbeit nachgehen kann, stellt der Rentenversicherungsträger die **Erwerbsunfähigkeit** fest. Wenn eine Mindestversicherungszeit von 5 Jahren erfüllt ist und wenn während der letzten 5 Jahre mindestens 3 Jahre ein versicherungspflichtiges Arbeitsverhältnis bestanden hat, kann ein demenzkranker Patient einen Antrag auf vorzeitige **Berentung** stellen (Gratzl-Pabst 2001).

Schwerbehindertenausweis. Bei chronischen Leiden, die nicht zu heilen sind und zu Beeinträchtigungen in allen Bereichen des Lebens führen, die einen Grad der Behinderung von mindestens 50 % aufweisen und seit mindestens sechs Monaten bestehen (diese Kriterien werden bei manifester Demenz meist erfüllt) kann beim Versorgungsamt die Anerkennung als **Schwerbehinderter** beantragt werden. Hierzu sind alle an der Versorgung beteiligten Ärzte aufgefordert, die Leistungseinschränkungen eines Patienten vollständig anzugeben. Ein Schwerbehindertenausweis erlaubt einen steuerlichen und nicht-steuerlichen Nachteilsausgleich, beispielsweise durch Freifahrten mit öffentlichen Verkehrsmitteln und Freifahrten für Begleitpersonen, Ermäßigung bei Rundfunk- und Telefongebühren sowie Zuschüsse zur Wohnraumanpassung.

Pflegeversicherung. Die Eingruppierung in die **Pflegestufen** I, II und III wird nach dem durchschnittlichen Hilfebedarf

Tabelle 2-10: Eingruppierung in Pflegestufen.			
	Pflegestufe I	**Pflegestufe II**	**Pflegestufe III**
Pflegebedarf bei Verrichtungen des täglichen Lebens	mindestens 45 min. und wenigstens 2 Verrichtungen am Tag	mindestens 2 Stunden und wenigstens 3-mal täglich zu verschiedenen Tageszeiten	mindestens 4 Stunden bei einem Bedarf „rund um die Uhr"
Bei der hauswirtschaftlichen Versorgung	mindestens 24 min. bei mehrfachem Bedarf in der Woche	mindestens 1 Stunde bei mehrfachem Bedarf in der Woche	mindestens 1 Stunde bei mehrfachem Bedarf in der Woche
Gesamter Hilfebedarf	durchschn. 1,5 Stunden	durchschn. 3 Stunden	durchschn. 5 Stunden
Leistungen zur häuslichen Pflege			
Geldleistung	400,– DM/205,– €	800,– DM/410,– €	1300,– DM/665,– €
Sachleistung	750,– DM/384,– €	1800,– DM/921,– €	2800,– bis 3750,– DM/ 1432,– bis 1918,– €
Tag-/Nachtpflege	750,– DM/384,– €	1800,– DM/921,– €	2800,– DM/1432,– €
Leistungen zur Pflege im Heim			
Sachleistung	2000,– DM/1023,– €	2500,– DM/1278,– €	2800,– bis 3300,– DM/ 1432,– bis 1688,– €

DEMENZ

eines Patienten bei den gewöhnlichen und wiederkehrenden Verrichtungen des täglichen Lebens bemessen (Tab. 2-10). An der Pflegestufe orientieren sich die Leistungen zur häuslichen Pflege und zur Pflege im Heim. Die Familien haben Anspruch auf finanzielle Unterstützung durch eine **„Verhinderungspflege"** bis zu 2800,– DM im Jahr, falls der Pflegende durch einen notwendigen Erholungsurlaub oder Krankheit an der Pflege verhindert ist. Darüber hinaus bezahlt die Pflegekasse jährlich bis zu 2800,– DM für eine maximal vierwöchige Kurzzeitpflege. Für notwendige Umbaumaßnahmen der Wohnung, Pflege und andere technische Hilfsmittel wird ein Betrag bis zu 5000,– DM zur Verfügung gestellt.

Betreuung. Die Betreuung regelt die rechtliche Vertretung von Personen, die aus Krankheitsgründen bestimmte ihrer Angelegenheiten nicht selbst besorgen können. Der Grundgedanke des Betreuungsrechts besteht darin, die Eingriffe in die Persönlichkeitsrechte des Betroffenen so gering wie möglich zu halten. Eine Betreuung kann entsprechend dem individuellen Bedarf eingerichtet werden für verschiedene Bereiche oder „Wirkungskreise": Organisation ambulanter Hilfen, Wohnungsangelegenheiten, Abschluss eines Heimvertrages, Bestimmung des Aufenthaltes und für medizinische Behandlung. **Voraussetzung** für die Einrichtung einer Betreuung ist die Anhörung des Betroffenen durch den zuständigen Vormundschaftsrichter und ein ausführliches ärztliches Gutachten.

> Ein Betreuer wird nur für den Bereich gestellt, der ihm vom Vormundschaftsgericht übertragen wird.

Kann ein Patient, für den eine Betreuung eingerichtet worden ist, auf Grund seiner krankheitsbedingten Leistungseinschränkungen keine rechtswirksame Einwilligung zu einer ärztlichen Behandlung abgeben, so muss die Zustimmung des Betreuers eingeholt werden.

Pflege

Häusliche Pflege. Ambulante Pflege wird angeboten und übernommen von privaten Firmen, Betreuungsgruppen, ehrenamtlichen Helfern, Nachbarschaftshilfe und anderen Organisationsformen. Man unterscheidet zwischen:

- **hauswirtschaftlicher Versorgung:** Einkaufen, Kochen, Reinigung von Wäsche und Wohnung
- **psychosozialer Versorgung:** Unterstützung bei Gängen außer Haus
- **Grundpflege:** Unterstützung bei Anziehen, Waschen und anderen hygienischen Maßnahmen
- **Behandlungspflege:** Blutdruckmessung und anderen einfachen diagnostischen Maßnahmen, Medikamentengabe, Verbandswechsel etc.

Behandlungspflege kann vom Hausarzt verordnet werden und wird von der Krankenkasse bezahlt. Bei der Auswahl des Pflegedienstes sollte auf dessen Ausbildungsstandards und Einstellung geachtet werden (z. B. aktivierende Pflege oder Förderung von Regression).

Teilstationäre Einrichtungen. Hierzu zählen Tagesstätten für gering beeinträchtigte Patienten, Tagespflegeeinrichtungen mit einer professionellen Betreuung durch Altenpfleger und gelegentliche Hilfe bei der Grundpflege sowie Tageskliniken.

Pflegeheime. Die wichtigsten Kriterien für die Wahl eines geeigneten Pflegeheims sind die Ausstattung, und die Ausbildung und Einstellung des Personals. Besonderes Augenmerk muss auf die Kommunikation mit den demenzkranken Patienten gelegt werden. Ein hoher Anteil voll ausgebildeter

Pflegekräfte und eine gerontopsychiatrische Zusatzqualifikation sind von Vorteil, ebenso sollten ständige Weiterbildungsmaßnahmen den Kenntnisstand des Pflegepersonals aktualisieren. Das Aktivitätsangebot für die Patienten (Spiele, Malen, Musik, Tätigkeiten im Haushalt), die Tagesstruktur und der Pflegezustand der Patienten im Heim sind weitere wichtige Auswahlgesichtspunkte. Leichter zu beurteilen sind die Qualität der baulichen Ausstattung (Trennung zwischen privaten und öffentlichen Bereichen, Einbettzimmer, große Fenster, helle Beleuchtung, Verwendung von berührungsfreundlichen Materialien, ansprechende Farbgebung angenehme Raumtemperatur, Fehlen von Stolperschwellen, behindertengerechtes Mobiliar). Eine Platzzahl von 100 bis 125 Patienten erlaubt sowohl ein ökonomisches Arbeiten und Übersichtlichkeit, als auch die Schaffung von Bereichen für stärker pflegebedürftige Patienten (Bruder 2001).

Gerontopsychiatrische und geriatrische Kliniken. Akute Selbst- oder Fremdgefährdung sowie körperliche Krankheitssymptome stellen häufige Aufnahmegründe in stationäre Einrichtungen dar, etwa Aggressivität, gefährlicher Umgang mit Feuer, Weglauftendenz, Sturzgefahr, Ernährungsprobleme, Krampfanfälle.

3.3 Beratung und Entlastung der Angehörigen

Die Versorgung von Demenzkranken wird zum größten Teil von den Angehörigen getragen. Sie stehen unter einer für Außenstehende nicht vorstellbaren seelischen und körperlichen, aber auch finanziellen Belastung. Als Folge der über Jahre anhaltenden Überforderung geraten sie in soziale Isolation und weisen ein stark erhöhtes Risiko

für depressive Störungen auf. Ihr Wissen um die kompetente Pflege und ihre Motivation sind für die Versorgung der Patienten von größter Bedeutung. Damit gehört es zu den besonderen Pflichten des behandelnden Arztes, die Kompetenz der Angehörigen durch Information zu erweitern und die Belastung zu reduzieren.

Beratung

Pflegende Angehörige benötigen Informationen über das Wesen der vorliegenden Erkrankung, über deren Symptome und Verlauf, sowie über Strategien zur Bewältigung der Veränderungen im Verhalten der Patienten. Der Arzt übernimmt dabei wichtige Aufgaben, die in Tabelle 2-11 zusammengefasst sind.

Grundsätzlich ist den Angehörigen zu raten, eine Haftpflichtversicherung abzuschließen, um die Familie vor Schadensersatzansprüchen zu schützen.

Die Angehörigen brauchen auch Information über Alzheimer-Selbsthilfe-Initiativen an ihrem Wohnort. Die Deutsche Alzheimer Gesellschaft kann den Weg zur nächsten örtlichen Alzheimer Gesellschaft oder Selbsthilfegruppe weisen.

Besondere Verhaltensprobleme können intensivere Rehabilitationsmaßnahmen für Patienten und Angehörige erforderlich machen (z. B. Alzheimer Therapiezentren).

Adressen

Deutsche Alzheimer Gesellschaft e.V.,
Kantstr. 152, 10623 Berlin

Alzheimer Therapiezentrum,
ATZ Neurologische Klinik Bad Aibling,
Kolbermoorer Str. 72,
83043 Bad Aibling

Tabelle 2-11: Aufgaben des Arztes bei der Beratung Angehöriger Demenzkranker.

Vermitteln von Wissen über die Krankheit

- Symptome
- Verlauf
- zu erwartende Probleme

Vorschläge für Veränderungen der äußeren Lebensbedingungen

- Tagesstrukturierung
- Orientierungshilfen
- Wohnungsanpassung

Informieren über weitere Hilfsangebote

- Angehörigen-Gruppe
- Betreuungsgruppe
- Tagesstätten

Ratschläge erteilen, wie die Angehörigen den veränderten Verhaltensweisen der Kranken begegnen sollen

- Vermeiden von Konfrontation
- Ablenkung
- Tagesstrukturierung
- Einbeziehen in den Alltag
- Vereinfachung von Aufgaben

Den Angehörigen dabei helfen, Gefahrenquellen zu erkennen und auszuschalten

- Elektro- und Gasgeräte
- lose Teppiche
- ungesicherte Treppen
- fehlende Haltemöglichkeiten in Bad und Toilette
- unzureichende Beleuchtung
- Führen von Kraftfahrzeugen

Psychotherapie für Angehörige

Depressive Symptome, Erschöpfungszustände, wiederaufflammende frühere psychische Erkrankungen, psychosomatische Störungen, aber auch zunehmende Ungeduld und Reizbarkeit können eine psychotherapeutische Behandlung pflegender Angehöriger nahelegen.

4 Andere Demenzen

4.1 Demenz bei zerebrovaskulären Erkrankungen

Die Diagnose einer Demenz bei zerebrovaskulärer Krankheit erfordert den Nachweis (Román et al. 1993):

- eines Demenzsyndroms
- einer relevanten zerebrovaskulären Erkrankung anhand von anamnestischen, klinischen oder radiologischen Befunden
- des kausalen Zusammenhangs zwischen 1. und 2., der sich aus der zeitlichen Aufeinanderfolge von Schlaganfall und verminderter kognitiver Leistung oder aus einem stark schwankenden kognitiven Leistungsvermögen ergeben kann.

Es gibt unterschiedliche Formen der vaskulären Hirnerkrankung, die zu einer Demenz führen können (Tab. 2-12).

Die Behandlung von Hirninfarkten wird ausführlich im Kapitel 8, Schlaganfall, dargestellt.

Zur **symptomatischen Therapie** der kognitiven Leistungsminderung werden Antidementiva eingesetzt. Die „Nootropika" mit weniger spezifischen Wirkmechanismen sind auch bei zerebrovaskulär verursachten Demenzzuständen einsetzbar (s. Abschnitt 5.1). Auch hier muss der Therapieerfolg gewissenhaft geprüft werden. Unter den Cholinesterase-Hemmern haben sich bisher für Galantamin überzeugende Belege für die Wirksamkeit bei zerebrovaskulären Demenzen sowie bei Alzheimer-Krankheit mit zerebrovaskulärer Komponente ergeben.

Tabelle 2-12: Formen der zerebrovaskulären Demenz.

Form der Pathologie	Ursache	Bevorzugte Lokalisation	Leitsymptome
Makroangiopathie	atherothrombotische oder embolische Hirninfarkte	multiple kortikale oder strategische territoriale Infarkte Gyrus angularis Hippocampus	plötzlich auftretende oder schrittweise verschlechterte sensomotorische und kognitive Defizite
Mikroangiopathie	Hypertonus/Hypotonus Hyperviskosität gesteigerte Thrombozytenaggregation	strategische oder multiple subkortikale lakunäre Infarkte Marklagerdemyelinisierung	Verlangsamung Verstimmtheit andere „frontale" Zeichen eytrapyramidalmotorische Zeichen Pseudobulbärhirnzeichen

DEMENZ

4.2 Frontotemporale Degeneration

Als diagnostische Hinweise auf eine frontotemporale Degeneration werden angesehen (Neary et al. 1998):

- schleichender Beginn (in der Regel vor dem 70. Lebensjahr)
- langsame Progredienz
- Veränderungen von Persönlichkeit und Sozialverhalten sind früher und stärker ausgeprägt als Gedächtnis- und Orientierungsstörungen
- Nachweis einer frontalen oder frontotemporalen Lokalisation durch strukturelle oder funktionelle Bildgebung.

Die Häufigkeit von Sekundärfällen in der Familie ist mit 30 bis 50 % höher als bei der Alzheimer-Krankheit. **Strukturell** ist neben der frontotemporalen Rinde oft auch das Striatum betroffen, wodurch es zu Parkinson-Symptomen und zu einer radiologisch nachweisbaren Verschmächtigung der Stammganglien-Taille kommt. Bei einem kleinen Teil der Patienten besteht zusätzlich eine Erkrankung der Motoneurone mit den charakteristischen Symptomen einer amyotrophen Lateralsklerose. Neuropathologisch können den frontotemporalen Degenerationen verschiedene Veränderungen zugrunde liegen. Am häufigsten ist eine uncharakteristische Mikrovakuolisierung und Gliavermehrung, die für die Pick-Krankheit typischen morphologischen Befunde (Pick-Zellen, Pick-Körper) finden sich nur bei einer Minderheit. Bei den frontotemporalen Degenerationen kommt es zu keinem cholinergen Defizit in der Hirnrinde. Aus diesem Grund sind die Cholinesterase-Hemmer bei diesen Patienten nicht wirksam. Gegenwärtig gibt es keine überzeugend wirksame Behandlungsmöglichkeit.

Symptomatisch sind bei vorrangiger Antriebslosigkeit oder Depressivität selektive Serotonin-Wiederaufnahme-Hemmer (SSRI) aussichtsreich.

Über günstige Effekte von Sertralin wurde berichtet. Piracetam kann unspezifisch aktivierend wirken.

4.3 Demenz bei Parkinson- bzw. Lewy-Körper-Krankheit

Hauptmerkmal der morphologischen Veränderungen bei der Parkinson-Krankheit und der Lewy-Körper-Variante der Alzheimer-Krankheit sind das Auftreten von rundlichen eosinophilen intraneuronalen Einschlusskörpern (Lewy-Körper) mit dem Hauptbestandteil alpha-Synuklein. Der Nervenzelluntergang im Meynert-Basalkern und das **cholinerge Defizit** in der Hirnrinde sind noch ausgeprägter als bei der Alzheimer-Krankheit. Klinisch unterscheiden sich die Prägnanztypen beider Krankheitsbilder aber erheblich.

Bei der **Parkinson-Krankheit** herrschen Verlangsamung der Informationsverarbeitung („Bradyphrenie") und Beeinträchtigung der exekutiven Funktionen vor (Problemlösen, Planen, Ordnen, Organisieren). Störungen von Sprache und Orientierungsfähigkeit sind gering ausgeprägt. Die Behandlung der Parkinson-Krankheit wird ausführlich im Kapitel 5, Parkinson-Syndrom, dargestellt.

Bei der **Lewy-Körper-Variante** der Alzheimer-Krankheit dagegen ist das klinische Bild dem der Alzheimer-Krankheit ähnlich. **Hauptunterscheidungsmerkmale** sind: fluktuierender Verlauf, ausgeprägte optische Halluzinationen, unerklärliche Stürze, früh auftretende leichtgradige Parkinson-Symptome und Unverträglichkeit von Neuroleptika.

Therapie. Demente Patienten mit Parkinson-Krankheit oder der Lewy-Körper-Variante sprechen auf die Behandlung mit **Cholinesterase-Hemmern** besonders gut an.

4.4 Demenz bei Normaldruckhydrozephalus

Der Normaldruckhydrozephalus ist klinisch gekennzeichnet durch die Trias:
- fluktuierende kognitive Defizite
- Gangataxie
- Harninkontinenz

In der Bildgebung zeigt sich:
- Ventrikelerweiterung mit Liquortranssudation
- enge Sulci im Vertex-Bereich.

Falls keine Hippokampus-Atrophie nachzuweisen ist, die Indiz einer Alzheimer-Krankheit sein könnte, und nach Ablassen von mehr als 10 ml Liquor eine zeitweise klinische Besserung eintritt, kann ein ventrikulo-atrialer Shunt zu einer anhaltenden Besserung der Symptomatik führen.

4.5 Creutzfeldt-Jakob-Krankheit

Die sporadische Creutzfeldt-Jakob-Krankheit wird durch hochinfektiöse Proteine (Prionen) ausgelöst (Kretschmar und Neumann 2000). Sie zeichnet sich durch einen besonders raschen Verlauf und durch unterschiedlichste neurologische Störungen aus, die das Demenzsyndrom begleiten. Eine kausale Therapie steht derzeit nicht zur Verfügung. Es wird diskutiert, ob die Inkubation durch immunsuppressiv wirksame Substanzen wie Kortikoide oder Stoffgruppen, die das retikulo-endotheliale System blockieren (wie Dextransulfat), verlängert werden kann. Clonazepam eignet sich zur Unterdrückung der häufigen Myoklonien.

5 Zusammenfassung

Nach ICD-10 ist das Demenzsyndrom charakterisiert durch Störungen in mehreren kognitiven Bereichen, die zumindest das Gedächtnis und das Denkvermögen betreffen und bei klarem Bewusstsein vorhanden sind (also nicht im Rahmen eines Verwirrtheitszustandes). Diese Störungen müssen die Alltagsbewältigung nachhaltig beeinträchtigen, mit einer Veränderung von Verhalten und Emotion einhergehen und länger als sechs Monate anhalten. Abgegrenzt werden muss das Demenzsyndrom von Verwirrtheitszuständen, amnestischen Syndromen und leichten kognitiven Störungen ohne Beeinträchtigung der Alltagsbewältigung. Leichte kognitive Störungen entwickeln sich häufig zu ausgeprägten Demenzen. Ihnen liegen im Senium zumeist Alzheimer-Plaques, Neurofibrillen und Neuronenverluste zugrunde. Bei der Alzheimer Demenz ist neben anderen Systemen die cholinerge Neurotransmission infolge der neurodegenerativen Schädigung des Nucleus basalis Meynert deutlich reduziert. Dieses cholinerge Defizit kann durch die Gabe von Azetylcholinesterasehemmern symptomatisch gebessert werden. Auch für Substanzen mit anderen Wirkprinzipien (Memantine, Ginkgo biloba) konnte ein Wirksamkeitsnachweis erbracht werden, der nicht allein auf die reine Alzheimer-Krankheit beschränkt ist. Bestehen wesentliche Verhaltensstörungen bei konsequenter antidementiver Behandlung fort, so kann die Gabe von Neuroleptika, Antidepressiva, Antikonvulsiva oder Clomethiazol erforderlich sein. Zu häufig wird bei dementen Patienten die medizinische Grundversorgung vernachlässigt und deren positive Auswirkung auf Leistung und Verhalten übersehen. Die ärztlichen Maßnahmen und vor allem die Pharmakotherapie verbessern das Befinden der Patienten und erleichtern die Pflege. Sie sind jedoch nur Teil eines therapeutischen Gesamtkonzepts, das meist weitere pflegerische, psycho- und soziotherapeutische Angebote beinhalten muss.

Literatur

Alzheimer-Europe (1999) Handbuch der Betreuung und Pflege von Alzheimer-Patienten. Stuttgart: Thieme.

Bickel H (1999) Epidemiologie der Demenzen. In: Alzheimer Demenz; Grundlagen, Klinik und Therapie (Hrsg. Förstl H, Bickel H, Kurz A). Springer, Berlin, 9-32.

Bruder J (2001) Alten- und Pflegeheime. In: Demenzen in Theorie und Praxis (Hrsg. H. Förstl), Springer, Berlin, 403–420.

Burns A, Rossor M, Hecker J, et al (1999) The effects of donepezil in Alzheimer's disease – results from a multinational trial. Dement Geriatr Cogn Disord 10: 237–244.

DeDeyn PP, Rabheru K, Rasmussen A, et al (1999) A randomized trial of risperidone, placebo, and haloperidol for behavioural symptoms of dementia. Neurology 53: 946–955.

Ermini-Fünfschilling D, Meier D (1995) Gedächtnistraining: Wichtiger Bestandteil der Milieutherapie bei seniler Demenz. Z Gerontol Geriat 28: 190–194.

Feil N (1992) Validation. Ein neuer Weg zum Verständnis alter Menschen. Wien: Altern und Kultur.

Förstl H, Bickel H, Lauter H (2001) Ursachen und Behandlungskonzepte der Demenzen: Expertise für die Sachverständigenkommission für den 3. Altenbericht der Bundesregierung. Berlin.

Francis PT, Palmer AM, Snape M, Wilcock GK (1999) The cholinergic hypothesis of Alzheimer's disease: A review of progress. J Neurol Neurosurg Psychiatry 66: 137–147.

Gratzl-Pabst E (2001) Sozialpädagogische Hilfen. In: Demenzen in Theorie und Praxis (Hrsg. H Förstl), Springer, Berlin, 305–336.

Ihl R, Förstl H, Frölich L (2000) DGPPN Behandlungsleitlinie Demenz. Darmstadt: Steinkopff.

Jellinger KA (1996) Structural basis of dementia in neurodegenerative disorders. J Neural Transm 47 suppl: 1–29.

Kaschel R, Zaiser-Kaschel H, Mayer K (1992) Realitäts-Orientierungs-Training: Literaturüberblick

DEMENZ

und Implikationen für die neuropsychologische Gedächtnisrehabilitation. Z Gerontopsychol Psychiat 5: 223–235.

Kretzschmar HA, Neumann M (2000) Die neuropathologische Diagnostik neurodegenerativer und demenzieller Krankheiten. Pathologe 21: 364–374

Kurz A, Lautenschlager NT, Vanmechelen E, Riemenschneider M (2000) CSF tau and beta amyloid may predict conversion from MCI to dementia. Vortrag, World Alzheimer Congress 2000. Washington, DC.

Le-Bars PL, Katz MM, Berman N, et al (1997) A placebo-controlled, double-blind randomized trial of an extract of ginkgo biloba for dementia. JAMA 278: 1327–1332.

Neary D, Snowden JS, Gustafson L, et al (1998) Frontotemporal lobar degeneration. A consensus on clinical diagnostic criteria. Neurology 51: 1546–1554.

Petersen RC, Parisi JE, Hohnson KA, et al (1997) Neuropathological findings in patients with a mild cognitive impairment. Neurology 48: A102.

Petersen RC, Smith GE, Waring SC, et al (1999) Mild cognitive impairment. Clinical characterization and outcome. Arch Neurol 56: 303–308

Rogers SL, Farlow MR, Doody RS, et al (1998) A 24-week, double-blind, placebo-controlled trial of donepezil in patients with Alzheimer's disease. Neurology 50: 136–145.

Román GC, Tatemichi TK, Erkinjuntti T, Cummings JL, Maseu JC, Garcia JH, Amaducci L, Orgogozo JM, Brun A, Hofman A, et al. (1993) Vascular dementia: diagnostic criteria for research studies: report of the NINDS-AIREN International Workshop. Neurology 43: 250–260.

Romero B (1997), Selbst-Erhaltungs-Therapie (SET): Betreuungsprinzipien, psychotherapeutische Interventionen und Bewahren des Selbstwissens bei Alzheimer Kranken. In: Weis S,G Weber (Hrsg) Handbuch Morbus Alzheimer. Weinheim: Psychologie Verlags Union, pp. 1209–1251.

Street JS, Clark s, Gannon KS, et al (2000) Olanzapine treatment of psychotic and behavioral symptoms in patients with Alzheimer disease in nursing care facilities. Arch Gen Psychiat 57: 968–976.

Tariot PN, Solomon PR, Morris JC, Kershaw P, Lilienfeld S, Parys W, Ding C (2000) A 5-month, randomized, placebo-controlled trial of galantamine in Alzheimer's disease. Neurology 54: 2269–2276.

Wächtler C, Jürgensen G, Maday A, Mittelstein U, Peters H (1994), Entwicklung eines therapeutischen Milieus für Demenzkranke. In: Hirsch R (Hrsg) Psychotherapie bei Demenzen. Darmstadt: Steinkopff, pp. 149–158.

Zaudig M (1995) Demenz und „leichte kognitive Beeinträchtigung" im Alter. Diagnostik, Früherkennung und Therapie. Bern, Göttingen, Toronto, Seattle: Hans Huber.

Depression

Manfred Wolfersdorf, Michael Schüler, Angela Le Pair

1 Epidemiologie

Der Anteil depressiv kranker Menschen bei den über 65-Jährigen wird häufig unterschätzt und liegt, einschließlich subsyndromaler Formen, bei insgesamt mindestens 10 % (Blazer 1991, Ernst und Angst 1995).

Mit zunehmendem Alter steigt dieser Anteil stetig an (Tab. 3-1). In Psychiatrischen Kliniken und gerontopsychiatrischen Einrichtungen beträgt der Anteil depressiver Patienten 20 bis 50 %, in Allgemeinkrankenhäusern sind 10 bis 35 % der älteren Patienten betroffen, in Alten- und Altenpflegeheimen 26 bis 38 % (Henderson et al. 1993, Mann et al. 1994, Wancata et al. 2000).

Tabelle 3-1: Anteil depressiv kranker Menschen in verschiedenen Altersgruppen (Kay et al. 1985).

Alter	70–79 Jahre	>80 Jahre
typische depressive Episode (major depressive disorder, MDD)	6,3 %	15,5 %
typische depressive Episode + Dysphorie	16,5 %	22,4 %

2 Klinik

2.1 Das klinische Bild

Die Depression ist eine **affektive Störung** von Krankheitswert mit typischer Symptomatik und typischem Verhalten (s. u.). Je nach Stärke der Symptome und Beeinträchtigung des Betroffenen im Alltag unterscheidet man verschiedene **Schweregrade:** leicht, mittelschwer, schwer und sehr schwer. Die Symptomatik zeigt eine Biorhythmik, eine saisonale Abhängigkeit (z. B. „Winterdepression") und einen typischen **Verlauf:**

- einmalig
- rezidivierend unipolar oder bipolar
- chronisch

Zudem können eine alters- (z. B. Jugend-, Altersdepression) und eine kulturspezifische Ausgestaltung beobachtet werden.

Das klinische Bild einer **depressiven Episode** ist nach ICD-10 gekennzeichnet durch mindestens zwei der drei folgenden **Hauptsymptome:**

- gedrückte Stimmungslage
- Interessen- und Freudlosigkeit
- rasche Ermüdbarkeit und Neigung zu Erschöpfungszuständen

und mindestens zwei der folgenden Symptome:

- Merk- und Konzentrationsstörungen
- vermindertes Selbstwertgefühl und Selbstvertrauen
- Gefühle von Schuld und Wertlosigkeit
- negative und pessimistische Zukunftsperspektiven
- Selbstverletzung oder Suizidhandlungen
- Appetitlosigkeit und chronische Obstipation
- Schlafstörungen (verkürzter und nicht erholsamer Schlaf, morgendliches Früherwachen).

An weiteren Symptomen kann man finden:

- Gefühl der inneren Leere und Gefühllosigkeit
- Ängste und Panikzustände
- Grübelzustände und Gedankenkreisen
- gehemmtes Bild (versteinerte Mimik, motorische und geistige Verlangsamung, Antriebsmangel)
- Agitiertheit (innere Unruhe, äußere Agitiertheit, Bewegungsdrang, Rededrang)
- Morgentief von Stimmung und Antrieb
- Leibgefühlsstörungen (Schweregefühl und „Helmgefühl" des Kopfes, Reifengefühl um den Brustkorb)
- Libidostörungen

DEPRESSION

Grundsätzlich gleichen depressive Episoden des höheren Lebensalters denen des mittleren oder jüngeren Erwachsenenalters. Jüngere Depressive können ihre Depression und ihre sonstigen Gefühle gut verbalisieren, während Ältere dazu häufig nur eingeschränkt fähig sind. Das klinische Erscheinungsbild der Depression im höheren Lebensalter erklärt sich als **pathoplastischer Effekt des Alterungsprozesses,** wobei sich somatische Phänomene der Depression und Symptome körperlicher Erkrankungen überschneiden können. Im höheren Lebensalter finden sich zudem **„psychopathologische Akzentuierungen",** die Depression zeigt sich dabei eher durch (Baldwin 1997, Kurz 1997, Wolfersdorf und Schüler 1998):

- Gefühl der **Gefühllosigkeit** und Freudlosigkeit („was soll im Alter noch freuen")
- ängstliche **Klagsamkeit** bis hin zur „Jammerdepression", häufig körperbezogen mit Überbewertung vorhandener Beschwerden (i. S. von Hypochondrie) und somatoformen Störungen („larvierte Depression")
- apathischer **Rückzug**, Regressionsneigung
- vermehrt episodenüberdauernde **Restsymptomatik** und Befindlichkeitsstörungen (Antriebsminderung, gedrückte Stimmung, Schwindel, Schlafstörungen, Spannungszustände)
- häufiger depressiver **Wahn** bei Ersterkrankung. Schuld oder Verarmung als Wahninhalt, paranoide Ideen, akustische Halluzinationen (z. B. Partner, der ins Grab ruft oder bei der Lebensbewältigung hilft)
- vermehrt direkt oder indirekt selbstdestruktives Verhalten („stiller Suizid", „Lebensverweigerung", unzureichende Compliance)
- süchtiges oder suizidales Verhalten

- Persönlichkeitsakzentuierungen
- Aktivierung alter neurotischer Symptomatik
- kognitive Defizite
- sogenannte Pseudodemenz
- affektiv-depressive Herabgestimmtheit eher im Hintergrund (danach fragen!).

Achtung: Vermischung von Symptomen einer Pseudodemenz mit echter demenzieller Symptomatik

Auch Zwangsgedanken und Zwangshandlungen, histrionische Persönlichkeitszüge und ausgeprägte Angstzustände lassen eher auf eine zugrunde liegende Depression schließen.

2.2 Verlauf

Die Depression im höheren Lebensalter scheint **nicht** häufiger zu längerfristigen Verläufen und Chronifizierung zu neigen als die Depression im mittleren Lebensalter. Ebenso scheint die **Rezidivneigung** nicht höher zu sein und die **Therapie** ist genauso erfolgreich wie bei jüngeren Patienten. Dies gilt, sofern die Depression nicht in deutlichem Zusammenhang mit allgemein verlaufsverschlechternden Faktoren, wie hirnorganischer Beeinträchtigung, körperlicher Erkrankung, schlechter sozialer Versorgung, fehlender familiärer Einbindung oder unzureichender psychiatrisch-psychotherapeutischer Versorgung steht. Allerdings ist die **Gesamtmortalität** im Vergleich zur Allgemeinbevölkerung höher, was jedoch im Zusammenhang mit einer allgemein schlechten körperlichen Verfassung alter depressiver Menschen gesehen wird („Exzessmortalität"; Denihan et al. 2000).

3 Auslösende Bedingungen

Auslösende Bedingungen für eine Depression im Alter können sein:

- **Verlusterlebnisse,** wie Verlust des Lebenspartners, von Verwandten und anderen Bezugspersonen, die oftmals mit unzureichender Trauerarbeit verbunden sind
- unzureichende **subjektive Verarbeitung** des Nachlassens körperlicher und physischer Fähigkeiten
- globale **Angst** vor dem Altwerden und den damit verbundenen und als erschreckend erlebten Erlebnissen:
  - Verlust von Autonomie
  - Abhängigkeit von anderen
  - Siechtum im letzten Lebensabschnitt
  - Beziehungsprobleme in der Partnerschaft oder in der Familie, pflegebedürftiger Partner, Rollenwechsel
- Prozesse der Entwurzelung mit Verlust von Gewohntem (z.B. Umzug in eine betreuende Institution)
- Isolation und Vereinsamung aufgrund mangelnder Kontakte bei anderen Erkrankungen
- objektive materielle Probleme, Wohnungs- und Mobilitätsprobleme

Auch der Verlust der oft mit dem Beruf verbundenen Lebensaufgabe spielt eine Rolle, insbesondere wenn das subjektive Wertgefühl stark mit erbrachten Leistungen verknüpft war. Dann wird ein Altern in Abhängigkeit oft als Scheitern empfunden und depressiv verarbeitet.

4 Diagnostik

Die Diagnose einer Depression ist im höheren Lebensalter oft aufgrund unspezifischer Symptomatik erschwert. Häufig werden die Beschwerden einfach dem Alterungsprozess im Sinne eines Defizitmodells zugeschrieben oder als Trauer missverstanden.

Bei älteren Menschen ist zur Diagnosestellung neben dem **Anamnesegespräch** auch die **Verhaltensbeobachtung** und ein **gezieltes Nachfragen** wichtig, denn depressive Symptome werden häufig bagatellisiert. In ein umfassendes Bild müssen dann die komplette **Eigen- und Fremdanamnese** eingehen, die Information über frühere Erkrankungsbilder, deren Behandlungsversuche und -erfolge. Das prämorbide Umfeld sollte ebenso wie das patienteneigene Copingverhalten eruiert werden, damit die verbliebenen, insbesondere kognitiven Fähigkeiten, beurteilt werden können.

Testpsychologisch stehen für die Messung der Depressionsschwere und -ausprägung Selbstbeurteilungsskalen zur Verfügung:

- Beck Depressionsinventar (BDI)
- Geriatric Depression Scale (GDS) von Yesavage
- Hamilton-Depressionsskala (HAMD).

Bei der Verwendung der Hamilton-Depressionsskala (HAMD) für die Fremdbeurteilung sind die psychopathologischen Besonderheiten, die zu einer Unterbewertung der depressiven Symptomatik führen können, zu berücksichtigen.

An **somatischer Diagnostik** zum Ausschluss oder Nachweis zugrunde liegender oder begleitender körperlicher Erkrankungen sind gefordert (s. auch Kap. 3.5.1):

- körperlich-neurologische Untersuchung
- EKG
- EEG
- kraniales Computer- oder Kernspintomogramm (immer bei Ersterkrankung).
- Routine-Labor inkl. Folsäure (in Serum und Erythrozyten), Vitamin-B_{12} und Schilddrüsenwerte.

DEPRESSION

5 Differenzialdiagnose

5.1 Körperliche Erkrankungen

Depression im höheren Lebensalter kann zum einen mit einer Reihe psychovegetativer Beschwerden einhergehen, die den Allgemein- und Hausarzt in eine eher somatische Diagnostik- und Therapierichtung führen, zum anderen können körperliche Erkrankungen mit depressiv imponierenden apathisch-avitalen Zuständen einhergehen.

Körperliche Erkrankungen, die mit depressiven Störungen einhergehen kön-nen, sind in Tab. 3-2 zusammengefasst (Mauerer und Wolfersdorf 1999). Hervorgehoben sei dabei die **Hypothyreose,** die bei mittelgradig bis stärkerer Ausprägung mit einem gehemmt-apathischen Syndrom einhergeht.

5.2 Arzneimittel-Nebenwirkung

Es gibt **Medikamente**, die bei kurz- oder längerfristiger Einnahme depressive Zustände hervorrufen können (Tab. 3-3). Meist handelt es sich dabei um depressive Zustandsbilder, die gekennzeichnet sind durch:

Tabelle 3-2: Erkrankungen, die mit depressiven Störungen einhergehen können.	
Neurologische Erkrankungen	Zerebrovaskuläre Erkrankungen neurodegenerative Erkrankungen, z.B. 　M. Parkinson, M. Alzheimer, Chorea Huntington Encephalomyelitis disseminata (Multiple Sklerose) Epilepsie Schädel-Hirn-Traumata Hirntumoren
Infektionen und entzündliche Erkrankungen	schwere Infektionserkrankungen allgemein Viruserkrankungen (Enzephalitis, Grippe, Hepatitis, 　Mononukleose etc.) AIDS systemischer Lupus erythematodes
Endokrine Erkrankungen	M. Addison M. Cushing Hyperparathyreoidismus Hypothyreose u. Thyreotoxikose
Metabolische Störungen	Dehydratation Folsäuremangel Perniziöse Anämie (Vit.-B_{12}-Mangel)
Sonstige	kardiopulmonale Erkrankungen Pankreas- und andere Karzinome Polytrauma postoperatives Erschöpfungssyndrom Alkoholmissbrauch Intoxikation, z.B. Niedrigdosis-Abhängigkeit von 　Benzodiazepinen

- Antriebsminderung bis Antriebshemmung
- Herabgestimmtheit
- unnatürlich erlebte Erstarrtheit der Gefühle.

Als Beispiel sei hier die längerfristige Anwendung von Neuroleptika genannt (z. B. Neuroleptika-Injektionen als sogenannte „Aufbauspritzen").

Tabelle 3-3: Wichtige Medikamente (Beispiele), die bei kurz- oder längerfristiger Einnahme depressive Zustände hervorrufen können.

Benzodiazepine	Metoclopramid
Cimetidin	Neuroleptika
Cycloserin	Propranolol
Fenfluramin	Reserpin
Gyrasehemmer	Steroidhormone
orale Kontrazeptiva	Sulfonamide
Levodopa	Zytostatika
Methyldopa	

5.3 Demenz und Pseudodemenz bei Depression

Demenz und Depression haben eine hohe Komorbidität, bei ca. 40 % der Patienten mit einer Alzheimer Demenz tritt auch eine Depression auf. Die Depression kann in jedem Stadium der Demenz auftreten, der Verdacht besteht insbesondere dann, wenn aktives Verhalten und kognitive Aktivität plötzlich abnehmen. Eine Demenz kann dabei auch mit einer depressionstypischen psychotischen Symptomatik einhergehen.

Bei Abnahme der kognitiven Leistungsfähigkeit ist die Abgrenzung einer Depression mit Pseudodemenz zum echten demenziellen Prozess besonders zu beachten (Tab. 3-4).

Differenzialdiagnose: depressive Pseudodemenz versus demenzieller Prozess.

Bei der **Diagnostik** sind neben der klinischen Abgrenzung dabei von Bedeutung:

- psychologische Testdiagnostik, aktuell und im Verlauf
- neuroradiologische Diagnostik, aktuell und im Verlauf
- eine intensive, ausführliche und wiederholte Fremdanamnese
- Beobachtung des Patienten im akuten Querschnittsbild und im Langzeitverlauf.

5.4 Trauerreaktionen

„Trauer" als ein emotionaler Zustand ist eine wichtige Differenzialdiagnose zur Depression. „Trauer" ist eine vorübergehende psychophysische Befindlichkeit, die dem mittleren und höheren Lebensalter häufiger als dem jüngeren zugeordnet wird. Sie ist gekennzeichnet durch **traurige Gefühle** und **depressive Verstimmungen,** die:

- schwankend sind
- kurzfristig anhalten
- von außen her beeinflussbar sind
- auf Zuwendung reaktiv sind.

Die Betroffenen sind gedanklich fixiert auf das gemeinsame Leben mit dem Verstorbenen. Selten, und wenn dann nur kurzfristig, geht die Trauerphase einher mit Gedanken von Schuld, Existenzunfähigkeit und Hoffnungslosigkeit bezüglich des eigenen Lebens.

Trauerreaktionen führen auch zu **physischen Veränderungen,** z. B:

- Schlafstörungen
- Appetitlosigkeit
- Gewichtsverlust
- erhöhte Infektanfälligkeit
- Verschlechterung der sonstigen körperlichen Befindlichkeit.

DEPRESSION

Tabelle 3-4: Differenzialdiagnose Depression – Demenz (nach Wolfersdorf et al. 2000).

	Depression	Demenz
Beginn	rasch	schleichend
Fortschreiten	rasch (Wochen, Monate)	langsam (Monate, Jahre)
Belastungsfaktoren (z. B. Lebensereignisse)	vorhanden (Anamnese)	nicht fassbar
Psychogenese	häufig; interaktionelle Psychodynamik, Krisenintervention	keine; psychodynamisch-interaktionelle Probleme als Folge
Familiäre Belastung	evtl. mit Depression	evtl. mit Alzheimer Demenz
Leidensdruck	stark; Krankheitseinsicht in psychische Notlage, Krise	gering; eher sekundär durch Reaktionen der Umwelt
Affekt	starke affektive Symptome (depressive Herabgestimmtheit ohne Aufhellung und Schwingungsfähigkeit, Panikattacken)	labiler Affekt (ängstlich-depressiv bis dysphorisch, euphorisch oder unauffällig)
Erstkontakt	kommt selbst zum Arzt, vegetative Vorzeigesymptomatik	wird meist von Angehörigen oder anderen Personen aus dem Umfeld oder von der Polizei gedrängt gebracht (z.B. nach Bagatell-Unfall); „spürt", dass „etwas nicht stimmt"
Orientierung	keine Orientierungsstörung	zeitlich, oft auch räumlich desorientiert
Merkfähigkeit	keine oder nur „geklagte" Merkfähigkeitsstörungen	offensichtlich werdende Merkfähigkeitsstörungen
Gedächtnis	Alt- und Neugedächtnis altersentsprechend beeinträchtigt	Neugedächtnis mehr gestört als Altgedächtnis
Denken und Sprechen	erhaltenes, bzw. nur depressiv eingeengtes Denk- und Sprachniveau; differenziert	zunehmende Vergröberung des differenzierten Denkens und Sprechens
Urteilsfähigkeit	erhalten, depressiv eingefärbt	zunehmend eingeschränkt
Kortikale Funktionen (z.B. Aphasie)	keine Defizite	Aphasie, Apraxie
Schlafstörungen	typische Schlafstörungen: verkürzter und nicht erholsamer Schlaf, morgendliches Früherwachen	keine Schlafstörungen, bzw. Tag-Nacht-Umkehr
Tagesschwankungen	Morgentief, abendliche Aufhellung	eher „sun downs"
Neuropsychologische Testung	bei schwerer Depression oft pathologisch, insb. Leistungstests; sonst inkonstante bzw. normale Testergebnisse	konstant pathologische Testergebnisse mit Verschlechterungstendenz (manchmal Verweigerung/Abbruch des Tests, Patient fühlt sich „überführt")
Neuroradiologische Diagnostik	altersentsprechender Normalbefund	pathologisch mit Verschlechterungstendenz

Trauer ist zukunftsorientiert, während Depressivität einhergeht mit Apathie und Anhedonie, Darniederliegen des aktuellen Lebens ohne Glauben an eine Zukunft und mit Gefühlen von Hilflosigkeit und Hoffnungslosigkeit. Depression ist „Perspektivlosigkeit, Trauer ist Unterbrechung". Bei etwa 15 % der Trauernden kommt es zu einem Übergang in eine behandlungsbedürftige Depression (Clayton et al. 1994).

Der wesentliche **differenzialdiagnostische Unterschied** von Trauer und Depression ergibt sich aus:

* der differenziellen Psychopathologie (Symptomatik der Depression definitionsgemäß länger als 2 Wochen und relativ homogen, „Trauersymptomatik" eher kurzfristig und individuell unterschiedlich)
* dem Zeitkriterium
* der auslösenden Situation (Verlustsituationen, psychoreaktive Auslöser).

6   Therapie

Therapie-Standard der Depression im höheren Lebensalter ist die **Kombination** von antidepressiver **Medikation** und **psychotherapeutisch** fundierten Gesprächen bzw. methodischer Psychotherapie (Hafner und Meier 1998, Möller 1997, Radebold und Hirsch 1994, Spar und LaRue 1997, Förstl und Stoppe 1999). Die Grundprinzipien zeigt Tab. 3-5.

Die Ergebnisse einer medikamentösen Akuttherapie mit Antidepressiva sowie einer adäquate Erhaltungs- und Langzeittherapie sind, bei einer geringen Therapieresistenzrate, global gut (Flint und Rifat 1997, Hegerl und Möller 2000).

Tabelle 3-5: Therapie der Depression bei Älteren: Grundprinzipien

* Kombination von antidepressiver Medikation und psychotherapeutisch fundierten Gesprächen/methodischer Psychotherapie
* Psychotherapieform bei älteren Depressiven im Einzel- und Gruppengespräch (ambulantes oder sationäres Setting):
  - tiefenpsychologisch-fundierte Psychotherapie
  - kognitive Verhaltenstherapie
  - interpersonelle Psychotherapie
* Spezielle Gesprächsgruppen für altersspezifische Themen, evtl. kombiniert mit aktivierenden Maßnahmen, z. B. Gymnastik
* Einbeziehen der Angehörigen (Partner, bei Kindern spezifische Interaktion beachten), psychoedukative Gruppen für Angehörige
* Soziotherapie: lebenspraktische Trainings, konkrete sozialarbeiterische Hilfen (Versorgung, Wohnen, Finanzen etc.)
* Organisation: Pflege und Hilfen für den Alltag (ambulante psychiatrische und somatische Pflege)
* Regelmäßige Arzt-/Psychiater-Termine (Organisation des Transports)
* Sicherstellung der Medikation: Antidepressiva, „internistische" Medikation etc.
* Organisation von Kontakten: Gemeinde, Alteneinrichtungen, Seniorentreffs etc.
* Langfristige Therapieplanung von Anfang an

6.1   Psychotherapie

Depressive zeichnen sich aus durch eine hohe Bedürftigkeit an Zuwendung und eine negative Sichtweise der eigenen Person, Vergangenheit, Umweltbeziehungen und Zukunft. Das Selbstwertgefühl ist, verbunden mit Misserfolgserwartungen, leichter verletzbar. Dies im Alter umso mehr durch die auf die Jugendlichkeit ausgerichtete Gesellschaft.

Leistungs- und Attraktivitätsverlust werden erwartet, Erfolge werden eher dem

Umfeld, Misserfolge der eigenen Person zugeordnet. Depressiv Kranke schätzen sich als hilflos ein und weisen sich fehlende Veränderungsmöglichkeiten zu. Es wird vermieden, sich mit anstehenden Problemen auseinander zu setzen. Denken und Fühlen werden bestimmt durch Hilflosigkeits- und Hoffnungslosigkeitsgefühle und Ich-Insuffizienz (das Gefühl, nichts verändern zu können, keinen Einfluss zu haben, Probleme nicht bewältigen zu können; Hautzinger 1997, Wolfersdorf et al. 2000).

Darauf baut die Psychotherapie mit alten depressiven Menschen heute auf. **Ziel** ist die Bearbeitung von Verlust- und Trauerreaktionen, Anpassungs- und Belastungsstörungen, subjektivem Leid, sozialer Isolation usw.

Neben einer allgemein fürsorglich-empathischen Gesprächsbegleitung werden an definierten **Therapieformen** angewandt:

* tiefenpsychologisch fundierte Psychotherapie
* kognitive Verhaltenstherapie (KVT)
* interpersonelle Psychotherapie (IPT)

Die **Indikation** für die jeweilige Therapieform entspricht der für jüngere Patienten.

Grundelemente der Psychotherapie bei Depression

Die **Grundelemente** einer psychotherapeutisch orientierten Depressionsbehandlung sind:

* Empathie
* Aktivitätssteigerung
* Kognitionsänderung
* Kompetenzerweiterung

Die wichtigen **Elemente** einer psychotherapeutisch orientierten Gesprächsführung und Begleitung alter depressiv Erkrankter, die sich aus den Grundelementen ergeben, sind in Tabelle 3-6 zusammengefasst.

Tabelle 3-6: Wichtige Elemente einer psychotherapeutisch orientierten Gesprächsführung und Begleitung.

* Therapeutische Haltung: offen, empathisch, ernstnehmend, wertschätzend (Beziehung herstellen)
* Hoffnung vermitteln, Zukunftsperspektive entwickeln
* Anzeichen von Regression beachten, Resignation und Regression vermeiden
* Ressourcen orientiertes Vorgehen; reale, nicht subjektiv bewertete, Gesundheits- und Lebenssituation einbeziehen (Klärung objektiver Möglichkeiten)
* Störungs- (Krankheits-) und Therapiekonzept aufstellen
* Konkrete Ziele erarbeiten
* Positive Verstärkung nicht-depressiver Äußerungen, Denkstile und Verhaltensweisen
* Soziale Aktivitäten bewusst fördern, Tagesstrukturierung, Aktivitätenplanung
* Biographische Arbeit, lebensgeschichtliche Einbettung des aktuellen Geschehens
* Krankheitsverlauf und mögliche Wiedererkrankungszeichen vermitteln
* Übertragungs- und Gegenübertragungsaspekte und Therapieprobleme in Patient-Therapeut-Beziehung beachten

Die Symptome werden als Krankheit definiert und ein **Behandlungsplan** erstellt (Hafner und Meier 1998, Hautzinger 1997):

* Durchführung kurzfristiger, entlastender Maßnahmen
* Aufbau angenehm verstärkender Aktivitäten
* Abbau belastender Aktivitäten
* Positive Verstärkung nicht-depressiven Verhaltens
* Förderung sozialer Fähigkeiten und Kontakte
* Hinterfragen einseitiger Wahrnehmungs- und Bewertungsmuster

- Korrektur dysfunktionaler Grundüberzeugungen
- Akzeptanz von Einschränkungen
- Erarbeitung neuer Ansätze zur Flexibilität.

Dabei sind jedoch Überforderung und Leerlauf zu vermeiden, um Grübeln zu verhindern. Immer wieder sollen die sozialen Kontaktpersonen oder auch die ganze Familie miteinbezogen werden, was auch der Medikamenten-Compliance zuträglich ist.

Auch anderweitige **Kompetenzen** sollen gefördert und aktiviert werden (Mobilität und Gedächtnisleistungen, frühere Erfahrungen, Wissen und Interessen).

Ergänzend sind möglich:
- soziales Kompetenz- und Kommunikationstraining
- Selbstkontroll- und Selbstwahrnehmungsansätze fördern
- Problemlösungsansätze schaffen
- Verfahren zur Entspannung, Angst- und Stressbewältigung
- Bewegungs- und Beschäftigungstherapie
- Gruppen- und Einzelpsychotherapie.

Inhaltlich ist es vor allem wichtig, dem depressiv erkrankten älteren Menschen Zuversicht im Hinblick auf die Genesung zu verschaffen. Erinnerungen sollen neu bewertet und Verlusterlebnisse konkret angesprochen werden.

Zu bearbeitende **Themen**, die grundsätzlich die Biographie miteinbeziehen sollten, sind weiterhin:
- Beendigung der Erwerbstätigkeit und der damit verbundene Verlust von Kontakten
- Selbstwertverlust, der auch durch Hobbys nicht kompensiert werden kann
- Multimorbidität und Angst vor Siechtum und dem Angewiesensein auf Unterstützung und Pflege
- Vereinsamung und chronische Trauer

- die Nähe zum Tod, die Angst vor dem eigenen Tod und dem des Partners
- Suizidgedanken

Die Sinnfrage, die Themen Tod und Sterben dürfen nicht ausgeklammert werden. Die Biographie des alten Menschen, im Sinne eines gewordenen und gewachsenen Lebens, bekommt hierbei besondere Bedeutung.

Folgendes **Procedere** wird empfohlen (Helgenberger und Wittchen 1991):
- Überprüfung kognitiver Ressourcen, bevor es zu einer Überforderung kommt, da sich die Informationsverarbeitung im Alter verändert
- Die Therapiesitzungen sollten deutlich strukturiert sein, mehrere Sinnesebenen angesprochen werden. Aufgrund von möglichen Störungen von Hören, Sehen und Gedächtnis sind kürzere Sitzungen sinnvoller
- Wiederholung und Aufschreiben wichtiger Punkte
- Wiederholtes Erklären des Grundgedankens der Therapie
- Lebensziele sollten eruiert werden
- Beachten der selbständigen Bewältigung von Alltagsproblemen und der körperlichen Veränderungen. Krankheit darf nicht als Rechtfertigung für Resignation gelten.

Probleme in der psychotherapeutischen Arbeit

Da bei der Behandlung älterer Patienten im therapeutischen Setting der Therapeut in der Regel sehr viel jünger ist als der Patient, trifft den Therapeuten neben der für depressive Patienten typischen Tendenz, das therapeutische Geschehen abzuwerten, auch der Vorwurf, über weniger **Lebenserfahrung** zu verfügen. Zudem entsteht oft eine **Eltern-Kind-Übertragung** von Seiten des Patienten, von Seiten des Therapeuten besteht die Gefahr einer entsprechenden Gegenübertragung. Jedoch sind aber gerade ältere Menschen oft lieber mit Jüngeren zusammen und der Therapeut ist zu Beginn der einzige Kontakt zur Außenwelt. Lebenserfahrung und die im Leben erworbenen Fähigkeiten des alten Menschen müssen gewürdigt und mit berücksichtigt werden. Von der Therapeutenseite besteht die Gefahr der Beeinflussung durch eigene Ängste vor dem Altwerden, dem eigenen Tod und durch abwertende Urteile von Kollegen (Radebold 1992, 1997). Für den Therapeuten ist es wichtig, sich in den historischen Kontext des alten Menschen hineinzudenken und diesen zu respektieren. Hierzu gehört auch das Verständnis für die Trauer um verlorene Möglichkeiten, insbesondere im Hinblick auf die früher sehr viel eingeschränkteren Lebensmöglichkeiten.

6.2 Pharmakotherapie

Die Standard-Psychopharmakotherapie der Depression im Alter orientiert sich an den Nebenwirkungen (Mauerer und Wolfersdorf 1999, Möller 1997). Eingesetzt werden **Antidepressiva** mit geringem oder keinem anticholinergen Effekt. Hier liegen die Vorteile der modernen Antidepressiva gegenüber den tri- und tetrazyklischen Substanzen (Tab. 3-7).

Die Effektivität von Antidepressiva ist sowohl für den Einsatz bei der akuten Depression als auch für die Erhaltungstherapie und Rezidivprophylaxe bei der Langzeittherapie gut belegt (Förstl und Stoppe 1999, Hegerl und Möller 2000, Spar und LaRue 1997).

Die **Entscheidung** für ein bestimmtes Antidepressivum wird beeinflusst von:

Tabelle 3-7: Antidepressiva (Auswahl) und ihre Dosierungen.	
Wirkstoff	**Dosierungsbereich/die:**
Trizyklische Antidepressiva (TZA)	
Amitriptylin (z. B. Saroten®)	75–200 mg
Amitriptylinoxid (z. B. Equilibrin®)	60–180 mg
Clomipramin (z. B. Anafranil®)	50–225 mg
Doxepin (z. B. Aponal®)	75–225 mg
Imipramin (z. B. Tofranil®)	50–225 mg
Nortriptylin (z. B. Nortrilen®)	25–150 mg
Trimipramin (z. B Stangyl®)	50–200 mg
Tetrazyklische Antidepressiva (TeZA)	
Maprotilin (z. B. Ludiomil®)	50–150 mg
Mianserin (z. B. Tolvin®)	30–120 mg
Selektive Serotoninwiederaufnahmehemmer (SSRI)	
Citalopram (Cipramil®; Sepram®)	20–40 mg
Fluoxetin (z. B. Fluctin®)	20–40 mg
Fluvoxamin (z. B. Fevarin®)	50–200 mg
Paroxetin (Seroxat®; Tagonis®)	20–40 mg
Sertralin (Gladem®; Zoloft®)	50–100 mg

- Schwere der Depression
- körperliche Befindlichkeit
- internistische Ko-Medikation
- Gefahr möglicher Wechselwirkungen
- unerwünschte Nebenwirkungen.

Zu **beachten** sind weiterhin:
- pharmakokinetische und pharmakodynamische Veränderungen im Alter
- keine Antidepressiva mit kardiotoxischen oder kognitiven Nebenwirkungen
- keine Pharmaka mit hoher Toxizität (Suizid, nicht-suizidale Überdosierung)

Vorsicht ist geboten bei:
- Glaukom
- hypotoner Kreislaufregulationsstörung
- kardialen Rhythmusstörungen
- Hinweisen auf eine epileptische Erkrankung
- Schlafstörungen
- Prostatahyperplasie.

Eine Übersicht über den **Therapieablauf** und die **Therapiedauer** gibt Abb. 3-1.

Bei der **Depression mit Wahn** (depressive Episode mit psychotischen Merkmalen) sind Kombinationstherapien aus Antidepressiva und Neuroleptika zu empfehlen. Wegen des günstigen Nebenwirkungsspektrums wird die Kombination aus atypischen Neuroleptika und neueren Antidepressiva (selektive Serotonin-Wiederaufnahmehemmer) empfohlen (Abb. 3-1). Elektrokrampftherapie diskutieren!

Beschönigung von Problemen und Empfindungen
- Den Patienten nicht „überbehüten", damit keine Kompetenzen verloren gehen und es nicht zu einem Rückzug kommt
- Bestimmte Themen, wie z. B. auch Suizidgedanken, sollen nicht tabuisiert oder verharmlost werden
- Die Krankheit soll als solche definiert werden
- An den Kranken sollen keine Appelle gerichtet werden, willentlich die Krankheit zu überwinden („reiß dich doch zusammen")
- Keine Schuldzuweisungen, vielmehr sollte das Gefühl vermittelt werden, die Krankheit und die damit zusammenhängenden Probleme und Gefühle werden akzeptiert
- Probleme im Therapieverlauf sollen frühzeitig angesprochen werden
- Jeweils kleinere Aktivitäten müssen eingeplant werden, ohne Patienten zu überfordern, wobei auch Interesselosigkeit, Gereiztheit oder Gefühle von Kraftlosigkeit und Lähmung angesprochen werden müssen.
- Auch bei den Angehörigen geht es um Aufklärung, Entlastung von Schuldgefühlen und damit um Einbeziehung in die Therapie.

7 Angehörige

Die **Angehörigenarbeit**, d. h. das regelmäßige Einbeziehen von Partner und Kindern unter Berücksichtigung der Interessen und Wünsche des alten Menschen, hat in den letzten Jahren an Bedeutung gewonnen. Dazu gibt es folgende **Empfehlungen:**
- Keine entmündigenden Verhaltensweisen gegenüber dem Kranken, d. h. keine

8 Depression und Suizidalität

Die **Suizidrate** zeigt nahezu weltweit einen Anstieg im höheren Lebensalter, wobei Männer häufiger betroffen sind. Ob dieser Anstieg auch innerhalb der Gruppe der depressiv Kranken über alle Lebensjahre hinweg gilt, ist offen. So ist nicht hinrei-

DEPRESSION

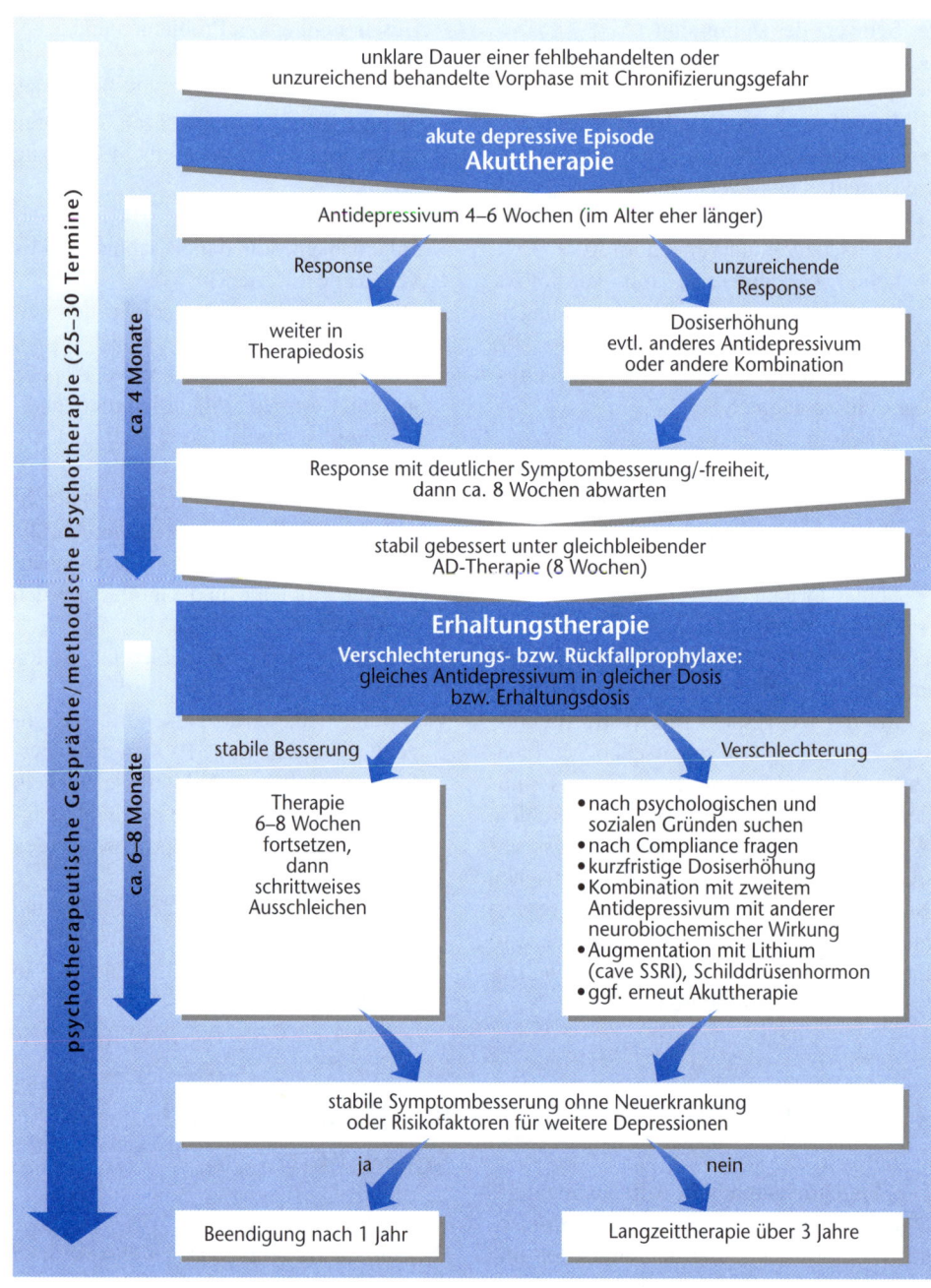

Abbildung 3-1: Ablauf einer antidepressiven Standardtherapie.

chend bekannt, ob ältere Depressive mehr Suizide als Depressive im mittleren Lebensalter aufweisen. Bei den Suizidversuchen und Suiziden älterer Menschen wird jedoch ein höherer Anteil von Depressionen vermutet, und zwar schwerer ausgeprägt als bei den jüngeren, bei denen Belastungs- und Anpassungsreaktionen depressiver Färbung häufiger sind (Wächtler et al. 1988).

Suizidgedanken, Todeswünsche und Hoffnungslosigkeit sollten bereits im Erstgespräch direkt und ernstnehmend, ohne zu beschönigen, aber auch ohne zu erschrecken, angesprochen werden. Depressionen, auch sekundäre bei körperlichen Erkrankungen, sind ein **Hochrisikofaktor** für Suizidalität.

Auf Klagen über Sinnlosigkeit des Lebens, Selbstvorwürfe, Zukunftsängste, pessimistische Gedanken, Lust-, Freud- und Interesselosigkeit sowie Schlafstörungen ist besonders zu achten. Bei älteren Menschen ist auch an den indirekten und **stillen Suizid** zu denken, welcher durch emotionalen Rückzug und Nahrungsverweigerung gekennzeichnet sein kann.

9   Zusammenfassung

Die Depression ist eine bei älteren Menschen häufige Krankheit. Gründe hierfür liegen im sozialen, psychischen, körperlichen und wirtschaftlich-ökonomischen Bereich. Der Anteil behandlungsbedürftiger Depressiver im höheren Lebensalter wird auf mindestens 10 % der über 65-Jährigen geschätzt. Psychopathologische Akzentuierungen – depressive Herabgestimmtheit eher im Hintergrund, Betonung körperbezogener Beschwerden, Pseudo-Demenz, Wahnsymptomatik, vermehrte Regressionsneigung, fraglich klarer ausge-

prägte Suizidalität –, Vermischungen des Bildes mit somatischer Komorbidität und ein möglicher längerer Verlauf sind kennzeichnend. Verwechslung von behandlungsbedürftiger Depression mit Trauer – mit der Folge von Unter- und Fehlbehandlung der Depression – muss vermieden, die Differenzialdiagnostik von nicht hirnorganisch bedingten kognitiven Störung bei der Depression (depressive Pseudo-Demenz) von einer echten Demenzkrankheit gesichert werden. Depressive Bilder bei einer primär körperlichen Erkrankung benötigen somatische und antidepressive Therapie, pharmakogene Depression durch Medikamente muss ausgeschlossen werden. Bei akuter Suizidgefahr ist eine stationäre psychiatrische Behandlung erforderlich.

Die Therapie umfasst antidepressive Medikation, begleitende bzw. im engeren Sinne methodische Psychotherapie sowie Soziotherapie. Antidepressiva müssen ab mittelgradig ausgeprägter Depression gegeben werden. Dabei sind Neben- und Wechselwirkungen, altersentsprechende Dosierung und ausreichend lange Einnahme zu beachten. Bei der psychotischen Depression sind Antidepressiva und Neuroleptika indiziert; EKT ist als „ultima ratio" möglich.

Psychotherapie in Kombination mit Psychopharmakotherapie und umfassenden Hilfsangeboten tragen dazu bei, die akute Depression zu bessern, die depressive Zeit zu überwinden und erlauben, präventive Überlegungen anzustellen. Effektiv erscheinen tiefenpsychologisch fundierte Psychotherapie und kognitive Verhaltenstherapie; auch für die Interpersonelle Psychotherapie gibt es Wirksamkeitsbelege. Neuere Überlegungen in der klinischen Gerontopsychiatrie betonen die Sinnhaftigkeit von störungsbezogenen Einheiten, z. B. „Gerontopsychiatrische Depressionsstationen". Hier wird auf die

DEPRESSION

besondere Problematik alter depressiv kranker Menschen im Rahmen eines umfassenden, integrativen Gesamtkonzeptes besonders eingegangen.

Literatur

Baldwin B (1997) Depressive Erkrankungen. In: Lehrbuch der Gerontopsychiatrie (Hrsg: Förstl H.) Enke, Stuttgart, 408–418

Blazer D (1991) Clinical features in depression in old age. A case for minor depression. Curr Opin Psychiatry 4: 596–599

Clayton P J, Herjanic M, Morphy G E, Woodroff R (1994) Mourning and depression. Scandinavica Psychiatric Association J 19: 309–316

Denihan A, Kerbey M, Bruce I, Cunningham C, Coakley D, Lawlor, B A (2000) Three-year prognoses of depression in the community-twelling elderly. Brit J Psychiat 176: 453–457

Ernst C, Angst J (1995) Depression in old age. Is there a real decrease in prevalance? A review. Eur Arch Psychiatric Clin Neuroci 245: 227–287

Flint AJ, Rifat SL (1997) The effect of treatment on the two-year course of late-life depression. Br J Psychiat 170: 268–272

Förstl H, Stoppe G (1999) Depressive Störungen und Erkrankungen im höheren Lebensalter. Psycho 25 (Sonderausgabe 1/99): 13–18

Gurland G J, Cross P S (1982) Epidemiology of psychopathology in old age. Psychiatric Clinics North America 5: 11–26

Hafner M, Meier A (1998) Geriatrische Krankheitslehre. Teil 1. Psychiatrische und neurologische Syndrome. Huber, Bern

Hegerl U, Möller HJ (2000) Pharmakotherapie der Altersdepression. Nervenarzt 71: 1–8

Hautzinger M (1997) Psychotherapie im Alter. In: Lehrbuch der Gerontopsychiatrie (Hrsg: Förstl H). Enke, Stuttgart, 197–209

Helgenberger F & Wittchen H-U (1991) Ist Verhaltenstherapie bei Depressionen im höheren Alter erfolgreich? Vortrag auf der 65. Tagung der Bayerischen Nervenärzte, 15./16.11.1991 München

Henderson A S, Jorm A F, Mc Kinnen A, et al (1993) Prevalence of depressive symptomes in late life: A survey using draft ICD-10 und DSM-III-R. Psychol Med 23: 719–729

Kay D W K, Anderson A S, Scott R, et al (1995) Dementia and depression among the elderly living in the Howart Community: The effect of diagnostic criteria in prevalence rates. Psychol Med 15: 771–778

Mauerer Chr, Wolfersdorf M.(1999) Diagnostik und Psychopharmakotherapie der Depression im höheren Lebensalter. Extracta 8: 14–16

Möller H J (1997) Medikamentöse Behandlung der Depression im höheren Lebensalter. In: Depressionen im Alter (Hrsg: Radebold H, Hirsch R D, Kipp J, Kortus R, Stoppe G, Struwe B, Wächtler C). Steinkopff, Darmstadt, 41–50

Radebold H (1992) Psychodynamik und Psychotherapie Älterer. Springer, Berlin-Heidelberg

Radebold H, Hirsch R D (Hrsg.) (1994) Alten- und Psychotherapie. Huber, Bern

Schüler M, Wolfersdorf M (Hrsg.) (1999) Gerontopsychiatrie heute. Krankenhauspsychiatrie (Sonderheft)

Spar J E, La Rue A (1997) Geriatric Psychiatry. Second Edition. Am Psychiatric Press, Washington DC, London, England

Wächtler C, Möller H J, Bürk F, Kurz A, Torhorst A, Lauter H (1988) Suizidversuche älterer Menschen – was ist typisch? In: Suizid und Depression im Alter (Hrsg: Böhme K, Lungershausen E). Roderer, Regensburg, 100–117

Wancata J, Meise U, Sachs G (2000) Prävalenz seelischer Erkrankungen unter älteren Patienten an internen und chirurgischen Stationen. Psychiat Prax 27: 170–175

Wolfersdorf M, Schüler M, Le Pair A (2000) Klinische Psychotherapie mit älteren depressiven Patienten. In: Klinische Psychotherapie mit älteren Menschen (Hrsg: Bäuerle P, Egbers S). Huber, Bern

Wolfersdorf M (1999) Depressive Störungen im Alter. Zur Diagnostik, Psychodynamik und Psychopharmakotherapie. Krankenhauspsychiatrie 10: 87–92

KAPITEL 4

Epileptische Anfälle und Epilepsien

Günter Krämer

1 Einführung

1.1 Definitionen und Nomenklatur

Ein **epileptischer Anfall** ist eine kurze Funktionsstörung des Gehirns mit unterschiedlichen Symptomen, die abhängen von Ort, Ausmaß und Ausdehnung der zugrunde liegenden abnormen neuronalen Entladungen. Neben Bewusstseinsstörungen und tonischen, klonischen oder myoklonischen Verkrampfungen der Muskulatur sind z. B. Veränderungen des Denkens, Verhaltens, Gedächtnisses, Fühlens oder Empfindens möglich. **Epilepsien** sind eine Gruppe ätiologisch heterogener Krankheiten des Gehirns. Sie sind definiert als mindestens 2 unprovozierte epileptische Anfälle im Abstand von mindestens 24 Stunden. Oligo-Epilepsien sind gutartige Epilepsien mit insgesamt wenigen und in großen Abständen auftretenden Anfällen.

Sogenannte unprovozierte epileptische Anfälle treten ohne erkennbaren Zusammenhang mit auslösenden Bedingungen und Situationen auf. Demgegenüber treten epileptische Gelegenheitsanfälle oder akute symptomatische Anfälle nur unter bestimmten, anfallsprovozierenden Umständen auf, weshalb sie auch **provozierte Anfälle** genannt werden. Beispiele dafür sind akute Erkrankungen mit direkter oder indirekter Beteiligung des Gehirns (Durchblutungsstörungen, metabolisch-toxische Schädigungen einschließlich toxischer Nebenwirkungen von Medikamenten, Alkohol, Schlafentzug, Schädel-Hirn-Traumen).

Epileptische Anfälle und Epilepsien können symptomatisch, kryptogen oder idiopathisch sein. Die Ursache **symptomatischer** Anfälle oder Epilepsien ist eine strukturelle Läsion des Gehirngewebes, die z. B. im MRT klar erkennbar ist, beispiels-weise eine Hirnschädigung in Form eines Schlaganfalls, eines schweren Schädel-Hirn-Traumas oder eines Hirntumors. Bei **kryptogenen** Anfällen oder Epilepsien ist eine solche Ursache ebenfalls mit überwiegender Wahrscheinlichkeit anzunehmen, aber mittels bildgebender Verfahren oder EEG nicht zweifelsfrei nachzuweisen. **Idiopathische** Anfälle oder Epilepsien sind genetisch determinierte Formen wie Absence-Epilepsien, die juvenile myoklonische Epilepsie oder primär generalisierte (Aufwach-) Grand-mal-Epilepsien, die bis in das höhere Lebensalter persistieren können, sich aber nur äußerst selten erstmals bei älteren Menschen manifestieren.

Sofort- oder Frühestanfälle sind seltene, innerhalb von Minuten nach einer Hirnschädigung auftretende Anfälle. Als **Frühanfälle** werden üblicherweise Anfälle innerhalb der ersten Woche nach einer akuten Schädigung des Gehirns bezeichnet. Sie sind meist schon in den ersten Stunden zu beobachten und wie die Sofort- oder Frühestanfälle als akute Gelegenheitsanfälle oder akute symptomatische Anfälle aufzufassen. **Spätanfälle** sind Anfälle mit einer Latenz von mehr als einer Woche nach erfolgter Hirnschädigung.

Als Spätepilepsien werden alle sich erst im Erwachsenenalter, aber nicht notwendigerweise erst jenseits des 60. Lebensjahres manifestierenden Epilepsien bezeichnet.

> Als Epilepsien des höheren Lebensalters werden Epilepsien jenseits des 60. oder 65. Lebensjahres bezeichnet.

Dies legt noch nicht fest, ob es sich um eine Epilepsie mit Erstmanifestation in diesem Lebensabschnitt oder eine schon früher aufgetretene Krankheit handelt. Zur Unterscheidung wird daher bei einer erstmals im höheren Lebensalter auftretenden Epilepsie von einer **Altersepilepsie** und bei

EPILEPTISCHE ANFÄLLE UND EPILEPSIEN

einer seit vielen Jahren bestehenden Erkrankung von einer **„gealterten Epilepsie"**
gesprochen (Krämer 2001).

1.2 Epidemiologie

Sowohl die absolute Zahl als auch der relative Anteil älterer Menschen ist in den letzten Jahrzehnten drastisch angestiegen. Für
das Jahr 2050 wird weltweit ein Anteil von
etwa 20 % prognostiziert, in den westlichen
Industrienationen noch deutlich darüber. In
Deutschland hat sich der Anteil der über
65-Jährigen von 5 % im Jahr 1910 bis auf
14,6 % im Jahr 1985 verdreifacht, für das
Jahr 2000 wird von 23 %, für das Jahr 2030
von 33 % ausgegangen (Franke 1987).

> Epileptische Anfälle und Epilepsien sind
> immer mehr zu einer Alterskrankheit gewor-
> den und sind nach Durchblutungsstörungen
> des Gehirns und Demenzen die dritthäufigste
> neurologische Störung im höheren Lebens-
> alter.

Die **Inzidenzrate** akuter symptomatischer
Anfälle beträgt um das 60. Lebensjahr etwa
50 pro 100 000 Menschen und Jahr und
steigt danach bis zum 80. Lebensjahr für
Frauen bis auf 100 und für Männer sogar
auf über 150 pro 100 000 an (Abb. 4-1)
(Annegers et al. 1995). Die Inzidenz von
unprovozierten einzelnen Anfällen entspricht bei 60-Jährigen derjenigen akuter
symptomatischer Anfälle, steigt aber danach rascher an: Sie beträgt bei 70-Jährigen
schon etwa 100 pro 100 000 und liegt bei
80-Jährigen zwischen 150 und 200 pro
100 000.
Während die Inzidenz von Epilepsien
im höheren Lebensalter seit einigen Jahrzehnten ansteigt (Tab. 4-1), bleibt die mittlere Erkrankungsrate für die Gesamtbevölkerung weitgehend stabil. Dies ist nicht

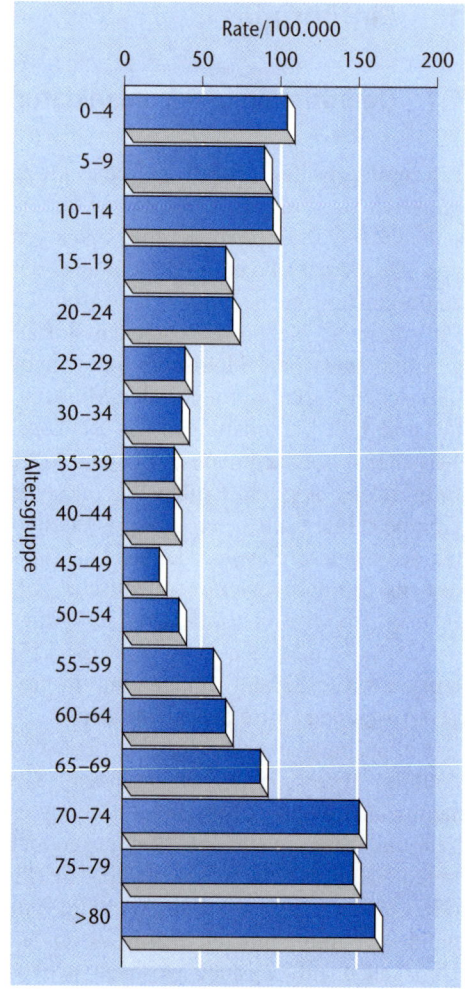

Abbildung 4-1: Inzidenz akuter symptomatischer Anfälle in Abhängigkeit von der Altersgruppe.

alleine mit der Zunahme der Zahl älterer
Menschen erklärbar, sondern muss wahrscheinlich auch auf das häufigere Über-
leben von zu Epilepsien führenden Grundkrankheiten zurückgeführt werden.
Entsprechend der mit zunehmendem
Alter ansteigenden kumulativen Inzidenz
und nicht nennenswert erhöhten Mortalität
steigt die **Prävalenz** von epileptischen

Tabelle 4-1: Inzidenz pro 100 000 Menschen und Jahr für Epilepsien im höheren Lebensalter (> 60 Jahre) in Rochester/USA zwischen 1935 und 1984 (nach Hauser et al. 1993).

Zeitraum	Männer	Frauen	gesamt	mittlere Inzidenz für alle Alters-klassen
1935–1944	97,3	37,4	63,4	44
1944–1954	66,3	37,9	49,7	47
1955–1964	70,5	105,8	92,1	45
1965–1974	84,2	48,0	53,9	35
1975–1984	128,5	106,0	111,0	47

Anfällen und Epilepsien mit dem Alter ebenfalls an. Bei über 75-Jährigen liegt die Prävalenz aktiver Epilepsien bei 1–1,5 % (Hauser et al. 1991). In Risikogruppen liegen die Zahlen noch deutlich höher.

1.3 Anfallsformen

Die Anfallsform hängt in erster Linie von der Ätiologie des Anfallsgeschehens ab. Während z. B. bei metabolisch-toxischer Genese generalisierte tonisch-klonische Anfälle dominieren, herrschen bei umschriebenen Hirnschädigungen fokale Anfälle mit oder ohne sekundäre Generalisierung vor. Komplexe fokale Anfälle können aus einfachen fokalen Anfällen entstehen und sich in sekundär generalisierte tonisch-klonische (Grand-mal-) Anfälle weiterentwickeln. Einfache fokal-motorische Anfälle mit Ausbreitungstendenz werden auch als Jackson-Anfälle bezeichnet. Insgesamt sind komplexe fokale Anfälle am häufigsten, gefolgt von generalisierten tonisch-klonischen und einfachen fokalen Anfällen (Abb. 4-2) (Hauser 1992).

Ein konvulsiver tonisch-klonischer **Status epilepticus** (Grand-mal-Status) ist im höheren Lebensalter vergleichsweise häufig. Jeder dritte akute symptomatische

Anfall im höheren Lebensalter tritt als Status epilepticus auf, wobei auch die Mortalitätsrate eine starke Altersabhängigkeit mit einer Sterblichkeit von über 50 % bei den über 80-Jährigen zeigt (DeLorenzo 1997). Die prognostisch äußerst ungünstige Sonderform eines myoklonischen Status im Koma tritt am häufigsten nach hypoxisch-ischämischer Hirnschädigung auf. Dabei kann es auch zu tonisch-klonischen, tonischen und fokalen Anfällen kommen, führend sind aber immer mehr oder weniger kontinuierliche Myoklonien.

|| Speziell im höheren Lebensalter ist auch an das Vorliegen eines nichtkonvulsiven Status epilepticus zu denken.

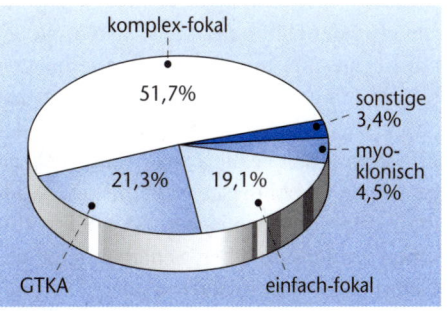

Abbildung 4-2: Verteilung der Häufigkeit der verschiedenen Anfallsformen. (GTKA = generalisiert tonisch-klonische Anfallsformen).

Beim nichtkonvulsiven Status epilepticus handelt sich um eine heterogene Störung, die meist mit weitgehend symmetrischen, bilateralen epileptiformen **EEG-Veränderungen** und einer **Bewusstseinsstörung** einhergeht. Oft imponiert klinisch ein Verwirrtheitszustand mit agitiert-aggressivem oder auch lethargisch-mutistischem Verhalten, bis hin zum Stupor mit katatonen Symptomen. Es ist nicht ungewöhnlich, dass die Betroffenen – zumindest bei bislang unbekannter Epilepsie– deswegen zunächst in eine psychiatrische Klinik eingeliefert werden.

Das durchschnittliche Manifestationsalter eines nichtkonvulsiven Status liegt bei etwa 60 Jahren, Frauen sind sehr viel häufiger betroffen als Männer. Die Dauer schwankt zwischen mehreren Stunden und einigen Tagen. Ein häufiger **Auslöser** besteht in der Einnahme oder dem plötzlichen Absetzen von psychotropen Medikamenten (Thomas et al. 1992). Andere mögliche ätiologische Faktoren können Schlaganfälle, metabolische Entgleisungen, Hirntumoren, Schädel-Hirn-Traumen oder auch Folgen einer elektrokonvulsiven Therapie sein (Labar et al. 1998).

1.4 Ätiologie

Bei etwa der Hälfte der Menschen im höheren Lebensalter mit einer Epilepsie handelt es sich um eine schon in früheren Lebensabschnitten aufgetretene Epilepsie, mit der die Betroffenen gealtert sind. Entsprechend heterogen ist bei diesen Patienten die Ätiologie, die von genetischen oder idiopathischen Epilepsien über Schädigungen des Gehirns in der Perinatalzeit oder im weiteren Verlauf bis hin zum Erwachsenenalter reicht.

Ursache der Altersepilepsien im engeren Sinne sind (Abb. 4-3):

- zerebrale Gefäßprozesse (etwa 40 %)
- Demenzen und andere degenerative Erkrankungen des Gehirns (ca. 15 %)
- Hirntumoren (ca. 5 %)
- Schädel-Hirn-Traumen (ca. 2 %)
- bei etwa jedem 3. Patienten ist die Ätiologie kryptogen.

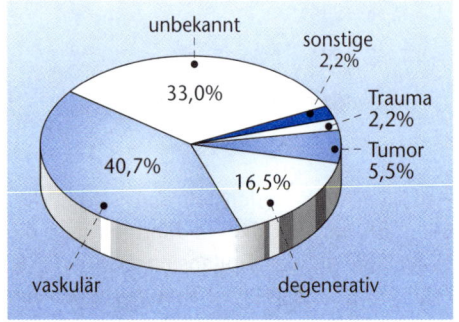

Abbildung 4-3: Verteilung der Ätiologie der Altersepilepsien.

Die wichtigsten **Risikofaktoren** für eine Epilepsie im höheren Lebensalter sind:

- Schädel-Hirn-Traumen und andere Kopfverletzungen
- Schlaganfälle
- Alzheimer-Krankheit und andere Demenzen
- Enzephalitiden
- arterielle Hypertonie
- Herzinsuffizienz
- Alkoholabusus und Medikamentenmissbrauch.

Zerebrale Gefäßprozesse

Die Gruppe der **Schlaganfälle** umfasst zerebrale Ischämien und Blutungen, wobei die Ischämien mit 75–80 % den größten Anteil einnehmen und damit auch die häufigste Ursache von vaskulär bedingten Epilepsien im höheren Lebensalter sind.

Die meisten Schlaganfall-assoziierten Anfälle treten in den ersten 3 Tagen bzw. in der ersten Woche nach dem Ereignis als akute Gelegenheitsanfälle bzw. Frühanfälle auf. Die Inzidenz mehrerer Spätanfälle und damit einer Epilepsie schwankt in verschiedenen Studien zwischen 3 und 14 %.

Auch bei intrazerebralen Blutungen entsprechen die meisten Anfälle symptomatischen Gelegenheitsanfällen bzw. Frühanfällen.

Auch nach einer **Subarachnoidalblutung** (SAB) entsprechen die meisten Ereignisse Frühanfällen. Risikofaktoren für Anfälle nach einer SAB sind u. a.:

- Nachblutungen
- große Blutmengen im Subarachnoidalraum einschließlich der basalen Zisternen
- ischämische Komplikationen.

Thrombosen der Hirnvenen und -sinus gehen neben Kopfschmerzen und fokalen neurologischen Defiziten sehr oft mit epileptischen Anfällen einher; dies gilt auch für arteriovenöse Gefäßmalformation (Krämer 2001).

Demenzen

Nachdem die ätiologische Bedeutung demenzieller Hirnerkrankungen für die Manifestation von Altersepilepsien lange Zeit kontrovers diskutiert wurde, konnte inzwischen eindeutig belegt werden, dass sowohl die Alzheimer-Krankheit als auch andere Demenzen ein unabhängiger Risikofaktor für das Auftreten von unprovozierten Anfällen und Epilepsien im höheren Lebensalter sind. So geht die **Alzheimer-Krankheit** mit einem etwa auf das 10-fache erhöhten Epilepsierisiko einher; bei etwa 10–22 % der Betroffenen treten im Verlauf der Krankheit Anfälle oder eine Epilepsie auf (Mendez et al. 1994, Romanelli et al. 1990). Meist kommt es erst in fortgeschrittenen Demenzstadien und in eher großen bzw. mehrmonatigen Abständen zu Anfällen. **Klinisch** handelt es sich in aller Regel um generalisierte tonisch-klonische Anfälle oder um Myoklonien.

Hirntumoren

Bei jedem dritten Hirntumor sind epileptische Anfälle das erste Krankheitszeichen. Insgesamt sind primäre oder sekundäre (metastatische) Hirntumoren mit etwa 2 % ebenso wie Schädel-Hirn-Traumen oder neurochirurgische Eingriffe eine eher seltene Ursache von erstmals im höheren Lebensalter auftretenden Anfällen und Epilepsien.

Überwiegend handelt es sich bei den epileptogenen Hirntumoren um:

- maligne Gliome (anaplastische Astrozytome und Glioblastome)
- benigne Astrozytome (Grad I und II)
- frontal oder temporal gelegene Meningeome
- Oligodendrogliome
- primäre ZNS-Lymphome
- selten: zerebrale Metastasen (Melanome, Lungen-, Mamma-, Magen-, urogenitale Karzinome).

2 Diagnose und Diagnostik

Wie bei jüngeren Patienten, beruht die Diagnose von epileptischen Anfällen und Epilepsien auch im höheren Lebensalter im Wesentlichen auf der **Anamnese** mit dem Versuch einer Erfassung von Anfallsformen und Epilepsiesyndromen. Bei fokalen Anfällen wird die Diagnose oft erst mit erheblicher Verzögerung gestellt (Spitz et al. 2000).

Bei der Beurteilung des **EEG** ist neben altersabhängigen Veränderungen der Grundaktivität (Hughes und Zialcita 1999) sowie Normvarianten zu beachten, dass interiktale epileptiforme Aktivität im Vergleich zu jüngeren Patienten deutlich seltener nachweisbar ist (Drury und Beydoun 1998). Daher ist im Zweifelsfall eine erweiterte EEG-Diagnostik inklusive Langzeit-Monitoring indiziert (Drury et al. 1999).

Eine **zerebrale Bildgebung** ist bei einem erstmaligen epileptischen Anfall im höheren Lebensalter stets indiziert, wobei der Computertomographie (CT) nur noch ein Stellenwert als Notfalluntersuchung oder bei Kontraindikationen für eine Magnetresonanztomographie (MRT) zukommt. Ansonsten ist wegen der höheren Sensitivität stets eine primäre MRT sinnvoll. Dabei ist allerdings zu beachten, dass viele ältere Menschen Veränderungen wie subkortikale vaskuläre Veränderungen oder auch eine sogenannte Leukoaraiosis (Dichteminderung der weißen Substanz) zeigen können, die nicht notwendigerweise epileptogen sind. Auch hyperintense T2-gewichtete Läsionen in der weißen Substanz sind bei über 60-Jährigen gleichermaßen häufig wie unspezifisch.

3 Therapie

3.1 Medikamentenauswahl und -dosierung

Bisher liegt speziell für Epilepsien im höheren Lebensalter nur eine kontrollierte klinische Studie vor (doppelblinder Vergleich von Carbamazepin und Lamotrigin; Brodie et al. 1999). Daher muss man sich zunächst an den **Empfehlungen** orientieren, die für jüngere Erwachsene vorliegen. Ob sich die Hoffnungen auf eine bessere Verträglichkeit der neuen Antiepileptika im

Vergleich zu den etablierten Substanzen bestätigen werden, bleibt abzuwarten.

> Bislang gibt es kein unumstrittenes Medikament der ersten Wahl zur Behandlung von epileptischen Anfällen und Epilepsien im höheren Lebensalter.

Die Behandlung muss unter Beachtung der Wirkungen und insbesondere Nebenwirkungen der einzelnen Medikamente individuell auf jeden einzelnen Patienten abgestimmt werden. In der Regel lassen sich Altersepilepsien relativ leicht medikamentös beherrschen. Die meisten Betroffenen können erfolgreich mit einer **Monotherapie** behandelt werden; nur bei Versagen von mindestens 2 Monotherapien ist eine Kombinationstherapie indiziert.

Während *Phenobarbital* und *Primidon* auch unabhängig vom Lebensalter insbesondere wegen ihrer vergleichsweise häufigen kognitiven und sonstigen neurotoxischen Nebenwirkungen zunehmend weniger als Mittel der ersten Wahl eingesetzt werden, sind von den bewährten Antiepileptika im höheren Lebensalter nach wie vor als Standardmittel anzusehen:

- *Carbamazepin*
- *Valproinsäure*
- mit gewissen Einschränkungen *Phenytoin*.

Dabei sollte die Auswahl für jeden Patienten individuell unter Berücksichtigung seiner Begleitkrankheiten getroffen werden. Bei kardialen Problemen ist Valproinsäure der Vorzug zu geben, besteht aber beispielsweise schon ein sogenannter seniler Tremor, so wäre wegen der zu erwartenden Verschlechterung unter Valproinsäure Carbamazepin der Vorzug zu geben.

Von den **neuen Antiepileptika** haben bislang nur *Gabapentin*, *Lamotrigin* und *Oxcarbazepin* eine Monotherapiezulassung. Während *Oxcarbazepin* wegen der

Tabelle 4-2: Dosierungsempfehlungen für Standardantiepileptika zur Initialtherapie bei Alters-epilepsien.

Medikament	Initialdosis pro Tag (mg)	Erhöhung pro Tag (mg)	Intervall	Zieldosis pro Tag (mg)
Carbamazepin	100–200	100	3–4 Tage	400– 600
Gabapentin	300–400	300–400	1–2 Tage	1200–1800
Lamotrigin	12,5–25	12,5–25	2 Wochen	100– 200
Phenytoin	200	25–50	2 Wochen	200– 300
Valproinsäure	300	300	3–4 Tage	600–1200

im höheren Lebensalter gehäuften Inzidenz schwerer symptomatischer Hyponatriämien zurückhaltend zu bewerten ist, haben *Lamotrigin* und möglicherweise auch *Gabapentin* Verträglichkeitsvorteile gegenüber Carbamazepin.

Dosierungsempfehlungen s. Tab. 4-2.

3.2 Bedeutung von Begleitkrankheiten

Im höheren Lebensalter kommt es zu zahlreichen Organveränderungen, die Auswirkungen auf die Pharmakokinetik von Antiepileptika haben können. Hier soll nur auf Leber- und Nierenkrankheiten eingegangen werden.

Veränderungen in der **Leber** spielen für hepatisch metabolisierte Medikamente und – wegen der Albuminbildung – für solche mit einer hohen Eiweißbindung eine große Rolle.

An den **Nieren** besteht die wichtigste Altersveränderung in einer Abnahme der glomerulären Filtration bzw. der Kreatinin-clearance. Bei der renalen Ausscheidung von Medikamenten spielen neben der glomerulären Filtration die aktive tubuläre Rückresorption und Ausscheidung sowie

die passive Rückdiffusion eine Rolle. Je höher die Eiweißbindung ist, desto geringer ist die glomeruläre Filtration, und parallel zu der im höheren Lebensalter sinkenden Konzentration des Serumalbumins geht auch die Eiweißbindung zurück.

Der Einfluss von Leber- und Nierenerkrankungen auf die Pharmakokinetik von Antiepileptika ist in den Tabellen 4-3 und 4-4 zusammengefasst (Krämer 2001).

Tabelle 4-3: Effekt von Leberkrankheiten auf die Pharmakokinetik von Antiepileptika.

Medikament	Effekt
Benzodiazepine	Abnahme der Eiweißbindung
Carbamazepin	Abnahme der Eiweißbindung Intoxikation möglich
Gabapentin	nicht zu erwarten
Lamotrigin	Abnahme der Clearance, Dosisverminderung erforderlich
Levetiracetam	nicht zu erwarten
Oxcarbazepin	verminderte Clearance wegen Abnahme des first-pass-Effektes möglich
Phenobarbital	keiner bei Virushepatitis deutlich verlängerte Halbwertszeit bei Leberzirrhose

Tabelle 4-3: (Fortsetzung).	
Medikament	**Effekt**
Phenytoin	keiner bei alkoholischer Fett-leber Abnahme der Eiweißbindung bei Virushepatitis und Leberzirrhose oft ohne klinische Relevanz
Primidon	akute Virushepatitis ohne Effekt ansonsten keine ausreichen-den Informationen
Tiagabin	Abnahme der Clearance und Eiweißbindung Zunahme der Halbwertszeit
Topiramat	leichte bis mäßige Abnahme der Clearance
Valproinsäure	Abnahme der Eiweißbindung und Clearance Zunahme der Halbwertszeit
Vigabatrin	nicht zu erwarten

3.3 Aufklärung und Compliance

Neben den betroffenen Patients sollten, mit deren Zustimmung, auch die Angehörigen sowie gegebenenfalls professionelle Betreuer über eine neu aufgetretene Epilepsie aufgeklärt werden. Besprochen werden sollten die damit im Zusammenhang stehenden Fragen wie:

- Beachtung einer unfallsicheren Einrichtung
- Einnahme der verordneten Medikamente
- Führen eines Anfallskalenders.

Gerade bei älteren Patienten hat es sich bewährt, tabellarische **Einnahmeschemata** der Medikation einschließlich der Einnahmezeitpunkte mitzugeben. Ist eine zuverlässige Einnahme durch die Patienten selbst, beispielsweise wegen einer Demenz, nicht mehr möglich, muss eine ausrei-

Tabelle 4-4: Effekt einer Niereninsuffizienz auf die Pharmakokinetik von Antiepileptika.			
Medikament	**Effekt**	**Medikament**	**Effekt**
Benzodiazepine	Zunahme des freien Anteils	Phenobarbital	Serumkonzentration unbeeinflusst, aber Akkumulation möglich
Carbamazepin	keine relevanten Veränderungen		
Gabapentin	Abnahme der Clearance Zunahme der Halbwertszeit (bis 4fach) Zunahme der Bioverfügbarkeit (bis 6fach)	Phenytoin	Zunahme des freien Anteils bei abfallender Serumkonzentration
		Primidon	Akkumulation und toxische Symptome möglich
Lamotrigin	Abnahme der Clearance für unverändertes und konjugiertes Lamotrigin Verdopplung der Halbwertszeit	Tiagabin	leichte Zunahme des freien Anteils (20%) Rest unverändert
		Topiramat	leichte Abnahme der Clearance
Levetiracetam	Abnahme der Clearance Dosisanpassung erforderlich	Valproinsäure	Abnahme der Eiweißbindung mit Zunahme des freien Anteils
Oxcarbazepin	Clearance auch für Mono-hydroxyderivat (MHD) stark vermindert mit Verdopplung der MHD-Halbwertszeit	Vigabatrin	Abnahme der Clearance um fast 90 % Halbwertszeit etwa 3- bis 6fach verlängert

chende Kontrolle durch Bezugspersonen gewährleistet sein.

Das Ausmaß einer verständlichen und angemessenen Information des Patienten sowie gegebenenfalls auch seiner Angehörigen und die Compliance sind auch bei der Behandlung von Epilepsien im höheren Lebensalter unmittelbar miteinander verknüpft. Die durchschnittliche Zahl gleichzeitig eingenommener Pharmaka wurde für über 74-Jährige vor einer Krankenhausbehandlung mit 4,5 angegeben, während und sechs Wochen nach einem stationären Aufenthalt sogar mit 6–7 (Owens et al. 1991). Andere Angaben bei über 60-jährigen Patienten mit einem erstmaligen Anfall im höheren Lebensalter liegen mit durchschnittlich 5,5 Medikamenten (Höchstwert: 12) in derselben Größenordnung (Mamoli 1998). Ein sehr wichtiger Faktor ist auch die Einnahmehäufigkeit von Medikamenten, wobei sich mit zunehmender Zahl eine rückläufige Compliance zeigt.

Insgesamt ist die **Compliance** von älteren Patienten im Vergleich zu jüngeren in der Regel nicht schlechter (Fincham 1988), in einigen Untersuchungen sogar deutlich besser (Buck et al. 1997). Eine dennoch unregelmäßige oder sogar fehlende Einnahme der Medikamente ist von den älteren Patienten oft nicht beabsichtigt, sondern u. a. Folge von Begleiterkrankungen wie:

- Sehstörungen
- zunehmender Vergesslichkeit bis hin zu einer Demenz
- körperlicher Behinderungen mit eingeschränkter Mobilität.

Oft tragen auch zu komplizierte Einnahmeschemata von zahlreichen verschiedenen Medikamenten mit zu häufiger Applikation am Tag und unterschiedlicher Beziehung zu Mahlzeiten zu einer gestörten Compliance bei. Schließlich sind soziale Faktoren wie Alleinleben oder Heimaufenthalt von Bedeutung.

Besonders bei ohnehin seltenen Anfällen bleibt ein gelegentliches Vergessen der Medikation meist ohne unmittelbare negative Konsequenzen. Daraus ziehen manche Betroffene den trügerischen Schluss, dass sie die Medikamente überhaupt nicht benötigen, was eine weiter abnehmende Compliance begünstigt (Ouslander 1981). Einige bewährte **Maßnahmen zur Verbesserung der Compliance** im höheren Lebensalter sind in Tab. 4-5 zusammengestellt.

Tabelle 4-5: Zehn „goldene Regeln" zur Verbesserung der Compliance im höheren Lebensalter (Krämer 2001).

(1) Verständliche und ausreichende Information der Betroffenen und evtl. auch ihrer Angehörigen über ihre Krankheiten und die damit verbundenen Risiken und Behandlungsmöglichkeiten (dabei Berücksichtigung von Störungen des Lesens, Hörens, Sprachverständnisses und Gedächtnisses).

(2) Information der Betroffenen und evtl. auch ihrer Angehörigen über jedes einzelne Medikament und seine Risiken.

(3) Beachtung von medizinischen und psychosozialen Problemen und Zielsetzungen (inkl. finanzieller und organisatorischer Aspekte).

(4) Verordnen von möglichst wenigen unterschiedlichen Medikamenten mit möglichst einfachen Medikationsschemata (nur 1–2 Einnahmen am Tag, keine geteilten oder geviertelten Dosen etc.)

(5) Erfragen und evtl. Erproben von Methoden zur Prophylaxe von vergessenen Einnahmen (Platzieren der Medikamente z. B. auf Nachttisch und am Frühstückstisch, Herausnehmen der Medikamente aus Packungen mit Kindersicherungen, Benutzen von Tages- oder Wochendosetten etc.)

(6) Einnahmeanweisungen von den Patienten verbal wiederholen lassen.

(7) Benutzen eines Anfallskalenders und Sicherstellen einer ausreichenden Überwachung zur Erfassung schwerwiegender unerwünschter Wirkungen.

Tabelle 4-5: (Fortsetzung).

(8) Regelmäßige Gelegenheit für die Betroffenen und bei Bedarf auch für die Angehörigen, Fragen zu den einzelnen Medikamenten zu stellen.

(9) Angebot von Telefonkontakten bei Besonderheiten.

(10) Aushändigen von schriftlichem Informationsmaterial: tabellarische Darstellung der verschiedenen Medikamente mit Einnahmezeitpunkten und evtl. Besonderheiten (vor, bei oder nach Mahlzeit, mit oder ohne Flüssigkeit etc.), Vorgehen bei Vergessen einer Dosis.

4 Zusammenfassung

Epileptische Anfälle und Epilepsien im höheren Lebensalter sind zunehmend häufig. Oft wird die Diagnostik nicht nur durch eine mitigierte Anfallssymptomatik und -frequenz, sondern auch durch fehlende oder wenig verlässliche anamnestische und fremdanamnestische Informationen erschwert. Sowohl konvulsive als auch nichtkonvulsive Anfälle sind im höheren Lebensalter wegen des Risikos von Verletzungen und eines Verlustes der Selbständigkeit bedrohlicher als bei jüngeren Betroffenen. Das Ansprechen auf eine medikamentöse Behandlung ist in der Regel gut, wobei der wesentliche Grundsatz darin besteht, mit niedrigen Dosen einer Monotherapie zu beginnen und nur bei Bedarf und langsam zu erhöhen. Von den etablierten Antiepileptika kommen in erster Linie *Carbamazepin* und *Valproat* sowie mit Einschränkungen *Phenytoin* in Frage, von den neuen Antiepileptika bislang *Gabapentin* und *Lamotrigin*. Eine optimale Therapie ist die beste Voraussetzung, um negative psychosoziale Auwirkungen einer Epilepsie im höheren Lebens-

alter zu minimieren, die z. B. in einem Verlust des Selbstvertrauens, der Unabhängigkeit oder sozialer Kontakte bestehen können.

Literatur

Annegers JF, Hauser WA, Lee RJ et al. (1995). Incidence of acute symptomatic seizures in Rochester, Minnesota, 1935–1984. Epilepsia: 36:327–333.

Arroyo S, Krämer G (2001). Treating epilepsy in the elderly: safety considerations. Drugs Safety: in press.

Brodie MJ, Overstall PW, Giorgi L, The UK Lamotrigine Elderly Study Group (1999): Multicentre, double-blind, randomised comparison between lamotrigine and carbamazepine in elderly patients with newly diagnosed epilepsy. Epilepsy Res; 37: 81-87.

Buck D, Jacoby A, Baker GA, Chadwick DW (1997). Factors influencing compliance with antiepileptic drug regimes. Seizure; 6: 87–93.

DeLorenzo RJ (1997). Clinical and epidemiologic study of status epilepticus in the elderly. In: Rowan AJ, Ramsay RE (eds): Seizures and Epilepsy in the Elderly. Boston, Butterworth-Heinemann: 191–205.

Drury I, Beydoun A (1998). Interictal epileptiform activity in elderly patients with epilepsy. Electroencephalogr Clin Neurophysiol; 106:369–373.

Drury I, Selwa LM, Schuh LA et al. (1999) Value of inpatient diagnostic CCTV-EEG monitoring in the elderly. Epilepsia; 40:1100–1102.

Fincham JE (1988). Patient compliance in the ambulatory elderly: a review of the literature. J Geriatr Drug Ther; 2: 31–35.

Franke H (1987). Hoch- und Höchstbetagte. Ursachen und Probleme des hohen Alters. Springer, Berlin–Heidelberg–New York.

Hauser WA (1992). Seizure disorders: The changes with age. Epilepsia; 33, Suppl. 4: S6–S14.

Hauser WA, Annegers JF, Kurland LT (1991). Prevalence of epilepsy in Rochester, Minnesota: 1940–1980. Epilepsia; 32:429–445.

Hauser WA, Annegers JF, Kurland LT (1993). Incidence of epilepsy and unprovoked seizures in Rochester, Minnesota: 1935-1984. Epilepsia; 34: 453–468.

Hughes JR, Zialcita ML (1999). EEG and epilepsy in the lederly compared to a younger group. Clin Electroencephalogr; 30: 126–131.

Krämer G (2001). Epilepsien im höheren Lebensalter. Klinik und Besonderheiten der Pharmakotherapie. 2. Auflage. Thieme Verlag, Stuttgart.

Labar D, Barrera J, Solomon G et al. (1998). Nonconvulsive status epilepticus in the elderly: a case series and a review of the literature. J Epilepsy; 11: 74–78.

Mamoli B (1998). New antiepileptic drugs: therapeutic aspects in the elderly. In: Stefan H, Krämer G, Mamoli B (eds): Challenge Epilepsy: New Antiepileptic Drugs. Berlin – Wien: Blackwell-Wissenschafts Verlag: 173–189.

Mendez FM, Catanzaro P, Doss RC et al. (1994). Seizures in Alzheimer's disease: clinicopathologic study. J Geriatr Psychiatry Neurol; 7: 230–233.

Ouslander JG (1981). Drug therapy in the elderly. Ann Intern Med; 95: 711–722.

Owens NJ, Larrat EP, Fretwell MD (1991). Improving compliance in the older patient. The role of comprehensive functional assessment. In: Cramer JA, Spilker B (eds): Patient Compliance in Medical Practice and Clinical Trials. New York: Raven Press: 107–119.

Riggs JE (1996). Changing demographics and neurologic disease in the elderly. Neurol Clin; 14: 477–486.

Romanelli MF, Morris JC, Ashkin K et al. (1990). Advanced Alzheimer's disease is a risk factor for late-onset seizures. Arch Neurol; 47: 847–850.

Spitz MC, Bainbride JL, Ramsay ER et al. (2000). Observations on the delay in the diagnosis of seizures in the elderly (abstract). Epilepsia; 41 (Suppl. 7):109.

Tallis R, Hall G, Craig I et al. (1991). How common are epileptic seizures inold age? Age Ageing; 20:442–448.

Thomas P, Beaumanoir A, Genton P,et al. (1992). „De novo" absence status of late onset: report of 11 cases. Neurology; 42: 104–110.

Parkinson-Syndrom

Horst Baas

1 Einführung

Bei älteren Patienten treten häufig extrapyramidale Bewegungsstörungen auf, denen jedoch unterschiedliche Grundkrankheiten zugrunde liegen können. Sie bewirken über ihre motorischen Behinderungen erhebliche funktionelle Einschränkungen, die im Langzeitverlauf oft zur Pflegebedürftigkeit führen.

Artdiagnostisch kommen in Betracht (Abb. 5-1):

◆ idiopathisches Parkinson-Syndrom (Parkinson-Krankheit, Morbus Parkinson)
◆ medikamentös induzierte Bewegungsstörungen
◆ zerebrale Mikroangiopathien (subkortikale arteriosklerotische Enzephalopathie, SAE)
◆ Normaldruckhydrozephalus
◆ andere umschriebene neurodegenerative Erkrankungen
◆ diffuse hirnatrophische Prozesse
◆ verschiedene Formen des Tremors.

Da für die verschiedenen genannten Krankheiten sehr unterschiedliche Prognosen und Therapiemöglichkeiten bestehen, sind deshalb sorgfältige differenzialdiagnostische Abklärung, gezielte Therapieeinleitung und Prognoseabschätzung auch bei älteren Patienten von klinisch relevanter Bedeutung. Zudem ist zu beachten, dass die Parkinson-Krankheit bei älteren Patienten meist einen anderen klinischen Verlauf nimmt als bei jüngeren Patienten. Im Folgenden werden die wichtigsten, klinisch relevanten diagnostischen und therapeutischen Charakteristika der Parkinson-Krankheit dargestellt.

2 Epidemiologie

Die Parkinson-Krankheit ist die häufigste neurodegenerative Erkrankung mit vorwiegender Beteiligung motorischer Systeme. Sie beginnt bevorzugt im höheren Lebensalter.

Die epidemiologischen Daten zur Häufigkeit schwanken in Abhängigkeit von Erhebungsverfahren und Region zwar stark, in allen Untersuchungen ist aber eine Altersassoziation klar erkennbar. Das mittlere

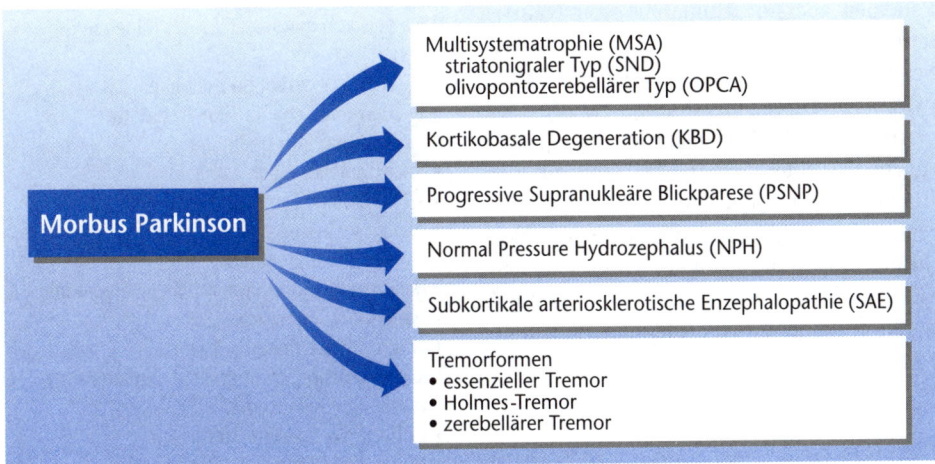

Multisystematrophie (MSA)
striatonigraler Typ (SND)
olivopontozerebellärer Typ (OPCA)

Kortikobasale Degeneration (KBD)

Progressive Supranukleäre Blickparese (PSNP)

Normal Pressure Hydrozephalus (NPH)

Subkortikale arteriosklerotische Enzephalopathie (SAE)

Tremorformen
• essenzieller Tremor
• Holmes-Tremor
• zerebellärer Tremor

Morbus Parkinson

Abbildung 5-1: Die wichtigsten Differenzialdiagnosen des Morbus Parkinson.

PARKINSON-SYNDROM

Erkrankungsalter liegt zwischen dem 60. und dem 65. Lebensjahr.

In der Rochester-Studie/USA steigt die Rate der Neuerkrankungen (Inzidenz) bis zum 80. Lebensjahr von <5 bis auf 254/100 000 an, sinkt über dem 80. Lebensjahr wieder auf 155/100 000 ab. Ähnliche Daten liegen aus anderen Untersuchungen vor (Abb. 5-2). Die Ursache für das Absinken der Neuerkrankungsrate bei hochbetagten Patienten ist nicht geklärt, möglicherweise spielt die Zunahme anderer Erkrankungen mit Reduktion der Lebenserwartung eine Rolle.

Bei einigen Patienten kommt es allerdings zu einem wesentlich früheren Erkrankungsbeginn. Patienten, bei denen die Krankheit vor dem 40. Lebensjahr beginnt, werden als „juvenile" Parkinson-Patienten bezeichnet, beginnt die Krankheit vor dem 50. Lebensjahr, wird auch von einem „Early onset"-Parkinson-Syndrom gesprochen, von einigen Autoren wird ein seniles Parkinson-Syndrom mit Erkrankungsbeginn nach dem 60. Lebensjahr abgegrenzt (s. Tab. 5-1).

Eine sehr häufige Ursache extrapyramidalmotorischer Störungen stellt bei älteren Patienten aber die Einnahme von **Neuroleptika** dar. Bei ca. 5 % älterer Patienten besteht eine neuroleptikaassoziierte extrapyramidale Bewegungsstörung, ca. 20 % der extrapyramidalmotorischen Bewegungsstörungen bei älteren Patienten sind auf die Einnahme von Neuroleptika zurückzuführen. Bei der Anamneseerhebung und den differenzialdiagnostischen Abgrenzungen ist deshalb besonders auf eine eventuell vorausgegangene Neuroleptika-Einnahme zu achten.

Tabelle 5-1: Kriterien der British-Brain-Bank zur Diagnose eines Parkinson-Syndroms und eines Morbus Parkinson: Für die Diagnose eines Parkinson-Syndroms müssen die Kriterien von 1, für die Diagnose einer Parkinson-Krankheit zusätzlich die Kriterien von 2 erfüllt sein. Sind die Kriterien von 3 erfüllt, kann zwar ein Parkinson-Syndrom, aber keine Parkinson-Krankheit mehr diagnostiziert werden.

1 Parkinson-Syndrom

- Bradykinesie

plus mindestens 1 der folgenden Symptome:
- Rigor
- Ruhetremor (4–7 Hz)
- Haltungsinstabilität

2 Morbus Parkinson

Kriterien nach **1**

plus mindestens 3 der folgenden Symptome:
- einseitiger Beginn
- persisitierende Asymmetrie
- Ruhetremor
- progredienter Verlauf
- initial gute L-Dopa-Response
- Wirksamkeit von L-Dopa ≥5 Jahre
- 10-jähriger klinischer Verlauf
- L-Dopa-getriggerte Chorea

3 Ausschlusskriterien für einen Morbus Parkinson

Nachweis von mindestens 1 der folgenden Kriterien:
- wiederholte zerebrale Ischämien
- wiederholte Schädel-Hirn-Traumata
- wiederholte Enzephalitiden
- intrakranielles Neoplasma
- schubförmige Symptomzunahme
- okulogyre Krisen
- Neuroleptika-Einnahme
- Parkinson-Syndrom bei >1 Blutsverwandten
- dauerhafte Remission
- strikte Halbseitigkeit >3 Jahre
- supranukleäre Störungen der Okulomotorik
- zerebelläre Symptomatik
- frühzeitig autonome Störungen
- frühzeitige Demenz
- Pyramidenbahnzeichen
- initial fehlende L-Dopa-Response

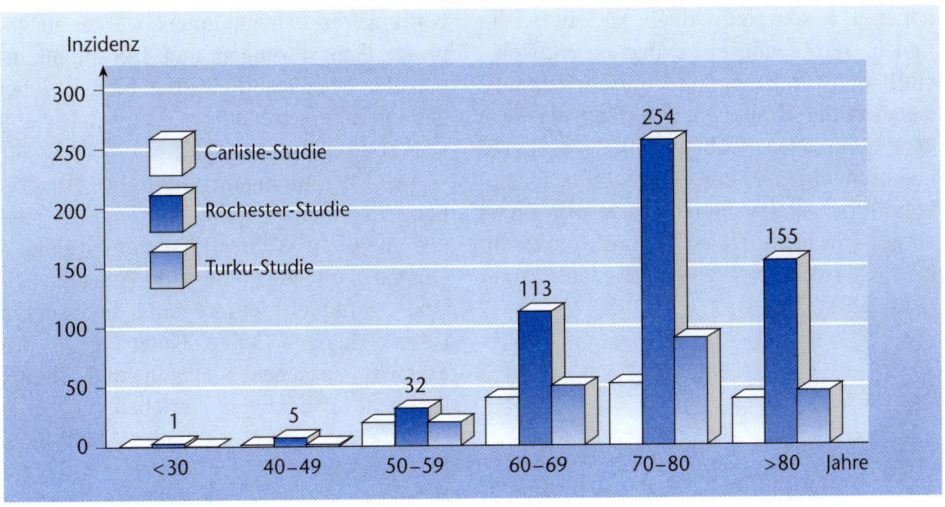

Abbildung 5-2: Altersspezifische Inzidenz von Parkinson-Neuerkrankungen in verschiedenen Studien.

3 Ursachen

Ätiologie und Pathogenese der **Parkinson-Krankheit** sind nicht geklärt. Sowohl genetische (endogene) Faktoren als auch umweltbedingte (exogene) Einflüsse werden diskutiert. Bei Fällen mit familiärem Parkinsonismus konnten an mehreren Genloci, auf Chromosom 2, 6 und 4, Defekte identifiziert werden. Allerdings sind diese Fälle von familiärem Parkinsonismus meist durch einen juvenilen Kankheitsbeginn charakterisiert und unterscheiden sich pathogenetisch und klinisch von den sporadisch auftretenden Fällen der Parkinson-Krankheit bei älteren Patienten erheblich.

Bei juvenilen Parkinson-Patienten findet sich eine statistische Häufung erkrankter Familienmitglieder und eine höhere Erkrankungswahrscheinlichkeit von Zwillingen. Bei älteren Parkinson-Patienten sind derartige familiäre Risiken nicht sicher nachweisbar. Während somit bei Patienten mit juvenilem Parkinson-Syndrom genetische Faktoren wahrscheinlich eine pathogenetische Bedeutung besitzen, existieren für ältere Parkinson-Patienten keine aussagekräftigen Daten, die auf einen erblichen Faktor hinweisen. Das familiäre Erkrankungsrisiko ist bei Patienten mit Erkrankungsbeginn im höheren Lebensalter nicht relevant erhöht.

Bei älteren Patienten spielen **Umweltfaktoren** pathogenetisch möglicherweise eine größere Rolle, da bei höherem Erkrankungsalter eine höhere Expositionswahrscheinlichkeit und längere Expositionsdauer anzunehmen ist. Unter einer Reihe von Substanzen, die in den Atmungskettenstoffwechsel eingreifen und die Bildung zytotoxischer Radikale begünstigen, werden insbesondere Herbizide/Pestizide sowie einige Schwermetalle als mögliche Auslöser für die Entstehung der Parkinson-Krankheit diskutiert. Die eindeutige Identifizierung einer bestimmten Substanz ist bislang allerdings nicht gelungen.

Insgesamt sprechen die vorliegenden Daten dafür, dass möglicherweise ein endogenes Risiko individuell vererbt wird. Erst in Verbindung mit exogenen Umwelteinflüssen führt dies zur klinischen Manifestation der Krankheit. Während bei jüngeren Patienten wahrscheinlich erbliche Faktoren ein stärkeres Gewicht besitzen, kommt bei älteren Patienten, derzeit allerdings nicht identifizierten, Umweltfaktoren möglicherweise eine größere Bedeutung zu (Abb. 5-3).

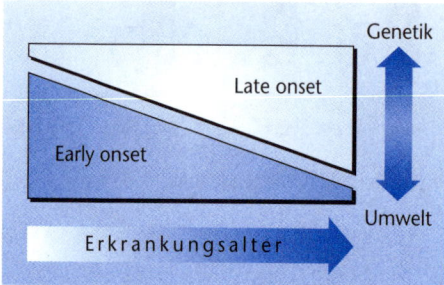

Abbildung 5-3: Vermutliche Bedeutung genetischer und exogener Einflüsse auf die Entstehung der Parkinson-Krankheit.

4 Klinik und Diagnose

Allgemeine **Leitsymptome** der Parkinson-Krankheit sind:
- Akinesie
- Rigor
- Tremor
- Gangstörung.

Für die klinische Diagnostik der Parkinson-Krankheit haben sich die Kriterien der British-Brain-Bank allgemein etabliert (Tab. 5-1). Grundsätzlich gelten diese Kriterien/Leitsymptome für alle Parkinson-Patienten. Bezüglich Verteilung und Gewichtung der einzelnen Symptome ergeben sich zwischen jüngeren und bei älteren Patienten aber deutliche Unterschiede. Rigor und Bradykinese der Hände sind

bei jüngeren Patienten meist stärker ausgeprägt, Gangstörungen und Einschränkungen der Standstabilität sind hingegen bei älteren Patienten häufiger nachweisbar und stärker ausgeprägt.

Die Literaturangaben bezüglich Ausprägung und Schweregrad des Tremors sind uneinheitlich. Während Tremor in einigen Untersuchungen bei jüngeren Patienten seltener gefunden wurde, sind in anderen Untersuchungen keine Unterschiede des Tremors zwischen jüngeren und älteren Parkinson-Patienten beschrieben.

Neben den oben genannten klassischen Leitsymptomen leiden ältere Parkinson-Patienten besonders häufig unter autonomen Funktionsstörungen und psychischen Störungen. Unter den **autonomen Funktionsstörungen** sind besonders häufig:
- hypertone neurogene Blasenfunktionsstörungen
- Störungen der gastrointestinalen Motilität (Gastroparese und Obstipation)
- orthostatische Hypotonie
- thermoregulatorische Störungen.

Bei jüngeren Patienten weisen frühzeitig auftretende autonome Störungen differenzialdiagnostisch auf das Vorliegen einer Multisystematrophie hin. Bei älteren Patienten sind sie hingegen meist Folge des fortgeschrittenen Krankheitsprozesses oder Ausdruck begleitender Parkinson-unabhängiger Zweiterkrankungen. Gerade bei älteren Parkinson-Patienten bekommen autonome oder psychische Störungen oft das Hauptgewicht in der Gesamtsymptomatik. Sie sind durch diese Störungen oft stärker beeinträchtigt als durch die Akinesie.

Unter den **psychischen Störungen** sind bei älteren Patienten besonders wichtig:
- Depressionen
- kognitive Störungen bzw. Demenz
- pharmakotoxische Psychosen.

Depressionen treten bei 30–70 % aller Parkinson-Patienten auf. Depressionen sind häufiger als bei jüngeren Patienten. **Kognitive Störungen** und **demenzielle Syndrome** treten bei 30–50 % auf. Voll ausgeprägte Demenzen sind eindeutig altersassoziiert und manifestieren sich bevorzugt in fortgeschrittenen Krankheitsstadien. Die Ursache demenzieller Syndrome ist vielschichtig. Für die Demenz können sowohl begleitende zerebrovaskuläre mikroangiopathische Veränderungen als auch eine begleitende Alzheimer-Erkrankung, ein Normaldruck-Hydrozephalus oder das Auftreten kortikaler Lewy-Körperchen verantwortlich sein. Rein aufgrund klinischer Kriterien ist allerdings auch unter Einschluss apparativ-diagnostischer Verfahren eine exakte differenzialdiagnostische Zuordnung nicht immer möglich.

Demente Parkinson-Patienten leiden häufig unter exogenen **Psychosen** mit Verwirrtheitszuständen und/oder paranoid-halluzinatorischer Symptomatik. Derartige exogene Psychosen können sowohl spontan als auch in kausalem Zusammenhang mit der Parkinson-spezifischen Medikation auftreten (Pharmakogene Psychose). Fortgeschrittenes Krankheitsstadium und hohes Lebensalter stellen zusätzliche Risikofaktoren dar. Grundsätzlich können bei dispo-nierten Patienten pharmakogene Psychosen durch sämtliche Parkinson-Medikamente hervorgerufen werden. Das Psychoserisiko der einzelnen Pharmaka ist jedoch unterschiedlich hoch. Das höchste Psychoserisiko besitzen Anticholinergika vor den Dopamin-Agonisten und Amantadin. L-Dopa, Selegilin und wahrscheinlich auch COMT-Inhibitoren besitzen ein geringeres Psychoserisiko. Das Psychoserisiko von Budipin ist aufgrund des Fehlens aussagekräftiger publizierter Daten schwierig zu beurteilen, scheint aber nach empirisch klinischen Erfahrungen im Bereich des Psychoserisikos von Amantadin zu liegen.

Motorische Komplikationen wie Fluktuationen und Dyskinesien sind bei älteren Patienten eher selten.

Die Krankheitsprogression ist bei älteren Parkinson-Patienten insgesamt meist rascher als bei jüngeren Patienten. Gleichzeitig sprechen ältere Patienten häufig schlechter auf die Parkinson-Medikamente an als jüngere. Mitverantwortlich für die schlechtere Medikamenten-Response sind Besonderheiten in der klinischen Krankheitsausprägung.

Die wichtigsten klinischen Charakteristika des senilen Parkinson-Syndroms im

Tabelle 5-2: Klinische Charakteristika des senilen und des juvenilen Parkinson-Syndroms (modifiziert nach Fischer 1983).

	Seniles Parkinson-Syndrom	Juveniles Parkinson-Syndrom
Beginn	>70. Lebensjahr	<40. Lebensjahr
Familienanamnese	negativ	häufig positiv
Symptomatik	alle Kardinalsymptome inkl. Tremor, ausgeprägte Gangstörung	akinetisch-rigide Symptomatik, dystone Symptome nicht selten
Progression	rasch	langsam
Ansprechen auf Medikation	schlecht	gut
Fluktuationen	selten	frühzeitig
Dyskinesien	selten	frühzeitig
Psychose/Demenz	häufig	selten

PARKINSON-SYNDROM

Vergleich zu den Charakteristika des juvenilen Parkinson-Syndroms sind in Tab. 5-2 dargestellt.

5 Differenzialdiagnose

Bei älteren Patienten muss eine Reihe von Differenzialdiagnosen möglichst exakt abgegrenzt werden. Gerade bei ihnen wird nicht selten die Diagnose „Parkinson-Krankheit" fälschlicherweise gestellt.

> Falsch positive Diagnosen „Morbus Parkinson" sind bei älteren Patienten häufiger als falsch negative Diagnosen.

Da die spezifischen Parkinson-Medikamente, insbesondere Dopaminergika nur beim Morbus Parkinson ihre volle Effektivität entfalten, führt die nicht indizierte Medikation nicht nur zu fehlender Besserung, sondern oft auch zum Auftreten unerwünschter Effekte, insbesondere zu pharmakogenen Psychosen. Eine präzise differenzialdiagnostische Aufklärung ist deshalb auch und gerade bei älteren Patienten von großer klinischer Bedeutung.

5.1 Degenerative Erkrankungen

Multisystematrophie

Die **Multisystematrophie** vom striatonigralen (SND-) oder olivopontozerebellären (OPCA-) Typus ist eine neuropathologisch eigenständige degenerative Erkrankung. Im Unterschied zur Parkinson-Krankheit treten aber autonome Funktionsstörungen (SND-Typus) oder zerebelläre Symptome (OPCA-Typus) neben einer bilateralen extrapyramidalen Bewegungsstörung bereits in der Frühphase auf. Weitere Leitsymptome sind Dysarthrie und Dysphagie sowie ein inspiratorischer Stridor (Tab. 5-3).

Progressive Supranukleäre Blickparese

Bei der **Progressiven Supranukleären Blickparese** (PSP) handelt es sich um eine seltene neurodegenerative Erkrankung des höheren Lebensalters mit extrapyramidaler Gangstörung, vertikaler Blickparese sowie frühzeitig einsetzender Demenz sowie Dysarthrie und Dysphagie. Typisch ist eine frühzeitige, ausgeprägte Fallneigung nach hinten. Tremor und halbseitige Betonung gehören nicht zum klinischen Bild der PSP (Tab. 5-3).

Kortikobasale Degeneration

Die **kortikobasale Degeneration** ist eine sehr seltene neurodegenerative Erkrankung. Klinische Leitsymptome sind eine rasch progrediente halbseitige Dyspraxie der oberen Extremitäten sowie ein Aktionsmyoklonus und eine frühzeitige Demenz. Die Apraxie der oberen Extremitäten wird häufig mit einer Bradykinesie, und der Aktionsmyoklonus mit einem Ruhetremor verwechselt. In cCT/cMRT ist eine umschriebene kortikale Atrophie der Parietalregion nachweisbar (Tab. 5-3).

Morbus Alzheimer

Bei Patienten mit **Morbus Alzheimer** können in weit fortgeschrittenen Krankheitsstadien fakultativ ebenfalls extrapyramidalmotorische Störungen mit Akinesie und Rigor auftreten. Im Unterschied zum Parkinson-Syndrom treten sie aber erst nach mehrjähriger Krankheitsdauer auf und sind bilateral lokalisiert. Führend in der Symptomatik bleibt immer das Initialsymptom Demenz. Die motorischen Störungen sind

Tabelle 5-3: Klinische Leitsymptome von Multisystematrophie (MSA), Progressiver Supranukleärer Blickparese (PSP) und Kortikobasaler Degeneration (KBD).

Multisystematrophie	Progressive Supranukleäre Blickparese	Kortikobasale Degeneration
◆ Parkinson-Syndrom ◆ schlechte L-Dopa-Response ◆ rasche Progression **plus** ◆ Dysarthrie ◆ Dysphagie ◆ autonome Störungen ◆ ausgeprägter Antecollis ◆ laryngealer Stridor (OSA) ◆ spasmodische Dysphonie ◆ zerebelläre Ataxie (OPCA-Form)	◆ Parkinson-Syndrom ◆ sehr schlechte bzw. keine L-Dopa-Response ◆ rasche Progression **plus** ◆ frühzeitig Gangstörung ◆ vertikale Blickparese ◆ Dysphagie ◆ Demenz ◆ Reklination des Kopfes	◆ halbseitiges Parkinson-Syndrom ◆ keine L-Dopa-Response ◆ rasche Progression **plus** ◆ Dyspraxie ◆ kortikale sensorische Defizite ◆ sog. Alien-hand-Syndrom ◆ Myoklonus ◆ (dyspraktische Gangstörung)

im Vergleich mit dem Schweregrad der Demenz nur gering ausgeprägt und treten erst spät auf.

Lewy-Körperchen-Demenz

Die Demenz ist ebenfalls durch einen Beginn mit dementivem Abbau und das erst spätere Hinzutreten extrapyramidaler Symptome gekennzeichnet. Das klinische Bild der Lewy-Körperchen-Demenz zeichnet sich häufig durch besondere Neuroleptikaempfindlichkeit, szenische/optische Halluzinationen und deutliche Schwankungen im klinischen Verlauf aus.

5.2 Zirkulationsstörungen und Frontalhirnprozesse

Zerebrale Mikroangiopathie

Bei älteren Patienten werden durch **eine zerebrale Mikroangiopathie** (subkortikale arteriosklerotische Enzephalopathie, SAE) bei stärkerer Ausprägung auch extrapyramidalmotorische Störungen hervorgerufen.

Leitsymptome sind meist Gangstörungen und Störungen der Standstabilität, die Feinmotorik der Hände ist weniger deutlich betroffen und ein Tremor ist meist nicht nachweisbar. Die Symptomatik ist bilateral symmetrisch. Meist sind bei sorgfältiger klinischer Untersuchung weitergehende neurologische Defizite, wie z.B. Pyramidenbahnzeichen und psychoorganische Funktionsstörungen, nachweisbar. Zur ausreichend sicheren differenzialdiagnostischen Abklärung sind, neben Anamnese mit vaskulären Risikofaktoren und klinischem Befund, die Befunde der zerebralen Bildgebung (cCT/cMRT) entscheidend.

Normaldruck-Hydrozephalus

Die klassische Symptomtrias des **„Normal Pressure Hydrocephalus"** (Normaldruckhydrozephalus, Hydrocephalus communicans, Hydrocephalus aresorptivus) besteht aus:

◆ Gangstörung
◆ Blasenfunktionsstörungen (Imperativer Harndrang/Inkontinenz)
◆ rasch fortschreitendem demenziellen Abbau.

PARKINSON-SYNDROM

Die Gangstörung ähnelt der beim Parkinson-Syndrom, allerdings ist beim Normal Pressure Hydrocephalus der Gang breitbeiniger und weniger durch eine Kleinschrittigkeit, als durch eine Gangapraxie charakterisiert. Ein Tremor besteht typischerweise nicht, die Symptomatik ist bilateral symmetrisch ausgeprägt und die Feinmotorik der Hände ist nur geringfügig beeinträchtigt. Die differenzialdiagnostische Klärung bringen:

◆ zerebrale Bildgebung (cCT/cMRT), die eine starke Erweiterung der Ventrikel zeigen
◆ probatorische Lumbalpunktion mit Liquordruckmessung
◆ Liquorzirkulationsdiagnostik.

Frontalhirnprozesse

Andere **Frontalhirnprozesse** unterschiedlicher Genese können ebenfalls motorische Störungen hervorrufen, die an ein Parkinson-Syndrom erinnern. Sie sind deshalb auch bei älteren Patienten in die differenzialdiagnostischen Überlegungen mit einzubeziehen. Klinisch stehen neben einer extrapyramidal anmutenden Gangstörung oft Antriebs- und Initiativeverlust im Vordergrund. Besonders bekannt ist in diesem Zusammenhang die sogenannte Boxer-Enzephalopathie, bei der es durch die Addition zahlreicher zerebraler contusioneller Mikrotraumata zu einer substanziellen zerebralen Schädigung kommt. cCT/cMRT bringen meist die diagnostische Klärung.

5.3 Differenzialdiagnose Tremor

Die wichtigste Differenzialdiagnose des Leitsymptoms Tremor ist auch im Alter der **essenzielle Tremor**. Hierbei handelt es sich um eine benigne, oft familiär gehäuft auftretende Erkrankung mit isoliertem, bilateral-symmetrischen und höherfrequenten (6–8 Hz) Halte- und Aktionstremor der oberen Extremitäten und des Kopfes. Die unteren Extremitäten sind seltener betroffen. Bei Erkrankungsbeginn in höherem Lebensalter kommen allerdings sporadische Formen mit unauffälliger Familienanamnese häufiger vor. Andere extrapyramidalmotorische Störungen bestehen nicht. In jüngerer Zeit wird ein bilateraler Halte- und Aktionstremor als sogenannter **Holmes-Tremor** als eigenständige Tremorform abgegrenzt.

Die Abgrenzung zum niederfrequenten, meist unilateral betonten (4–7 Hz) **Parkinson-Tremor**, der bevorzugt in körperlicher Ruhe auftritt, ist bei Beachtung von Anamnese und klinischen Leitsymptomen zuverlässig möglich (Tab. 5-4).

Beim selteneren **zerebellären Tremor** handelt es sich um einen niederfrequenten (2–4 Hz) Intentionstremor, der meist mit weiteren Kleinhirnsymptomen, wie ataktischen Störungen und Nystagmus, einhergeht.

Tabelle 5-4: Klinische Differenzialdiagnose von essenziellem Tremor und Parkinson-Tremor bei älteren Patienten.

	Essenzieller Tremor	Parkinson-Tremor
Familienanamnese	oft positiv	negativ
Tremorform	Halte- und Aktionstremor	Ruhetremor
Frequenz	6–8 Hz	4–7 Hz
Lokalisation	bilateral symmetrisch	oft seitenbetont
Kopfbeteiligung	häufig	selten
weitere Symptome	keine	extrapyramidale Symptome

5.4 Differenzialdiagnose autonomer Funktionsstörungen

Ältere Patienten können zahlreiche autonome Funktionsstörungen aufweisen. Bei Patienten mit Morbus Parkinson manifestieren sie sich allerdings erst in fortgeschrittenen Krankheitsstadien, während sie bei Patienten mit MSA frühzeitig auftreten.

Autonome Dysfunktionen betreffen:
- das kardiovaskuläre System mit orthostatischer Hypotonie
- das gastrointestinale System mit Gastroparesen und Obstipation
- den Urogenitaltrakt mit hypertonen Blasenfunktionsstörungen und sexuellen Funktionsstörungen.
- Thermoregulation
- Schlaf-Rhythmus.

Klinisch am bedeutsamsten unter den autonomen Funktionsstörungen ist die orthostatische Hypotonie, zum Teil mit synkopalen Zuständen und hierdurch bedingten Stürzen. Exakte Zahlen zur Prävalenz/Inzidenz sind, insbesondere im Vergleich mit altersgleichen Kontrollen, nicht bekannt.

Die Pathophysiologie der autonomen Funktionsstörungen bei Patienten mit Morbus Parkinson ist weitgehend ungeklärt. Lewy-Körperchen wurden auch in autonomen Ganglien beschrieben. Bei der medikamentösen Parkinsontherapie kann es durch die Gabe von Dopaminergika über die Stimulation peripherer oder zentraler Dopaminrezeptoren mit vegetativer Funktion auch zu zusätzlichen autonomen Funktionsstörungen kommen. Von klinischer Bedeutung sind dabei die Verstärkung von Gastroparesen und orthostatischer Dysregulation durch L-Dopa und Dopaminagonisten. Andererseits vermindert eine Gastroparese ihrerseits die L-Dopa-Resorption.

6 Verlauf bei älteren Patienten

Auf der einen Seite schreitet die Krankheit bei älteren Patienten rascher voran als bei jüngeren Patienten, auf der anderen Seite treten bei spätem Krankheitsbeginn auch nach längerer L-Dopa-Therapie signifikant seltener motorische Spätkomplikationen mit Fluktuationen und Dyskinesien auf (Abb. 5-4). Bilateralität der Symptome und

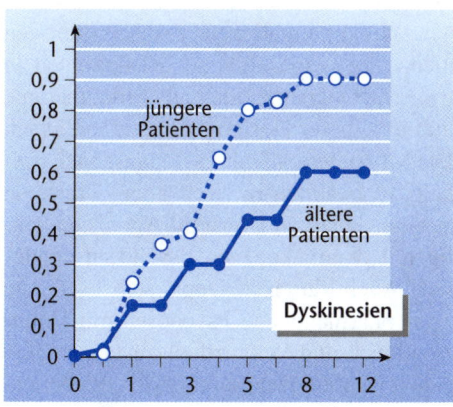
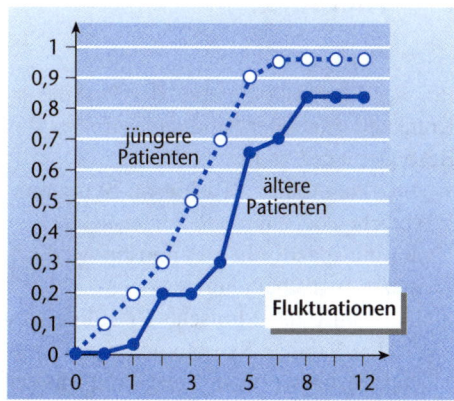

Abbildung 5-4: Häufigkeit von Fluktuationen und Dyskinesien bei jüngeren und älteren Parkinson-Patienten (Nach Kostic et al. 1991).

zunehmend in den Vordergrund tretende axiale motorische Störungen sind für ältere Parkinson-Patienten charakteristisch.

Kognitive Störungen und demenzieller Abbau sind ebenso wie autonome Störungen bei älteren Patienten deutlich häufiger als bei jüngeren Patienten zu beobachten. Sie sind auch häufiger als bei altersgleichen gesunden Kontrollpersonen.

Neben den genannten krankheitsspezifischen Besonderheiten wird der klinische Verlauf bei älteren Patienten häufig durch Parkinson-unabhängige **Komorbiditäten** beeinflusst. Derartige Zweiterkrankungen führen häufig zu Interaktionen mit der Parkinson-Symptomatik. Dies äußert sich klinisch entweder in einer Verschlechterung der extrapyramidalmotorischen Symptome oder im Auftreten psychoorganischer Alterationen, meist mit akuten exogenen Psychosen. Plötzliche, anderweitig nicht erklärbare Verschlechterungen der Motorik oder des psychischen Status müssen deshalb bei älteren Parkinson-Patienten immer Anlass zur Suche nach einer interkurrenten Zweiterkrankung sein!

7 Therapie

Bei der Pharmakotherapie der Parkinson-Krankheit im Alter sind eine Reihe von Besonderheiten zu beachten:
- die klassischen Parkinson-Symptome sprechen bei älteren Patienten schlechter auf die spezifischen Parkinson-Medikamente an als bei jüngeren
- Die häufig das klinische Bild dominierenden axialen Symptome, wie Gang- und Standstörungen, reagieren in der Regel schlechter auf die Medikation als die feinmotorischen Störungen der oberen Extremitäten

- Die Therapie wird durch eine höhere Unverträglichkeitsrate, im Besonderen durch das häufige Auftreten pharmakogener Psychosen, kompliziert.

> Besonderheiten im therapeutischen Management älterer Parkinson-Patienten ergeben sich vor allem aus den drei folgenden klinischen Charakteristika:
> - Niedrige Inzidenz von Fluktuationen und Dyskinesien
> - Hohes Risiko für pharmakogene Psychosen
> - Hohes Risiko Parkinson-unabhängiger Komorbiditäten.

7.1 L-Dopa/Dopamin-Agonisten

L-Dopa ist das Mittel der ersten Wahl zur Therapie des Morbus Parkinson bei älteren Patienten. Komplikationen einer längerdauernden, hochdosierten L-Dopa-Gabe sind motorische Spätkomplikationen mit Fluktuationen und Dyskinesien. Bei jüngeren Parkinson-Patienten wird deshalb auf eine hochdosierte L-Dopa-Monotherapie nach Möglichkeit verzichtet und L-Dopa wird, soweit möglich, durch einen Dopamin-Agonisten substituiert. Im Alter jedoch ist die Inzidenz motorischer Spätkomplikationen mit Fluktuationen und Dyskinesien niedriger, was es erlaubt, L-Dopa auch in frühen Krankheitsstadien als Monotherapie und in höherer Dosierung zu verabreichen. Die Monotherapie mit L-Dopa ist auch deshalb zu bevorzugen, weil ältere Patienten auf die Gabe von Dopamin-Agonisten häufig mit pharmakogenen Psychosen reagieren. Auch durch L-Dopa selbst können zwar pharmakogene Psychosen mit Halluzinationen und Verwirrtheitszuständen ausgelöst werden, insgesamt besitzt es aber ein günstiges Verhältnis zwischen klinischer Wirksamkeit und Psychoserisiko als Dopamin-Agonisten. Auf eine sorgfältige und langsam einschleichende Dosistitration ist dennoch zu achten (s. Kap. 7.5).

Kann durch eine L-Dopa-Monotherapie keine ausreichende klinische Besserung erreicht werden, kann ein Dopamin-Agonist als Add-on Therapie hinzugefügt werden. Die Aufdosierung sollte bei älteren Patienten allerdings langsam und besonders vorsichtig und unter sorgfältiger Beobachtung erfolgen. Unter den Dopamin-Agonisten scheint sich insbesondere Dihydroergocriptin durch gute Verträglichkeit bei älteren Patienten auszuzeichnen (Empirische Erfahrungswerte, keine Daten aus kontrollierten Studien).

7.2 Amantadin und Budipin

Amantadin ist seit langem in der Parkinsontherapie verbreitet. In neueren Untersuchungen konnten für Amantadin antiglutamaterge Eigenschaften nachgewiesen werden, die höchstwahrscheinlich für den antiakinetischen Effekt verantwortlich sind. Aufgrund seines nichtdopaminergen Wirkprinzips kann Amantadin bei älteren Patienten vor allem in Kombination mit L-Dopa sinnvoll eingesetzt werden. Es konnte gezeigt werden, dass Amantadin, unter experimentellen Bedingungen, L-Dopa induzierte Dyskinesien reduziert. Insbesondere Gangstörungen, die auf Dopaminergika nur unbefriedigend ansprechen, werden durch Amantadin gebessert. Daten aus kontrollierten Studien existieren hierzu allerdings nicht. Das Psychoserisiko ist zu beachten.

Budipin wirkt ebenfalls überwiegend antiglutamaterg und anticholinerg. Der exakte Wirkmechanismus ist nicht vollständig bekannt. Über die klinische Wertigkeit der Substanz sind derzeit nur relativ wenige publizierte Daten zugänglich. Bei insgesamt mittelstarker Wirksamkeit scheint die Substanz einen günstigen Effekt auf den Tremor zu haben und kann deshalb bei auf Dopaminergika nicht ansprechendem Tremor eingesetzt werden. Wegen der anticholinergen Wirkkomponente ist bei älteren Patienten das Psychoserisiko besonders zu beachten, wegen der Gefahr kardialer Rhythmusstörungen (Überleitungsstörungen, Torsades de pointes) sind regelmäßige EKG-Kontrollen erforderlich. Die Substanz ist nur zur kontrollierten Verschreibung zugelassen. Die Verträglichkeit von Budipin ist sonst gut.

7.3 Anticholinergika

Auf die Ersteinstellung mit Anticholinergika wird bei älteren Patienten aufgrund des hohen Psychoserisikos der Anticholinergika in der Regel verzichtet. Der Einsatz von Anticholinergika sollte nur in Einzelfällen mit schwerem, ansonsten therapiesistentem, funktionell beeinträchtigendem Ruhetremor in Erwägung gezogen werden. Der Einsatz der Anticholinergika muss in diesem Fall unter sorgfältiger und engmaschiger Beobachtung erfolgen. Auf präpsychotische Zustände mit nächtlicher Unruhe, illusionären Verkennungen etc. ist zu achten.

Als **Alternative** in der Tremorbehandlung bietet sich die Gabe eines β-Blockers (z. B. Propranolol 40–80 mg/die) oder von Budipin an. Kardiale Kontraindikationen sind bei beiden Substanzen zu beachten. Bei schwerem, therapierefraktären Tremor kann auch Clozapin in niedriger Dosierung (individuell dosiert, 12,5–50 mg/die) mit gutem Erfolg eingesetzt werden. Die bestehenden Verschreibungsbeschränkungen von Clozapin sind zu beachten, ein regelmäßiges Blutbild-Monitoring ist durchzuführen.

7.4 MAO-B-Inhibitoren/ COMT-Inhibitoren

Selegilin als MAO-B-Inhibitor und Entacapon als COMT-Inhibitor können auch bei älteren Patienten unter individueller Risiko-Nutzen-Abschätzung verabreicht werden. Beide Substanzen verstärken über die Abbauhemmung von Dopamin (Selegilin) oder L-Dopa (Entacapon) die L-Dopa-Wirkung. Als Monosubstanz ist Selegilin nur sehr schwach und Entacapon unwirksam.

Selegilin führt über die irreversible Blockade der Monoaminooxidase-B (MAO-B) und Hemmung des zerebralen Dopaminabbaus zu einer Verbesserung der dopaminergen Erregungsübertragung. Selegilin ist auch bei älteren Patienten insgesamt relativ gut verträglich. Verschlechterungen kognitiver Funktionen wurden beschrieben, sind aber insgesamt nicht gut belegt. Selegilin besitzt in Kombination mit L-Dopa eine mäßige Wirkung auf alle Kardinalsymptome der Parkinson-Krankheit. Neuroprotektive Effekte wurden für Selegilin aufgrund experimenteller Daten postuliert, konnten aber klinisch nicht verifiziert werden. Eine Indikation für den klinischen Einsatz als Neuroprotektivum ist deshalb bei älteren Patienten kaum gegeben.

Der deutlichste klinische Effekt auf die Beweglichkeit ist bei Patienten mit **Fluktuationen**, durch eine Verlängerung der „on"-Zeiten zu erreichen. Darüber hinaus kann aber auch bei Patienten ohne Fluktuationen die Beweglichkeit verbessert werden. Eine erhöhte Mortalitätsrate unter Selegilin aufgrund kardiovaskulärer Ereignisse ist nicht gesichert. Ein EKG-Monitoring ist bei älteren Patienten aber sinnvoll.

Die **COMT-Inhibition** ist das jüngste Behandlungsprinzip in der Parkinson-Therapie. L-Dopa wird zum großen Teil bereits extrazerebral durch die Catechol-O-Methyltransferase (COMT) zu 3-O-Methyldopa (3-OMD) metabolisiert und kann dann nicht mehr zu Dopamin decarboxyliert werden. Der COMT-Inhibitor **Entacapon** hemmt extrazerebral die Umwandlung von L-Dopa zu 3-OMD und steigert das zerebrale L-Dopa-Angebot. Entacapon wirkt daher nur in Verbindung mit L-Dopa, eine Monotherapie ist nicht sinnvoll. Das Indikationsgebiet für Entacapon liegt in der Therapie klinisch manifester „End of dose-Akinesien". Diese treten bei älteren Patienten zwar nicht so häufig auf wie bei jüngeren Patienten, wenn sie aber klinisch manifest werden, ist gerade bei älteren Patienten die zusätzliche Gabe von Entacapon sinnvoll, da das Psychoserisiko wahrscheinlich niedriger ist als bei Gabe eines Dopaminagonisten. Dyskinesien können verstärkt werden, sind aber bei älteren Patienten meist weniger ausgeprägt. Bei ca. 5 % der Patienten kommt es zum Auftreten ätiopathogenetisch ungeklärter Diarrhöen. Leberschädigungen durch Entacapon sind nicht bekannt.

7.5 Ersteinstellung

Bei älteren Parkinson-Patienten, etwa ab dem 70.–75. Lebensjahr, wird die **Ersteinstellung** zunächst meist mit einer **L-Dopa-Monotherapie** vorgenommen. Die Dosis wird in 50- bis 100-mg-Schritten in 3- bis 7-tägigen Intervallen bedarfsorientiert, zunächst meist bis auf 300–600 mg/die gesteigert. Auf eine möglichst gleichmäßige Verteilung der Einzeldosen über den Tag ist zu achten.

Bei unzureichendem Therapieerfolg, bei nachlassender Wirksamkeit oder beim Auftreten motorischer Komplikationen mit Fluktuationen/Dyskinesien gelten in den Grundzügen die gleichen therapeutischen Empfehlungen wie bei jüngeren Patienten:

Eine vorbestehende L-Dopa-Medikation ist auf eine **Kombination** umzustellen. Wegen des Psychoserisikos werden allerdings Dopaminagonisten, die bei jüngeren Patienten Mittel der ersten Wahl sind, nur mit Zurückhaltung eingesetzt. Bevorzugt wird zunächst eine Kombination mit einem COMT-Inhibitor (Entacapon) oder mit Selegilin angewendet. Amantadin kann bei unzureichender Wirksamkeit der Dopaminergika oder bei Dyskinesien, Budipin bei Tremor eingesetzt werden (Tab. 5-5).

Anticholinergika sollten wegen des hohen Psychoserisikos vermieden werden.

Tabelle 5-5: Richtlinien für die Pharmakotherapie bei älteren Parkinson-Patienten.

Ersteinstellung	Wirkungsverlust/motorische Spätkomplikationen
Monotherapie mit L-Dopa (300–600 mg/die)	Zusätzliche Gabe von • COMT-Inhibitoren • Selegilin • Amantadin • Budipin • Dopamin-Agonisten

7.6 Therapie pharmakogener Psychosen

Akute Pharmaka-induzierte Psychosen treten bei älteren Patienten häufig auf. Auslöser sind häufig akute zerebrale oder nicht zerebrale Begleiterkrankungen. Vor Einleitung anderer Maßnahmen sind derartige Begleiterkrankungen deshalb als erste Maßnahme auszuschließen bzw. zu therapieren. Demenz und chronische zerebrale Zweiterkrankungen stellen neben dem Alter weitere klinische Risikofaktoren dar. Anticholinergika müssen beim Auftreten psychotischer Erscheinungen unbedingt ab-

gesetzt werden. Bei fortbestehender Psychose sollten Dopamin-Agonisten, Amantadin, Budipin, Selegilin und COMT-Inhibitoren, meist in der genannten Reihenfolge, in ihrer Dosis reduziert oder völlig abgesetzt werden. Wenn Wahn und Halluzinationen durch die genannten Maßnahmen nicht beherrschbar sind, wird die L-Dopa-Dosis auf eine unverzichtbare Mindestdosis reduziert. Unter der Medikamentenreduktion kann es zu einer deutlichen Zunahme von Akinesie und Tremor, im ungünstigen Fall bis zur akinetischen Krise kommen. Eine individuelle Risikoabwägung, Psychose versus Akinesie, ist deshalb erforderlich. Da die Psychose für die soziale Integration und das Verbleiben in der Familie jedoch meist die größere Gefahr darstellt, wird meist eine gewisse Verschlechterung der Motorik in Kauf genommen.

Klassische Neuroleptika sind bei Parkinson-Patienten, auch zur Behandlung schwerer pharmakogener Psychosen, kontraindiziert.

Über die Blockade dopaminerger D_2-Rezeptoren bewirken sie eine massive Verschlechterung der Parkinson-Symptomatik mit der Gefahr der akinetischen Krise. Bei schweren Psychosen kann das atypische Neuroleptikum **Clozapin** in einer niedrigen Dosierung von 25–100 mg/die verabreicht werden (Anwendungsrichtlinien beachten). Die antipsychotische Wirksamkeit ist in dieser niedrigen Dosierung sehr gut, extrapyramidal-motorische Nebenwirkungen sind nicht zu befürchten. Andere atypische Neuroleptika wie Olanzapin oder Risperidon haben sich als deutlich weniger wirksam als Clozapin erwiesen. Gleichzeitig kommt es beim Morbus Parkinson auch unter Olanzapin oder Risperidon trotz sehr geringer D_2-Rezeptor-Bindungsaffinität nicht selten zur Verschlechterung der Motorik. Die Wertigkeit des atypischen Neurolepti-

PARKINSON-SYNDROM

kums Quetiapin in der Behandlung von akuten exogenen Psychosen bei Parkinson-Patienten kann noch nicht sicher beurteilt werden. Erste Daten aus Pilotstudien erscheinen vielversprechend. Richtlinien zur Behandlung von Tremor und pharmakogener Psychose sind in Tab. 5-6 dargestellt.

Tabelle 5-6: Therapiemöglichkeiten pharmakogener Psychosen bei älteren Patienten.
Reduktion bzw. Absetzen:
• Anticholinergika
• Dopamin-Agonisten
• Amantadin
• Budipin
• Selegilin
• COMT-Inhibitoren
Vorsichtige Gabe von atypischen Neuroleptika:
• Clozapin (z. B. 2,5–100 mg/d)
• Risperidon (z. B. 1–2 mg/d)
• Olanzapin (z. B. bis 5 mg/d)
Cave: klassische Neuroleptika!

7.7 Therapie demenzieller Störungen

Für die Therapie demenzieller Veränderungen bei Parkinson-Patienten stehen nur beschränkte Möglichkeiten zur Verfügung. In jedem Fall sollten Anticholinergika abgesetzt werden, da Anticholinergika zu einer symptomatischen Verschlechterung kognitiver Funktionen führen können. Die Auslösung irreversibler demenzieller Veränderungen durch Anticholinergika ist nicht belegt.

Die Wirksamkeit von Akatinol ist schwach. Die Wirksamkeit von Nootropika wie Nicolergin, Piracetam u. a. ist wissenschaftlich nicht gesichert und ein sinnvoller Einsatz bei Parkinson-Patienten ist zumindest zweifelhaft. Zentral wirksame Ca^{++}-Antagonisten sollten bei Parkinson-Patienten nicht verabreicht werden, da ihr Nutzen zum einen zweifelhaft ist und da Ca^{++}-Antagonisten potenziell zu einer Verschlechterung der Parkinson-Symptomatik beitragen können. Durch die Gabe zentraler Cholinesteraseinhibitoren wie Donezepil, Galantamin oder Rivastigmin kann möglicherweise auch bei Parkinson-Patienten eine Verbesserung kognitiver Leistungen erreicht werden. Zuverlässige klinische Daten zur Wirksamkeit bei diesem Indikationsbereich liegen hier jedoch noch nicht vor. Aufgrund des zentralen cholinergen Effektes dieser Substanzen ist eine Verschlechterung der Parkinson-Symptomatik, insbesondere eine Verschlechterung des Tremors theoretisch zwar nicht auszuschließen, vorläufige Daten aus offenen klinischen Beobachtungen lassen jedoch insgesamt auf eine gute Verträglichkeit auch bei Parkinson-Patienten schließen.

7.8 Therapie depressiver Störungen

Bei depressiver Symptomatik werden auch bei Parkinson-Patienten selektive Serotonin-Reuptake-Inhibitoren (SSRI) oder reversible MAO-A-Inhibitoren wie Moclobemid (150–600 mg/die) vermehrt eingesetzt. Ob es durch SSRI-Gabe zu einer Verschlechterung der Parkinson-Symptomatik kommen kann, ist nicht sicher geklärt. Serotonin-Syndrome wurden bei gleichzeitiger Gabe von Anti-Parkinson-Mitteln vereinzelt beschrieben. SSRI und MAO-A-Inhibitoren sollten deshalb nicht miteinander oder zusammen mit Selegilin kombiniert werden. Für die Therapie depressiver Beschwerden werden bei Parkinson-Patienten häufig auch trizyklische Antidepressiva (Amitriptylin, Imipramin, Clomipramin) verwendet. Ihre anticholinergen Eigenschaften können sich auch auf den Tremor positiv auswirken. Neben kardiovaskulären Nebenwirkungen muss allerdings bei älteren Patienten mit Unruhezuständen oder pharmakogenen Psychosen mit Verwirrtheit und Halluzinationen gerechnet werden. Zur Wertigkeit des Noradrenalin Reuptake-Inhibitors Reboxetin zur Therapie der Depression bei Parkinson-Patienten existieren noch keine zuverlässigen Daten.

7.9 Therapie autonomer Funktionsstörungen

Die Möglichkeiten zur Therapie autonomer Störungen sind begrenzt. Systematische Untersuchungen an Parkinson-Patienten liegen kaum vor, die folgenden Therapieempfehlungen basieren überwiegend auf unkontrollierten empirisch-klinischen Beobachtungen (Tab. 5-7).

Tabelle 5-7: Therapie autonomer Funktionsstörungen.

Symptom	Therapie
Orthostatische Hypertonie	◆ Reduktion von Dopamin-Agonisten ◆ Midodrin
Urogenitale Funktionsstörungen Hypertone Blasenfunktionsstörung	◆ Oxybutinin ◆ Trospium
Detrusordyssynergie	◆ evtl. Dopaminagonist
Erektile Dysfunktion	◆ Sildenafil
Gastrointestinale Funktionsstörungen Hypersalivation	◆ Anticholinergikum
Nausea	◆ Domperidon
Gastroparese	◆ Domperidon
Obstipation	◆ Macrogol

Orthostatische Hypotonie

Bei orthostatischer Hypotonie sollten Dopaminagonisten wegen ihrer ausgeprägt hypotensiven Begleiteffekte, in der Dosis reduziert werden. Daneben kann in erster Linie durch Gabe von Midodrin (2–3× 2,5 mg/die) versucht werden, den Blutdruck anzuheben. Hierbei ist zu beachten, dass die Hypotonie häufig nur in Orthostase auftritt, während im Liegen hypertone RR-Werte gemessen werden. Eine vorbestehende antihypertensive Medikation ist gegebenenfalls zu reduzieren oder abzusetzen.

Urogenitale Funktionsstörungen

Bei **hypertoner Blasenfunktionsstörung** mit imperativem Harndrang und eventueller Urge-Inkontinenz kann Oxybutinin oder Trospium zu einer Besserung führen.

Eine **Detrusordyssynergie** kann eventuell durch Dopaminagonisten gebessert werden.

Für die Therapie **erektiler Dysfunktionen** ist Sildenafil auch bei Parkinson-Patienten Mittel der Wahl. Die Kontraindikationen sind bei älteren Patienten aber zu beachten.

Gastrointestinale Funktionsstörungen

Nausea und **Emesis** werden in der Regel durch die Dopaminergika über eine Stimulation der dopaminergen Rezeptoren in der Area postrema induziert. Neben einer Dosisreduktion ist die Gabe des peripher wirksamen Dopaminrezeptorblockers Domperidon (3×20 mg/die) zu empfehlen. Auf evtl. Verlängerungen der QT-Zeit im EKG ist zu achten. Obstipation stellt ebenfalls eine häufige subjektive Beschwerde bei Parkinson-Patienten dar. Therapeutisch ist die

PARKINSON-SYNDROM

Gabe von Macrogol (2–3×13 g/die) zur Minderung der Stuhlkonsistenz hilfreich, nach längerer Anwendung lässt die Wirksamkeit allerdings häufig nach.

Erhöhter **Speichelfluss** basiert nicht auf einer echten Hypersalivation, sondern auf der einem verminderten Abschlucken des in normaler Menge produzierten Speichels. Besserung kann neben der allgemeinen Therapie der Akinesie häufig durch Gabe eines parasympatholytisch wirkenden Anticholinergikums erreicht werden.

7.10 Neurochirurgische Therapieverfahren

Stereotaktisch-neurochirurgische Therapieverfahren kommen bei älteren Parkinson-Patienten wegen des OP-Risikos, insbesondere auch wegen der Gefahr postoperativer Verwirrtheit nur in Ausnahmefällen zur Anwendung.

Zur Verfügung stehen sowohl konventionell-läsionelle Verfahren (Thermokoagulation) als auch die Hochfrequenztiefenhirnstimulation (HFS) umschriebener Kerngebiete in den Basalganglien. Derzeit wird, aufgrund der Reversibilität des Eingriffs der HFS mehrheitlich der Vorzug gegeben. Hierbei wird ein Hochfrequenz-Stimulator thorakal subkutan implantiert, die Positionierung der Elektroden erfolgt unilateral oder bilateral:

- im VIM-Nucleus des Thalamus (Indikation: Tremor)
- im Nucleus subthalamicus (Indikation: Akinesie/Dyskinesie)
- im Pallidum internum (Indikation: Dyskinesie).

Die basalen Einschlusskriterien für eine potenzielle stereotaktische Intervention sind in Tab. 5-8 aufgeführt. Da operative Verfahren bei älteren Patienten in der Regel nur

Tabelle 5-8: Die wichtigsten Einschlusskriterien für eine stereotaktische Intervention.

- Idiopathisches Parkinson-Syndrom (Morbus Parkinson)
- Funktionell behindernde Akinesie oder Tremor
- Ausschöpfen aller medikamentösen Therapiestrategien
- Gute L-Dopa-Response
- Biologisches Alter <75 Jahre
- Keine Demenz oder schwere Depression
- Keine Gang- oder Standinstabilität
- Keine ausgeprägten cMRT-Veränderungen

selten durchgeführt werden, wird an dieser Stelle auf Einzelheiten nicht eingegangen.

7.11 Sonstige nichtmedikamentöse Therapie

Besonders bei älteren Patienten sollte die Pharmakotherapie durch regelmäßige nichtmedikamentöse, insbesondere physiotherapeutische Maßnahmen mit möglichst täglicher Anwendung ergänzt werden. Pflegerische Maßnahmen sowie die angemessene Versorgung mit Hilfsmitteln werden mit zunehmendem Alter ebenfalls immer wichtiger.

Pflege: Das Ausmaß der Pflegebedürftigkeit und die Art der Pflege sind stark vom Krankheitsstadium abhängig. In beginnenden Stadien konzentriert sich die Pflege auf Hilfe zur Erhaltung der Selbständigkeit sowie Supervision der noch eigenverantwortlich durchgeführten Tätigkeiten.

|| Die Supervision der häufig komplizierten Medikamenteneinnahme ist besonders wichtig.

Grundsätzlich sollten die Patienten Tätigkeiten, soweit eben möglich, eigenständig ausführen (Hilfe zur Selbsthilfe). Mit zunehmender Krankheitsschwere greift die Pflege allerdings in die Alltagsverrichtungen zunehmend aktiv ein. Bei noch mobilen Patienten werden zunehmend unterstützende Maßnahmen bei Nahrungsaufnahme, Hygiene, Ankleiden etc. übernommen. Es ist darauf zu achten, dass ausreichend Zeit zur Verfügung steht. Die Patienten sind häufig noch zu zahlreichen Alltagsverrichtungen durchaus in der Lage, benötigen aber aufgrund ihrer Akinesie sehr viel Zeit. Für den Patienten noch zu bewältigende Tätigkeiten dürfen nicht aus Zeitdruck vom Pflegepersonal übernommen werden. Gleiches gilt für die Kommunikation mit den Patienten. Auch hier ist ein erhöhter Zeitaufwand unbedingt einzukalkulieren. In weit fortgeschrittenen Stadien werden die Hilfen bei den Alltagsverrichtungen durch Dekubitusprophylaxe, Atemgymnastik, Inkontinenzpflege etc. ergänzt. Auch hier gilt, dass der Patient, soweit eben möglich, mobilisiert werden sollte.

Physiotherapie: Außerhalb der Pharmakotherapie nimmt die Physiotherapie die zentrale Position in den Parkinson-Behandlungskonzepten ein. Obwohl kaum durch kontrollierte Studien belegt, ist die Notwendigkeit physiotherapeutischer Maßnahmen allgemein akzeptierter Therapiestandard. Primäres Ziel physiotherapeutischer Maßnahmen ist eine Verbesserung von Lokomotion, Rumpfkontrolle, Gang- und Standsicherheit. Zur Anwendung kommen unterschiedliche Behandlungskonzepte wie Bobath-Methode, propriozeptive neuromuskuläre Fazilitation, sowie in fortgeschrittenen oder immobilen Patienten die passive manuelle Bewegungstherapie. Bei leichter betroffenen Patienten in gutem, biologisch jüngeren Allgemeinzustand können auch sporttherapeutische Maßnahmen sinnvoll eingesetzt werden. Unabdingbar für einen Therapieerfolg ist eine regelmäßige, in kurzen Intervallen durchgeführte Übungsbehandlung. Zuverlässige, systematisch vergleichende Untersuchungen zur Wertigkeit der einzelnen Verfahren existieren aber nicht.

Hilfsmittel: Durch den Einsatz geeigneter Hilfsmittel kann bei motorisch stärker behinderten Patienten oft eine wichtige Hilfestellung bei der Bewältigung von Aufgaben des täglichen Alltagslebens gegeben werden. Die Auswahl geeigneter Hilfsmittel orientiert sich an der individuellen Behinderung des einzelnen Patienten. Zur Verfügung stehen zahlreiche Hilfsmittel für nahezu alle Alltagsaktivitäten, wie zum Beispiel Haltehilfen im Sanitärbereich, Gehhilfen und mit speziellen Griffen versehene Handwerkzeuge (Übersicht zu beziehen über DPV, 41464 Neuss, Tel. 02131-41016).

8 Zusammenfassung

Diagnostik und Therapie des älteren Parkinson-Patienten sind schwierig und weisen zahlreiche Besonderheiten auf. Fortgeschrittenes Alter, funktionelle Behinderung und eventuell bestehende Begleiterkrankungen dürfen keinesfalls diagnostischen und therapeutischen Nihilismus hervorrufen. Die Grundzüge von Diagnostik und Therapie sind in Tab. 5-9 nochmals als Übersicht dargestellt. Auf Begleiterkrankungen ist immer zu achten. Wenn die genannten Besonderheiten des Krankheitsverlaufes und der Pharmakotherapie beachtet werden, ist auch bei älteren Parkinson-Patienten mehrheitlich eine klinische Besserung zu erreichen und die Lebensqualität kann verbessert werden.

PARKINSON-SYNDROM

Tabelle 5-9: Diagnostisches und therapeutisches Management des Parkinson-Syndroms im Alter. (SAE=Subkortikale arteriosklerotische Enzephalopathie, NPH=Normal Pressure Hydrocephalus, MSA=Multisystematrophie, PSP=Progressive supranukleäre Blickparese, KBD=Kortikobasale Degeneration.)

Diagnostik

Neurologisch
- Diagnostik der Differenzialdiagnosen: SAE, NPH, MSA, PSP, KBD, etc.
- Diagnostik neurologischer Zweiterkrankungen

Internistisch
- Diagnostik chronischer Begleiterkrankungen
- bei akuter Verschlechterung der Parkinson-Symptomatik: Suche nach akuter Zweiterkrankung

Therapie

Motorik
- L-Dopa
- vorsichtige Kombination mit: COMT-Hemmer, Selegilin, Amantadin, Budipin
- cave: Anticholinergika

Psychische Störungen
- Depression: MAO-A-Inhibitoren Trizyklika SSRI
- Demenz: Akatinol Cholinesterase-Hemmer
- Verwirrtheit, Wahn, Halluzination: vorsichtige Gabe atypischer Neuroleptika

Literatur

Baas H, Demisch L, Harder S et al. (1995) Restsymptomatik nach pharmakologischen Stimulationstests bei Parkinson-Kranken als Ausdruck nichtdopaminerger Funktionsdefizite. In: Fischer P.-A. (Hrsg.) Parkinson-Krankheit. Bedeutung nichtdopaminerger Funktionsdefizite: 65–81 Editiones Roche Basel.

Baas H, Harder S, Demisch L et al. (1995): Fluctuations in Parkinson's Disease. Pathogenetic Significance of Levodopa's Cerebral Pharmacokinetics and Pharmacodynamics. J Neural Transm 46: 367–379.

Baas H, Beiske AG, Ghika J er al. (1997): COMT-Inhibition with Tolcapone reduces the Wearing-off Phenomenon and Levodopa requirements in Fluctuating Parkinsonian Patients. J Neurol Neurosurg Psychiatr 63: 421–428.

Chase TN (1998): The Significance of Continous Dopaminergic Stimulation in the Treatment of Parkinson's Disease. Drugs 55, Suppl.1: 1–9.

Cummings JL (1992): Depression and Parkinson's disease: a Review. Am J Psychiatry 149: 443-454.

Danielczyk W (1973): Die Behandlung von akinetischen Krisen. Med Welt 24 : 1278–1281.

Fischer PA, Schneider E, Jacobi P (1982): Depressive Verstimmungen bei Parkinson-Kranken im Langzeitverlauf. In: Fischer PA (Hrsg.) Psychopathologie des Parkinson-Syndroms: 139–152, Editiones Roche, Basel.

Goetz CG (1991): Dopaminergic Agonists in the Treatment of Parkinson's Disease. Neurology 40 : (Suppl.3) 50–54.

Gotham A, Brown RG, Marsden CD (1986): Depression in Parkinson's Disease: a Quantitative and Qualitative analysis. J Neurol Neurosurg Psychiatr 49 : 381–389.

Harder S, Baas H, Bergemann N et al. (1995): Concentration-Effect Relationship of Levodopa in Patients with Parkinson's Disease after Oral Administration of an Immediate and a Controlled Release Formulation. Brit J Clin Pharmacol, 39: 39–44.

Harder S, Baas H, Rietbrock S (1995): Concentration/Effect Relationship of Levodopa in Patients with Parkinson's Disease. Clin Pharmacokin 29: 243–256

Jansen ENH (1993): Increase of Parkinson Disability after Fluoxetine Medication. Neurology 43: 211–213.

Kaakola S, Terävainen H, Ahtila S et al. (1994): Effect of Entacapone, a COMT-Inhibitor, on Clinical

Disability and Levodopa Metabolism in Parkinsonian Patients. Neurology 44: 77–80.

Korczyn AD (1995): Treatment of a Autonomic Nervous System Disturbances in Parkinson's Disease. In: Koller WC, Paulson G (Hrsg.) Therapy of Parkinson's Disease:463–472, Marcel Dekker, New York-Basel-Hongkong.

Le Witt PA, Nelson MV, Berchow RC (1991): Sustained-release Preparations and Other Strategies for Improving Levodopa Response. In: Rinne UK, Nagatsu T, Hororwski R (Hrsg.) How to Proceed Today in Treatment: 242–257, Medicom, Bussum.

Liebermann A: Depression in Parkinson's Disease. BNI Quarterly 13 (1997):27–33

Liebermann A (1998): Managing the Neuropsychiatric Symptoms of Parkinson's Disease. Neurology 50 Suppl.6: 33–38.

Olanow CW, Koller WC (1998): An Algorithm for the Management of Parkinson's Disease: Treatment Guidelines. Neurology 50, Suppl 3: 1–50.

Paulseth JE, Jensen JJ, Klawans HL (1985): Domperidone Therapy in Patients with Parkinson's Disease with Levodopa-Carbidopa Related Gastrointestinal Complaints. Ann Neurol 18: 127–131.

Pincus JH, Barry K (1987): Influence of Dietary Protein on Motor Fluctuations in Parkinson's Disease. Arch Neurol 44: 270–272.

Poewe W, Lees AL Steiger DS et al. (1986): Foot Dystonia in Parkinson's Disease. Clinical Phenomenology and Neuropharmacology. Adv Neurol 54: 357–360

Quinn NP (1993): Dementia and Parkinson's Disease. In: Wolters E, Scheltens P (Hrsg,) Mental Dysfunction in Parkinson's Disease: 123–133, Vreije Universiteit Amsterdam.

Schuh LA, Bennett JP (1993): Suppression of Dyskinesias in Advanced Parkinson's Disease. Continous Levodopa Shifts Dose Response for Production of Dyskinesias but not for Relief of Parkinsonism in Patients with Advanced Parkinson's Disease. Neurology 43: 1545–1550.

PARKINSON-SYNDROM

Schizophrenie

JOSEF BÄUML, SIBYLLE KRAEMER

1 Einführung und Epidemiologie

Psychosen aus dem schizophrenen Formenkreis sind eine klassische Erkrankung des jungen Erwachsenenalters, die Mehrzahl der Patienten (75 %) erkrankt vor dem 40. Lebensjahr. Ersterkrankungen im höheren Lebensalter stellen bei beiden Geschlechtern eine Ausnahme dar, so dass eine schizophrene Erstmanifestation nach dem 40. Lebensjahr stets eine differenzialdiagnostische Herausforderung (Abgrenzung von organisch bedingten Störungen) ist.

Unabhängig vom Lebensalter müssen ca. 80 % aller an einer schizophrenen Psychose Erkrankten mit immer wiederkehrenden Reexazerbationen rechnen. Um den mit rezidivierenden Rückfällen eng verbundenen negativen sozialen Konsequenzen möglichst vorzubeugen, stellt die Rezidivprophylaxe auch bei älteren Patienten eine besonders wichtige Behandlungsmaßnahme dar. Ein Abgleiten in einen chronifizierenden Verlauf ist auch im hohen Alter noch möglich. Die Kombination von möglichst wenig belastenden psychopharmakologischen Behandlungsstrategien in Verbindung mit begleitenden psychosozialen Maßnahmen steht deshalb im Mittelpunkt der folgenden Ausführungen.

Die Erkrankung Schizophrenie ist etwa gleich häufig auf Männer und Frauen verteilt. Frauen erkranken jedoch später (zwischen 23 und 30 Jahren), Männer früher (zwischen 18 und 25 Jahren). In der ersten Lebenshälfte sind, vermutlich aufgrund des protektiven Einflusses des Östrogens, weniger Frauen als Männer betroffen. Mit nachlassendem Östrogenschutz zu Beginn der Menopause kommt es bei den Frauen in der Lebensspanne von 45–55 Jahren zu einem zweiten Erkrankungsgipfel, der zwar etwas flacher verläuft, aber die Lebenszeitprävalenz beider Geschlechter aneinander angleicht (Häfner 2000).

Die **Lebenszeitprävalenz** liegt über verschiedene Kulturen und ethnische Gruppen hinweg konstant bei 1 %. Die Inzidenz liegt bei 0,01 % (Tab. 6-1).

Tabelle 6-1: Schizophrenie: Epidemiologische Daten (nach Hahlweg und Dose 1998, Häfner 2000).

Häufigkeit, Ersterkrankungsalter und Geschlechtsunterschiede	
Lebenszeitprävalenz	1 %
Geschlechtsverteilung	1:1
Erkrankungsalter	Männer erkranken 5 Jahre früher als Frauen
Ersterkrankungsalter von Männern	18 – 25 Jahre
Ersterkrankungsalter von Frauen	23 – 30 Jahre
Zweiterkrankungsgipfel (nur bei Frauen, Östrogenabfall)	45 – 50 Jahre
Ersterkrankungen < 40 Jahre	75 %
Ersterkrankungen > 40 Jahre	25 %
Verlauf und Prognose	
nur 1 Phase	20 – 25 %
mehrere Phasen, Beeinträchtigungen im sozialen Bereich	25 – 50 %
chronischer Verlauf	25 %
Tod durch Suizid	10 %

SCHIZOPHRENIE

Bei der Behandlung schizophrener Patienten im höheren Lebensalter handelt es sich also in der überwiegenden Mehrzahl der Fälle um zwischenzeitlich älter gewordene schizophren erkrankte Menschen. Diese haben ihre ausgeprägten produktiven Symptome wie formale Denkstörungen, Haltungsstereotypien, Affektveränderungen und Ich-Störungen bereits durchlaufen und sind eher von einer **persistierenden Wahnsymptomatik** geprägt.

Ein Großteil der älteren schizophrenen Patienten lebt sozial zurückgezogen, viele sind auf externe Hilfe angewiesen (Ciompi und Müller 1976). Altgewordene schizophrene Patienten lassen einen größeren Hilfebedarf erkennen als eine altersmäßig vergleichbare Stichprobe aus der gesunden Allgemeinbevölkerung oder jüngere Menschen mit der gleichen Erkrankung (Semple et al., Jeste 1997/Semple et al., Jeste 1999).

Es sollte jedoch auch bedacht werden, dass Wiedererkrankungen, die 10 bis 20 Jahre nach der Ersterkrankung auftreten, im Vergleich zu dieser oft deutlich milder und weniger kompliziert verlaufen. Daher kann von einem „positiven Knick" nach 15- bis 20-jährigem Erkrankungsverlauf gesprochen werden.

2 Diagnostik

Bei der Bezeichnung der Schizophrenie im höheren Lebensalter werden unterschiedliche Nomenklaturen angewandt (Tab. 6-2). Von einer **Spätschizophrenie** im engeren Sinne spricht man im deutschsprachigen Raum nur dann, wenn die spezifischen Symptome erstmals nach dem 40. und überwiegend vor dem 60. Lebensjahr aufgetreten sind (Bleuler 1943, Huber 1979, Hinterhuber 1973, Riecher-Rössler 1997). Laut Literaturangaben schwankt der Anteil der Spätschizophrenien an den Schizophrenien insgesamt zwischen 7 % (Huber 1979), 15 % (Bleuler 1943) und 25 % (Hinterhuber 1973).

Im anglo-amerikanischen Raum werden auch paranoide Psychosen nach dem 60. Lebensjahr, insbesondere solche, die sich von der Schizophrenie durch ein ausgebautes Wahnsystem bei gut erhaltener Persönlichkeit und ungestörtem Affekt unterscheiden, als **„late-onset-schizophrenia"** bzw. **„late-paraphrenia"** mehr oder weniger konfundierend mit den eigentlich schizophren Erkrankten zusammengefasst (Riecher-Rössler et al. 1995). Bei dieser Nomenklatur ist zu beachten, dass zwei verschiedene Krankheitsentitäten vermengt werden. Bei den meisten „late-paraphrenia"-Fällen liegt vermutlich ein organisches Korrelat zu Grunde, während bei den

Tabelle 6-2: Schizophreniebegriff und Lebensalter.

Ersterkrankungsalter	Anteil	Terminologie	Autoren
bis 40 Jahre	75%	Schizophrene Psychose	Bleuler (1943) Riecher-Rössler (1997)
40 bis 60 Jahre	25%	late-onset psychosis (late-paraphrenia)	Howard et al. (2000)
über 60 Jahre		very-late-onset psychosis	

klassischen Spätschizophrenien, ähnlich wie bei den jünger Erkrankten auch, nur minimale zerebrale Veränderungen vorliegen (Howard et al 2000).

Im Gegensatz zu schizophrenen Patienten mit einem frühen Erkrankungsbeginn zeigen sich bei Patienten mit einer schizophrenen Ersterkrankung im Senium (Spätschizophrenie, Beginn nach dem 60. Lebensjahr) in der zerebralen Bildgebung keine über das Normalmaß hinausgehende kortikale Atrophie oder Erweiterung der Ventrikel (Tonkonogy 1999), aber häufiger eine moderate bis schwere „White matter hyperintensity" (Förstl et al. 1994).

Bei den Patienten mit einer Spätschizophrenie dürfte es sich daher um eine eigenständige Krankheitsentität mit einer mehr zerebro-vaskulär und weniger mit einer atrophisch bedingten Ursache handeln. Diese Hypothese wird dadurch gestützt, dass die Rate schizophrener Erkrankungen bei Verwandten ersten Grades und bei nichtverwandten Kontrollpersonen nahezu identisch ist (Howard et al. 1997) Dies legt den Schluss nahe, dass hier weniger eine genetische Disposition als vielmehr eine anderweitig bedingte hirnorganische Veränderung für die Krankheitsmanifestation verantwortlich ist.

2.1 Praktisches Vorgehen

Die Diagnose einer Schizophrenie erfolgt nach wie vor aufgrund der **klinischen Beobachtung** und **Anamnese.** Im Rahmen der internationalen Standardisierung wird heute bewusst auf theoretische Konstrukte verzichtet, sodass fast ausschließlich gut operationalisierte deskriptive Phänomene das Grundgerüst der beiden wesentlichen Diagnoseinstrumente, ICD-10 und DSM-IV, darstellen. Dennoch lassen sich sowohl in den Kriterien 1–9 des ICD-10 sowie in den

Tabelle 6-3: ICD-10-Diagnose-Kriterien für Schizophrenie (nach Dilling et al. 1993).

Mindestens eines der Merkmale 1–4:

(1) Ich-Störungen:
Gedankeneingebung, Gedankenentzug, Gedankenausbreitung, Gedankenlautwerden.

(2) Wahn und Wahnwahrnehmungen:
Beeinflussungswahn; Verfolgungswahn; Kontrollwahn; Wahnwahrnehmungen; Gefühl des Gemachten, deutlich bezogen auf Körper- oder Gliederbewegungen oder bestimmte Gedanken, Tätigkeiten oder Empfindungen.

(3) Kommentierende und dialogisierende Stimmen:
Kommentierende oder dialogische Stimmen, die über die Patienten reden oder andere Stimmen, die aus bestimmten Körperteilen kommen.

(4) Bizarrer Wahn:
Anhaltend kulturell unangemessener, bizarrer Wahn, wie z. B., das Wetter kontrollieren zu können oder mit Außerirdischen in Verbindung zu stehen.

Mindestens 2 der Merkmale 5–8:

(5) Anhaltende Halluzinationen jeglicher Art:
Anhaltende Halluzinationen jeder Sinnesmodalität, täglich während mindestens eines Monats, begleitet von flüchtigen oder undeutlich ausgebildeten Wahngedanken ohne deutliche affektive Beteiligung oder begleitet von langanhaltenden überwertigen Ideen.

(6) Formale Denkstörungen:
Neologismen, Gedankenabreißen, Einschiebungen in den Gedankenfluss, was zu Zerfahrenheit oder Danebenreden führt.

(7) Bewegungsanomalien:
Katatone Symptome wie Erregung, Haltungsstereotypien oder wechselnde Biegsamkeit, Negativismus, Mutismus und Stupor.

(8) „Negative" Symptome:
Auffällige Apathie, Sprachverarmung, verflachter oder inadäquater Affekt.

Für die Diagnose einer Schizophrenia simplex:

Merkmal 9 über eine Zeitdauer von mindestens 1 Jahr

(9) Durchgängige Verhaltensänderungen

SCHIZOPHRENIE

fünf Kategorien des DSM-IV neben der Dichotomisierung Kraepelins (1909) auch die Erst- und Zweit-Rang-Symptome Kurt Schneiders nach wie vor identifizieren (Schneider 1973, Klosterkötter 2000).

Da sich im klinischen Alltag im deutschsprachigen Raum das ICD-10 als gängigstes Diagnostikinstrument etabliert hat, soll hier auf dieses Bezug genommen werden, die diagnostischen Kriterien für eine Schizophrenie nach **ICD-10** sind in Tabelle 6-3 zusammengefasst.

> Apparative Untersuchungstechniken spielen trotz der immer häufigeren Feststellung zerebromorphologischer Auffälligkeiten bei schizophren erkrankten Patienten nach wie vor keine Rolle bei der Diagnosestellung (s. Tab. 6-4).

Bis heute gibt es keine organischen Korrelate oder biologisch ätiologischen Gesichtspunkte, die für die bei schizophrenen Psychosen zu beobachtenden Symptome spezifisch genug wären (Klosterkötter 2000). Hirnorganische Normabweichungen bzw. biologische Befunde besitzen vorerst nur eine differenzialdiagnostische Ausschlussfunktion. Ab einer gewissen – bis heute auch nicht eindeutig operationalisierten – Verdichtung und Häufung von organisch auffälligen Befunden kann man von einer „funktionellen, organischen psychischen Störung" sprechen, von sogenannten „organischen Psychosyndromen zweiter Ordnung". Dazu gehört, dass die für eine typische organische Genese sprechenden Beschwerden wie Bewusstseinstrübung, Amnesie, Aphasie, Apraxie, Agnosie oder Störungen der Exekutivfunktionen und des Gedächtnisses, wie sie bei „organischen Psychosyndromen erster Ordnung" (Lauter 1988) bekannt sind, nicht vorliegen.

Tabelle 6-4: Diagnostische Maßnahmen (nach Leucht et al. 2000). (DD = Differenzialdiagnose).

Obligatorisch durchzuführende Untersuchungsparameter	Indikation/Symptomatik		
Körperliche Untersuchung	Allgemeinzustand (Gebrechlichkeit) Exsikkose (Hautturgor)	Differenzial-Blutbild	Anämie (Ausschluss perniziöser Anämie) rheologische Parameter (Hämatokrit, Thrombozyten etc.). Ausgangswert der Leukozyten vor neuroleptischer Medikation
Neurologische Untersuchung	Sturzgefahr (Gleichgewichtsprobleme) Parkinsonoid tardive Dyskinesien	C-reaktives Protein/ Blutkörperchensenkungsgeschwindigkeit	Infektionen Malignome Autoimmunkrankheiten
Ophthalmologischer Status	Visus Sehhilfen? Hinweis auf Glaukom	Elektrolyte	Hyponatriämie (z. B. bei Carbamazepin-Therapie)
HNO-Status	Hörminderung Hörgerät?	Leber-, Nierenwerte	Ausgangswert vor neuroleptischer Medikation
EKG	Ausgangswert vor neuroleptischer Medikation (QT-Intervall Soll <450 msec.) ↑	Blutzuckerwerte	Diabetes

2.2 Somatische Diagnostik

Besondere Bedeutung kommt der gezielten und gründlichen somatischen Abklärung zu, um mögliche hirnorganische oder die Hirnfunktion beeinträchtigende Veränderungen erkennen zu können. Einen Überblick über die obligatorischen und die fakultativen Untersuchungsparameter gibt Tabelle 6-4. Besonders zu achten ist auf die mögliche Beeinträchtigung von sensorischen Funktionen, da Einbußen sowohl optischer wie akustischer Natur zumindest die Aufrechterhaltung von halluzinatorischem Erleben und die sich daraus konsekutiv ergebende paranoide Verarbeitung verstärken können (Fuchs 1997, Thorpe 1997).

3 Differenzialdiagnose

Im höheren Lebensalter wird es zunehmend schwieriger, die Spezifität auftretender hirnorganischer Auffälligkeiten zweifelsfrei zuzuordnen.

Eine Differenzialdiagnose der Spätschizophrenie sind die **organisch bedingten Psychosen.** Als Hilfe bei der differenzialdiagnostischen Abgrenzung hat sich das Vorgehen nach einem Explorationsleitfaden bewährt (Tab. 6-5).

Die **Demenz** ist eine weitere wichtige Differenzialdiagnose zur Spätschizophrenie. In Tabelle 6-6 sind die Merkmale der klassischen Kernschizophrenie und der Demenz vergleichend gegenübergestellt (Leucht et al. 2000).

Tabelle 6-4: (Fortsetzung).			
Fakultative Untersuchungen	**Indikation/Symptomatik**	Drogenscreening	bei entsprechendem Verdacht
Schilddrüsenwerte mit AK-Bestimmung	Hypo-/Hyperthyreose Thyreoiditis	Liquorpunktion	Enzephalitis Multiple Sklerose
Parat-Hormon, Ca^{2+}, Phosphat (in Serum und Urin)	Hyper-/Hypoparathyreodismus	kraniales CT oder MRT	zerebromorphologischer Status Tumor vaskuläre Prozesse NPH
Cortisol	Ausschluss einer NNR-Insuffizienz		
Plasmaspiegel: Digitalis-Präparate Antidepressiva Neuroleptika Lithium Carbamazepin	Unter- und Überdosierungen	PET	DD fronto-temporale Demenzen DD residualbedingte Abulie
		EEG	Ausgangswert vor neuroleptischer Medikation DD psychomotorisches Anfallsleiden
Luesserologie	Neurolues		
HIV-Test	Ausschluss HIV-induzierte Psychose	Carotiden-Doppler/Duplex	Hinweis auf zerebrale Durchblutungsstörung
Lyme-Borreliose	bei Expositionsverdacht	Langzeit-EKG/ 24-h-Blutdruck-messung	Ausschluss einer kardial bedingten zerebralen Durchblutungsstörung
Vitamin B_{12} und Folat	funikuläre Myelose		
Kupferspiegel und Coeruloplasmin	Morbus Wilson ↑	Rö.-Thorax	bei Hinweis auf eine Lungenerkrankung

SCHIZOPHRENIE

Tabelle 6-5: Explorationsleitfaden zur Differenzialdiagnose von Spätschizophrenien und organischen Psychosen.

Untersuchungsebene	Spätschizophrenien	Organische Psychosen
Kognitive Ebene:		
Orientierung	meist unauffällig	unsicher
Gedächtnis	unspezifisch Konzentrationsstörungen, keine typischen Einbußen	typischerweise Kurzzeitgedächtnis schlechter als Langzeitgedächtnis
Uhrentest	unauffällig	unbeholfen, überfordert
Dissimulationsverhalten	wahnhaftes Erleben wird bagatellisiert („es gibt noch viele Geheimnisse zwischen Himmel und Erde …")	kognitive Insuffizienz wird bagatellisiert („kann jedem mal passieren …")
Verhaltensebene:		
Orientierung auf Station	kein Problem	findet häufig Zimmer nicht, verwechselt Toilette etc.
Tag-/Nachtumkehr	kein typischer Rhythmus	häufige Verschlechterung der Symptomatik in der Nacht mit Zunahme der Desorientierung
Hilfestellung beim Anziehen	kein Problem	apraktische Störungen, Knöpfen oder Gürtelanlegen oft nicht möglich
Gegenstände werden verlegt	nur im akuten Schub	häufiges Suchen, fühlt sich bestohlen
Kontaktverhalten	zieht sich eher zurück, autistisch, misstrauisch	eher anhänglich, sucht Kontakt, regressiv
Selbstzeugnisse:		
Zeichnungen, Briefe, Aufzeichnungen	qualitative Abweichungen („unverständlich, eigenartig, seltsam …")	quantitative Abweichungen („entdifferenziert, weniger sorgfältig, unbeholfen …")
Fremdanamnese:		
Veränderungsrichtung im Vergleich zur Primärpersönlichkeit	plötzlich „ganz anders", nicht wiederzuerkennen, „sonderbar, komisch …"	Hypertypisierung („früher sparsam, jetzt geizig …") Hypotypisierung („früher witzig, jetzt flach, gleichgültig …")
„Was stört Sie am meisten?"	qualitative Aspekte	quantitative Aspekte

Tabelle 6-6: Differenzialdiagnose Demenz und Schizophrenie (nach Leucht et al. 2000).

	Demenz	Schizophrenie
Beginn	Meist im höheren bis hohen Lebensalter	Ca. 75 % erkranken vor dem 40. Lebensjahr, 25 % erst später
Verlauf	Langsam progredient	Meist schubweise, residuale Entwicklung im Intervall möglich
Kognitive Leistungen	Leitsymptom: global beeinträchtigt, Symptomatik progredient	Formale Denkstörungen im akuten Schub, keine nennenswerte Progression
Orientierung	Fast immer beeinträchtigt	Nur in akuten Schüben beeinträchtigt („desorganisiert")
Sprache	Wortfindungsstörungen, Perseverationen, Paraphrasien	Im akuten Schub oft inkohärente Sprache, Gedanken-Abreißen, Gedankensperre (=formale Denkstörungen)
Affekt	Häufig affektlabil, meist situativ bedingt, rasch auslenkbar	Im akuten Schub oft inadäquat anmutend, situationsunabhängig, indifferente Verstimmung
Psychomotorik	Anfangs unauffällig, dann allgemeine Verlangsamung	In der Akutphase Wechsel zwischen Retardierung (Katatonie) und Hyperaktivität (Erregungszustand)
Halluzinationen	Meist nur in schweren Fällen	Typisches Leitsymptom
Wahn	Erst bei fortgeschrittenen Krankheitsbildern; eher undramatische Inhalte	Typisches Leitsymptom: mystische, bizarre Inhalte

Neben den einer schizophrenen Grunderkrankung zuzuordnenden paranoid-halluzinatorischen Syndromen gibt es im höheren Lebensalter eine Reihe von sogenannten **isolierten Wahnformen** und **Halluzinosen**, deren Genese eher mit sekundären hirnorganischen Faktoren und einer sensorischen Deprivation auf dem Boden einer prämorbid auffälligen Primärpersönlichkeit in Verbindung gebracht wird (Fuchs, 1997):

- hypochondrischer Wahn
- nihilistischer Wahn (Cotard-Syndrom)
- Eifersuchtswahn (Othello-Syndrom)
- Liebeswahn (Clérambault-Syndrom)
- induzierter Wahn (folie a deux)
- organische Wahnsyndrome

- Wahnsyndrome bei sensorischer Deprivation
- taktile Halluzinose (Dermatozoenwahn)
- optische Halluzinose (Charles Bonnet-Syndrom)
- musikalische Halluzinose.

4 Therapie

Ausgehend vom multifaktoriellen Vulnerabilitäts-Stressmodell muss auch der Behandlungsansatz der Schizophrenie „bio-psycho-sozial" sein (Zubin und Spring 1977). Dieses Modell geht davon aus, dass der schizophrenen Erkrankung eine genetisch und organisch determinierte Erkrankungsdiathese zu Grunde liegt. In Kombination mit interindividuell sehr unterschiedlichen Stressoren, zumeist psychosozialer Art, kommt es bei Überschreitung einer hypothetisch anzunehmenden kritischen Belastungsschwelle zur Demaskierung der Erkrankung.

Die **Zielsymptomatik** einer neuroleptischen Therapie ist auch bei älteren Patienten in erster Linie das produktiv-psychotische Erleben und die davon ausgehenden Verhaltensauffälligkeiten.

Tabelle 6-7: Häufige Nebenwirkungen bei der neuroleptischen Therapie älterer schizophrener Patienten (NL=Neuroleptikum).

	Symptomatik/Problematik	Prävention/Abhilfe
Neurologisch Frühdyskinesien	im Alter kaum noch zu beobachten (< 5 %)	Akineton® **oder** Umstellung auf anderes NL
Parkinsonoid	Hypokinese Sturzgefahr Tremor Bradyphrenie depressive Verstimmung	Orientierung an früherem Nebenwirkungsprofil Umsetzung auf atypische Neuroleptika, möglichst geringe Dosis Antiparkinsonmittel
Akathisie	quälende Sitz- und Bewegungs-Unruhe	Atypische NL
Tardive Dyskinesien	erhöhte Sensibilität im Alter orofaziale Potenzierung durch Zahnprothesen möglich	Atypische NL Tiapridex (100–400 mg)
Muskelrelaxation	Sturzgefahr bei Benzodiazepingabe Dysarthrie, verwaschene Sprache	Benzodiazepine möglichst niedrigdosiert
Kardiovaskulär Hypotension	Schwindel mit Sturzgefahr	Mehrere kleine Dosen keine „peak dose" cave: histaminerge Blockade
Überleitungsstörungen	Palpitationen Synkopen	Langzeit-EKG kardiologisches Konsil
Psychovegetative Beschwerden	Akkommodationsstörungen? Mundtrockenheit Glaukom Blasenentleerungsstörungen Obstipation	Ausreichende Flüssigkeitszufuhr cave: Phenothiazine cave: Trizyklika cave: Clozapin Ausreichende Flüssigkeitszufuhr
Laborwerte Differenzial-Blutbild	Leukopenie Anämie	2-wö. Blutbildkontrollen in den ersten 3 Monaten, dann alle 3 Monate (bei Clozapin alle 4 Wo., in den ersten 18 Wochen wö.)
Elektrolyte	Hyponatriämie, v. a. bei adjuvanter Gabe von Carbamazepin	Ausreichende Flüssigkeitszufuhr Laborkontrolle bei Bedarf

4.1 Psychopharmakotherapie

Prinzipiell unterscheidet sich die medikamentöse Behandlung bei schizophrenen Patienten im höheren Lebensalter nicht grundsätzlich von der bei Jüngeren. Da im Senium die Anfälligkeit gegenüber neurologischen Nebenwirkungen physiologischerweise deutlich erhöht ist, sollte die Therapie bei Älteren ganz dezidiert nebenwirkungsgeleitet sein (Schneider 1993, Großberg 1995). Die Dosierung der **Neuroleptika** muss aufgrund der ab dem 60. Lebensjahr veränderten Pharmakokinetik (kardiale, hepatische und renale Einschränkungen) um etwa 30–50 % reduziert werden. Bei entsprechender Disposition für die spezifischen Nebenwirkungen muss die Behandlung mit atypischen Neuroleptika ganz im Vordergrund stehen (Tariot 1999, Barak 1999, Sojatovic 1996).

In diesem Kapitel werden jene **Nebenwirkungen** besonders herausgestellt, die ganz speziell bei älteren Menschen zu einer sorgfältigen Nutzen-Risiko-Abwägung der Behandlung führen müssen (Tab. 6-7; siehe auch Kap. 15).

Sofern die schizophrene Kernsymptomatik durch **organische Symptome** überlagert wird, sollten zunächst im Sinne eines möglichst kausalen Vorgehens alle objektivierbaren Noxen ausgeschaltet oder zumindest reduziert werden.

Der regelmäßigen **Verlaufskontrolle** somatischer Parameter kommt bei älteren Patienten eine ganz besondere Wertigkeit zu (Tab. 6-8):

- Laborparameter
- EKG
- EEG.

In Anlehnung an die **DGPPN-Leitlinien** (Gaebel, Falkai 1998) zur Therapie schizophrener Erkrankungen wird vorgeschlagen, sich auch bei der Therapie älterer Patienten an einem entsprechend adaptierten Therapiealgorithmus zu orientieren (Abb. 6-1).

Plus-Symptomatik

Nach gesicherter Diagnose einer Schizophrenie sollte bei einer überwiegend produktiv psychotischen Plussymptomatik primär ein **atypisches Neuroleptikum** zum

Tabelle 6-8:	Empfehlungen für Routineuntersuchungen unter Neuroleptika (nach Benkert und Hippius 1996).			
Untersuchung	Ausgangsbefund vor Therapiebeginn	Monate 1–3	Monate 4–6	ab Monat 7
Blutbild (*)	JA	alle 2 Wochen	monatlich	alle 3 Monate
Elektrolyte, z. B. Na⁺ bei adjuvanter Carbamazepin-Gabe	JA	alle 2 Wochen	monatlich, b. Bed. wöchentlich	alle 3 Monate, b. Bed. häufiger
Harnstoff/Kreatinin	JA	alle 3 Monate	alle 3 Monate	alle 6 Monate
GOT/GPT/Gamma-GT	JA	monatlich	alle 3 Monate	alle 3 Monate
RR/Puls	JA	monatlich	monatlich	alle 3 Monate
EKG	JA	alle 3 Monate	alle 3 Monate	alle 3 Monate
EEG	JA			1 × jährlich

(*) Bei Clozapin in den ersten 18 Behandlungswochen wöchentlich, dann monatliche Kontrollen des Diff.-Blutbildes erforderlich.

SCHIZOPHRENIE

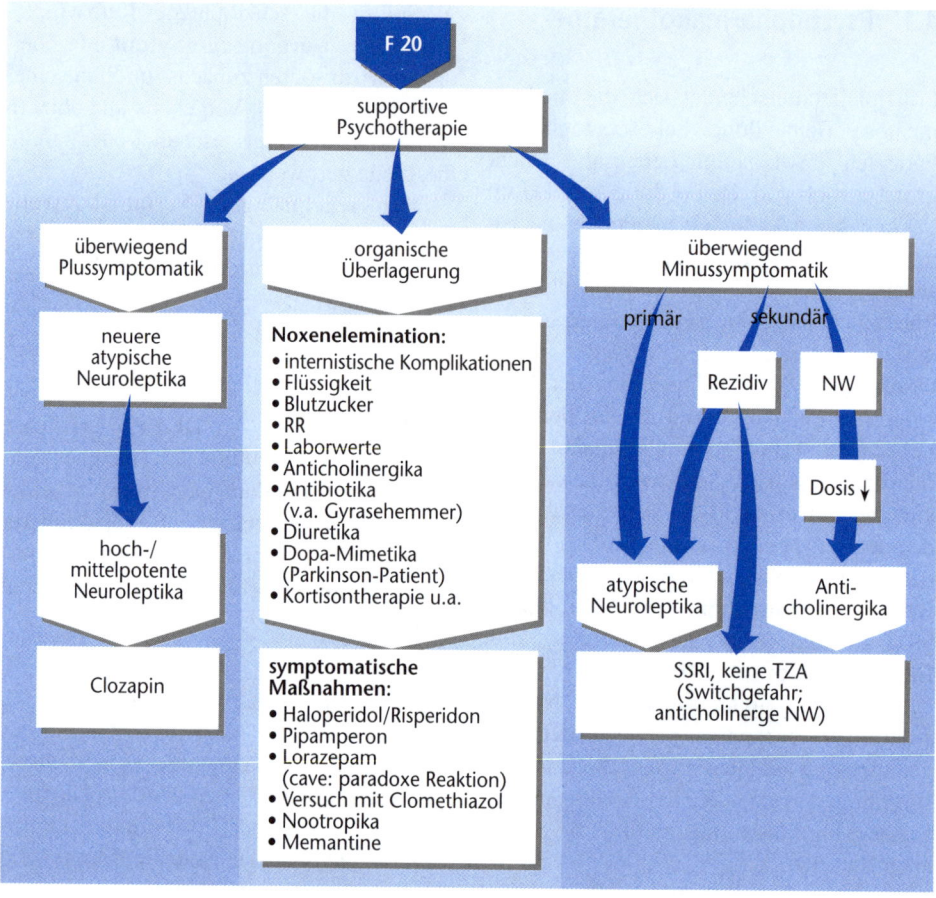

Abbildung 6-1: Algorithmus zur Pharmakotherapie bei schizophrenen Patienten im höheren Lebensalter (NW=Nebenwirkung, SSRI=Selektive-Serotonin-Reuptake-Hemmer, TZA=Trizyklische Antidepressiva, F20=Psychosen aus dem schizophrenen Formenkreis).

Einsatz kommen (Tab. 6-9). Die Dosis kann durchaus den bei jüngeren Patienten empfohlenen Normbereichen angenähert werden, sofern es die neurologisch-internistische Gesamtsituation gestattet. Bei ausbleibender Besserung innerhalb von vier bis acht Wochen trotz adäquater Dosierung wird ein Behandlungsversuch mit einem **klassischen Neuroleptikum** im Dosisbereich von 300 bis 600 CPZ- (Chlor-promazin) Einheiten empfohlen, es sei denn, eine gravierende extrapyramidalmotorische Symptomatik zwingt gleich zur Umstellung auf **Clozapin** (Leponex®). Anders als bei jüngeren Patienten steht Clozapin bei älteren Patienten aufgrund der erhöhten Anfälligkeit für ein Delir und aufgrund der Kreislauflabilität erst an letzter Stelle der Therapiemöglichkeiten (Dosierungsempfehlungen Tab. 6-9).

Tabelle 6-9:	Dosierungsempfehlungen für atypische und klassische Neuroleptika bei Patienten im höheren Lebensalter (NL=Neuroleptika). (Auswahl orientiert an klinischer Erfahrung der Autoren, Nichterwähnung einzelner Substanzen stellt keine Wertung dar.)			
		Dosierung p.o. pro Tag bei		
Substanz	**Handelsname**	**Plussymptomatik**	**hirnorganische Mischbilder**	**Minus-symptomatik**
Atypische NL				
Risperidon	Risperdal®	2–4 (6) mg	0,5–2 mg	0,5–2 mg
Olanzapin	Zyprexa®	5–20 mg	–	5–10 mg
Amisulprid	Solian®	100–600 mg	50–200 mg	50–300 mg
Quetiapin	Seroquel®	100–400 mg	–	25–200 mg
Clozapin	Leponex®	50–350 mg	–	25–150 mg
Zotepin	Nipolept®	25–200 mg	–	25–100 mg
Klassische NL				
Haloperidol	Haldol®	2–8 mg	1–10 mg	–
Flupentixol	Fluanxol®	1–10 mg	–	1–4 mg
Fluspirilen	Imap, Depot®	1–6 mg	–	1–2 mg
Fluphenazin	Dapotum®	2–10 mg	–	–
Pimozid	Orap®	1–4 mg	–	–
Perazin	Taxilan®	25–400 mg	–	25–200 mg
Thioridazin	Melleril®	10–300 mg	–	25–150 mg
Chlorprothixen	Truxal®	10–200 mg	25–100 mg	25–100 mg
Pipamperon	Dipiperon®	20–200 mg	20–100 mg	–
Melperon	Eunerpan®	25–200 mg	25–100 mg	–
Levomepromacin	Neurocil®	25–200 mg	–	–

Minus-Symptomatik

Bei einer **primären Minussymptomatik** sollten generell **atypische Neuroleptika** im unteren Dosierungsbereich zur Anwendung kommen. Bei anhaltender Therapieresistenz sollte nach 6–12 Wochen die Umstellung auf **Clozapin** versucht werden, sofern es die somatische Gesamtsituation erlaubt. Die Kombination mit einem aktivierenden selektiven-Serotonin-Reuptake-Hemmer (SSRI), z.B. Citalopram 10–20 mg, ist zu erwägen.

Dieses Vorgehen empfiehlt sich auch bei einer **sekundären Minussymptomatik** mit Verdacht auf eine eigenständige depressive Komponente. Als adjuvante Begleittherapie sollten Trizyklische Antidepressiva (TZA) nur ausnahmsweise verordnet werden, wenn vorherige Versuche mit SSRI bzw. selektiv noradrenergen Antidepressiva (z.B. Reboxitin) keinen Erfolg zeigten. Neben

SCHIZOPHRENIE

den bekannten negativen anticholinergen Wechselwirkungen besitzen TZAs auch eine erhöhte „Switch-Gefahr" (Umschlagen in eine Manie).

Sollte die Minussymptomatik in erster Linie **Folge** der depressiogenen Auswirkungen einer Rezidivprophylaxe mit klassischen Neuroleptika sein, so muss folgendes erwogen werden:

- Dosisreduktion
- zusätzlich Gabe eines Anticholinergikums (Cave: Delirgefahr)
- Umstellung auf ein atypisches Neuroleptikum.

Das gleiche gilt auch, wenn die aktuelle Minussymptomatik als eigenständiges **Rezidiv** bei einer z. B. depressiven Psychose betrachtet werden muss.

Bei anhaltenden affektiven Mischzuständen mit wiederholter Dysphorie und Gereiztheit können folgende Medikamente zusätzlich versuchsweise gegeben werden:

- Lithium (Plasmaspiegel um 0,6 mmol/l)
- Carbamazepin 200–1000 mg (Plasmaspiegel 6–8 µg/l, Cave: Hyponatriämie)
- andere Antiepileptika (Valproinsäure, Lamotrigin).

> Die potenziellen Vorteile einer polypragmatischen Kombinationsbehandlung müssen stets gegen die Nachteile einer vor allem im höheren Lebensalter immer schwerer steuerbaren Polypharmazie abgewogen werden.

Verwirrtheitszustände

Zunächst sind alle denkbaren **Noxen** auszuschalten oder zu reduzieren. Neben der Optimierung der **Herz-Kreislauf-Funktion** unter besonderer Berücksichtigung einer ausreichenden Flüssigkeitszufuhr (häufig Exsikkose: trockene Haut mit modellierbaren Falten auf dem Handrücken), ist die Normalisierung folgender Parameter anzustreben:

- Elektrolythaushalt
- Blutzuckerwerte (Cave: Rezidivierende Hypoglykämien bei zu streng eingestellten Diabetikern)
- Nierenwerte
- Leberwerte
- Schilddrüsenwerte.

Daneben muss vor allem die allgemeinmedizinische und psychiatrische **Begleitmedikation** kritisch überprüft werden, die durch spezifische anticholinerge Nebenwirkungen die bestehenden Verwirrtheitszustände verschlechtern kann:

- Diuretika
- Antihypertonika (v. a. Betablocker mit Bradykardie-Neigung und sukzessivem RR-Abfall)
- Antibiotika (v. a. Gyrasehemmer)
- anticholinerg wirkende Antazida
- trizyklische Antidepressiva
- trizyklische Neuroleptika (Phenothiazine oder Thioxanthene)
- direkte und indirekte Dopa-Mimetika.

Die direkten und indirekten Dopa-Mimetika spielen bei Parkinson-Patienten eine besondere Rolle. Hier muss in enger Absprache mit einem Neurologen die unterste Dosis heraustitriert werden, ohne eine akinetische Krise mit den bekannten Begleitrisiken zu provozieren.

Neben der weitgehenden Ausschaltung aller denkbaren Noxen kommt dem Einsatz eines nicht anticholinerg wirkenden **Neuroleptikums** oberste Priorität zu.

Im akuten **Notfall** empfiehlt sich:

- Haloperidol 2,5 bis 10 mg i.v. (1 Amp.= 1 ml= 5 mg).

Bei weniger akuten Notfällen hat sich bewährt:

- Risperidon 0,5 bis 4 mg p.o.

Zur Verbesserung des **Nachtschlafes** empfiehlt sich zusätzlich die Verordnung von 5–20 ml Pipamperon (entspricht 20 bis

80 mg). Lorazepam (1 bis 5 mg) kann gerade bei **stuporös-katatonen Zustandsbildern** eine rasche Soforthilfe bewirken; allerdings muss bei einem Teil der besonders betagten Patienten mit paradoxen Reaktionen gerechnet werden (Zunahme der Verwirrtheit mit länger anhaltender Überwachungspflichtigkeit).

In einigen Fällen hat sich immer wieder mal die Gabe von **Clomethiazol** 100 bis 1000 mg p.o. als wirksam erwiesen, allerdings erfordert dies eine intensive Überwachung von Kreislauf- und Atmungsfunktionen. Daher ist diese Behandlung Ausnahmesituationen vorbehalten, in erster Linie bei Verdacht auf eine unterlagerte protrahierte Entzugssymptomatik.

Der Einsatz von **Piracetam** (800 mg Kps., 2- bis 6-mal/tgl.) oder auch von **Memantin** (10–30 mg tgl., wegen der aktivierenden Funktion in der ersten Tageshälfte geben) kann zusätzlich versucht werden. Im Zweifelsfall sollten diese Maßnahmen stets zusammen mit einem erfahrenen Internisten oder Anästhesisten geplant werden.

Mischbilder

Als oberstes Erfolgskriterium jeglicher pharmakogenen Therapie bei einem fraglichen Mischbild aus genuiner und zusätzlich hirnorganisch überlagerter schizophrener Symptomatik muss die Restitution der kognitiv-mnestischen Funktionen betrachtet werden. Solange Orientierungsprobleme und eine fluktuierende Vigilanz vorhanden sind, muss bei der zur produktiv-psychotischen Symptomsuppression eingesetzten Neuroleptika-Medikation stets darauf geachtet werden, dass die damit verbundenen anticholinergen Nebenwirkungen nicht ungewollt zu einer Aufrechterhaltung des hirnorganisch bedingten Verwirrtheitszustandes beitragen. Im Zweifelsfalle sollte

stets die Reduktion oder die Umstellung auf ein weniger anticholinerg wirkendes Neuroleptikum diskutiert werden.

Das konkrete Vorgehen im Einzelfall wird sich an den individuellen Gegebenheiten orientieren müssen, dies bei älteren noch mehr als bei jüngeren Patienten, bei denen limitierende internistisch-neurologische Einschränkungen eine geringere Rolle spielen. Dennoch lassen sich auch bei älteren schizophren erkrankten Patienten einige bewährte Prinzipien formulieren, die in Tabelle 6-10 zusammengefasst sind.

Tabelle 6-10: Hinweise zur Neuroleptika-Therapie bei schizophrenen Patienten im höheren Lebensalter.

(1) Vorerfahrungen aus früheren Behandlungen berücksichtigen

(2) Dosierung ab dem 60. Lebensjahr:
– Halbierung der Erwachsenendosis

(3) Bei vorbestehendem Parkinsonoid/tardiven Dyskinesien:
– Keine klassischen Neuroleptika!
– Nur atypische Neuroleptika, wenn möglich Clozapin.

(4) Verwirrtheitszustände in Vergangenheit bekannt:
– keine niederpotenten Neuroleptika mit anticholinergen Nebenwirkungen (cave: Phenothiazine, Clozapin (Leponex®)
– Einsatz von Risperdal, niederpotenten Butyrophenonen (Melperon, Pipamperon)
– im Akutfall Haloperidol i.v.

(5) Bei Minussymptomen:
– grundsätzlich keine klassischen Neuroleptika
– Bevorzugung atypischer Neuroleptika

(6) Möglichst neuroleptische Monotherapie, ältere Patienten müssen oft bereits zahlreiche andere Medikamente einnehmen!

(7) Bei Kombination von Neuroleptika mit Lithium:
– Lithium-Spiegel < 0,6 mmol/l (Tremor, Krampfgefahr). ↑

SCHIZOPHRENIE

Tabelle 6-10: (Fortsetzung).

(8) Bei Kombination von Neuroleptika mit Antidepressiva:
– möglichst keine Trizyklika aufgrund der anticholinergen Nebenwirkung
– Bevorzugung von SSRI, hier auch geringere „Switchgefahr" (rasches Umschlagen in eine Manie)

(9) Kardiovaskuläre Vorerkrankungen:
– Langzeit-EKG
– kardiologisches Konsil
– Vorsicht bei Thioridazin, Pimozid und Quetiapin: QT-Zeit-Verlängerungen bekannt

(10) bei hypochondrischem Wahn, Dermatozoenwahn:
– Versuch mit Pimozid 2–6 mg p.o./die (sofern internistisch vertretbar).

4.2 Neuroleptika-Response und neuroleptische Rezidivprophylaxe

In der Literatur gibt es zahlreiche Hinweise, dass die generelle **neuroleptische Therapie-Response** bei paranoiden Psychosen im höheren Lebensalter im Vergleich zu jüngeren schizophren Erkrankten weniger positiv verlaufe.

Um die Frage der Altersabhängigkeit des postakuten Therapieverlaufes nach Entlassung aus der stationären Behandlung im Rahmen der allgemeinen Rezidivprophylaxe beantworten zu können, wurden die Münchner PIP-Studien durchgeführt (Bäuml et al. 1996, 1999). Der BPRS-Score (Brief Psychiatric Rating Scale) war bei den Jüngeren und bei den Älteren bei Entlassung aus der Index-Behandlung sowie zwei Jahre später weitgehend identisch. Diese Ergebnisse sind ein Beweis dafür, dass auch schizophren erkrankte Patienten in der zweiten Lebenshälfte ein sehr gutes Ansprechen auf Neuroleptika zeigen und sich in ihrer Langzeitstabilität keineswegs von den jüngeren Erkrankten unterscheiden.

Die Wirksamkeit einer neuroleptischen **Rezidivprophylaxe** unterscheidet sich bei älteren, über 40-jährigen Patienten in ihrer Wirksamkeit nicht von der bei jüngeren Patienten (Bäuml et al. 2001).

‖ Auch im höheren Lebensalter ist die Durchführung einer medikamentösen Rezidivprophylaxe sinnvoll und erfolgreich.

Besonders zu achten ist hiebei auf die Verträglichkeit der rezidivprophylaktischen Medikation, vor allem hinsichtlich Parkinsonoid, tardiven Dyskinesien und Sedierung.

Die höhere Rate an tardiven Dyskinesien erfordert höchste Sorgfalt und genaue Beobachtung, um bei entsprechenden Anzeichen rasch reagieren zu können. Im Zweifelsfalle sollten hierbei stets atypische Neuroleptika mit einem generell geringeren Risiko für tardive Dyskinesien bevorzugt werden.

Bei der neuroleptischen Rezidivprophylaxe schizophrener Patienten im höheren Lebensalter gibt es bis jetzt keine eigens entwickelten Indikationskriterien, so dass sich die Orientierung an den für jüngere schizophrene Patienten erarbeiteten Konsensus-Guidelines (Kissling 1991) empfiehlt.

‖ Bei Ersterkrankungen wird eine mindestens ein- bis zweijährige, bei wiederholt Erkrankten eine drei- bis fünfjährige, bei besonders schwierigen Verläufen auch eine zeitlich unbefristete Rezidivprophylaxe empfohlen (Leucht et al. 2000).

4.3 Elektrokrampftherapie

Die Elektrokrampftherapie (EKT) ist bei schizophrenen Erkrankungen in erster Linie bei ausgeprägter, auf eine adäquate neuroleptische Therapie bisher nicht reagierende **Katatonie**, als Mittel der Wahl anzusehen (Folkerts 2000). Auch bei differenzialdiagnostischen Problemen zur Abgrenzung von einem malignen neuroleptischen Syndrom („katatones Dilemma") ist die EKT das bevorzugte Behandlungsverfahren.

Die ausführliche **Aufklärung** der Patienten, die Einholung eines „Informed consent", wird oft nicht möglich sein, so dass die Einwilligung in die Behandlung in der Regel von einem gesetzlich bestellten Betreuer wahrgenommen werden muss (Batra 1999). Im akuten Notfall gelten die Gepflogenheiten des übergesetzlichen Notstandes

> Ziel der EKT ist die Auslösung eines generalisierten zerebralen Krampfanfalles, der durch eine gleichzeitige medikamentöse Muskelrelaxation zu keiner motorischen Begleitreaktion führt.

Eine zwei bis fünf Minuten dauernde **Narkose** wird mit einem kurzwirksamen Barbiturat, in der Regel Methohexital (Brevimytal®, 60 bis 120 mg) und einem Muskelrelaxans, meist Succinylcholin (60 bis 100 mg), durchgeführt. Ein anästhesiologisches Konsil zur Klärung der Narkosefähigkeit muss bei älteren Patienten prinzipiell gefordert werden. Zu den abzuklärenden Parametern zählen:

- Laborparameter (Blutbild, Elektrolyte, Leber- und Nierenwerte, Blutzuckerwerte, Schilddrüsenstatus)
- kardiopulmonaler Status (EKG, Zeichen eines frischen Infarktes oder einer schweren KHK; Röntgen-Thorax)
- zerebro-morphologischer Status (CCT oder NMR, Ausschluss eines Tumors oder von Gefäßmissbildungen).

Bei Antikoagulation muss der Quickwert vorher auf ca. 70 % angehoben werden, eine latente Neigung zu hypertensiven Krisen muss sicher kompensiert sein.

Mit den heute üblichen **Kurzpulsstromgeräten** (z. B. Thymatron®) wird eine in 0,5 bis 0,1 msec-Intervalle zergliederte Stromapplikation von 1 bis 8 sec. Dauer vorgenommen. Die Relation von Stromflusszeit zu Strompausen-Intervall beträgt in der Regel 1:5 bis 1:10. Durch diese standardisiert eingebaute Unterbrechung des Stromflusses können morphologische Schädigungen durch Überhitzung des Gewebes heute mit an Sicherheit grenzender Wahrscheinlichkeit ausgeschlossen werden.

> Die Behandlung wird in der Regel unilateral, auf der nichtdominanten Hemisphäre, durchgeführt.

Der induzierte **Krampfanfall** sollte peripher 25 Sekunden und zentral mindestens 30 Sekunden dauern. Bei abortiven Krampfäquivalenten kann die Reizung in der gleichen Sitzung nach entsprechender Zwischenbeatmung wiederholt werden.

Nach ca. 10 bis 30 Minuten sind die Patienten wieder voll orientiert, nach einer Stunde können sie das Bett verlassen. Bei mangelnder Response nach der fünften Sitzung hat sich der Wechsel auf eine bitemporale Applikation bewährt.

Insgesamt sind meist 6 bis 12 Behandlungen erforderlich, in Abhängigkeit von der Akuität des Krankheitsbildes und den kognitiv-mnestischen Nebenwirkungen werden wöchentlich zwei bis drei Sitzungen vorgenommen.

Die Response-Rate bei katatonen Psychosen dürfte über 60–70 % liegen. Hart-

SCHIZOPHRENIE

näckig verlaufende schizodepressive Psychosen können ebenfalls einer Elektrokrampfbehandlung zugeführt werden. Diese kann indiziert sein, wenn die medikamentöse Behandlung einer akuten Suizidalität aufgrund internistischer Einschränkungen limitiert ist und nur durch eine langfristige mechanische Fixierung beherrscht werden könnte.

4.4 Pflege

Prinzipiell gelten bei der Durchführung von pflegerischen Maßnahmen älterer Patienten die gleichen Regeln wie bei jüngeren Patienten. In der Akutphase stehen die Prinzipien eines entaktualisierenden und affektneutralisierenden Umgangs ganz im Vordergrund. Ein wertschätzendes Verhalten mit interessiertem und wohlwollend neutralem Zur-Kenntnis-Nehmen der paranoiden Erlebnisschilderung sind Grundvoraussetzung. Eine Wertung von krankheitskorrelierten unüblichen, bizarren Verhaltensweisen oder gar eine Zurechtweisung aufgrund paranoider Äußerungen verbieten sich von selbst.

Das Akzeptiertwerden trotz einer anderen Sichtweise stellt eine unabdingbare Voraussetzung dar, dass sich erkrankte Patienten über ihre inneren Erlebnisse mitzuteilen wagen und der Aufbau einer stabilen Beziehung möglich wird.

Gerade bei der Verrichtung von scheinbar belanglosen Alltagsangelegenheiten können oft ganz beiläufig krankheitsbedingte psychotische Verzerrungen zutage treten. Hierbei kann immer wieder Bezug auf die weiterhin funktionierende Normalität genommen werden als späterer Grundlage für eine vorsichtig dosierte Konfrontation mit der Unhaltbarkeit gewisser paranoider Anschauungen.

Bei jüngeren Patienten dominiert eher die Entwicklung eines partnerschaftlichen Verhältnisses mit dem oft gleichaltrigen Pflegepersonal, bei älteren Patienten sind einige Besonderheiten zu beachten, die nachfolgend kurz aufgeführt werden.

Pflege bei Ersterkrankungen im höheren Lebensalter

Bei einer psychiatrischen Ersthospitalisierung im höheren Lebensalter muss in der Regel mit erheblichen Akzeptanzproblemen und größeren Vorbehalten der psychiatrischen Klinik gegenüber gerechnet werden als bei jüngeren Patienten. Das oft rigide anmutende Verweigern und Nichtakzeptieren der stationären Aufnahme ist häufig Ausdruck von Scham und Peinlichkeitsgefühlen aufgrund der Tatsache, in die Psychiatrie gebracht worden zu sein. Deshalb ist ein besonders zuvorkommender und respektvoller Umgang mit diesen Menschen ganz wichtig. Häufig handelt es sich hierbei um Menschen, die bisher gut in ihrem Leben zurechtgekommen sind und ein hohes Maß an Autonomie und Selbstständigkeit entwickelt haben. In der Anfangsphase sollten deshalb kleinere Zugeständnisse bei entsprechender Deklarierung („Damen-Privileg", „Seniorenbonus", „Mitglied des Ältestenrates", etc.) gemacht werden. Durch die flexible Integration in die therapeutischen Maßnahmen können unnötige Verweigerungsreaktionen und ein Blockieren gegenüber dem Stationskonzept ganz allgemein vermieden werden.

In Anlehnung an das Prinzip der „dosierten Diskrepanz" (Linden 1988) mit nur ganz allmählich einsetzender Konfrontation mit der Nichthaltbarkeit der wahnhaft vorgetragenen Überzeugungen kann allmählich die Realitätsorientierung begonnen werden. Eine intensive Einbeziehung der Angehörigen ist sehr zu empfehlen. Diese bedürfen oft eines geduldigen Umgangs und sind häufig überfordert, wenn das Familienmitglied bislang gut zurechtgekommen war. Die erstmalige Manifestation der psychotischen Verhaltensauffälligkeiten hat oft eine völlige Fassungslosigkeit und Verwirrung bei den Angehörigen zur Folge.

Ein sorgfältiges sozialpädagogisches Screening zur Aufdeckung der persönlichen Ressourcen, dem Unterstützungspotenzial des häuslichen Umfeldes und der Alltagskompetenz sind besonders wichtig, um das langfristige Therapiekonzept entsprechend adaptieren zu können. Auch wenn die Neuroleptika-Therapieresponse bei älteren Patienten etwas schwächer ausgeprägt ist, darf mit berechtigtem Optimismus und Zuversicht den Patienten und Angehörigen Mut gemacht werden, dass eine weitgehende Remission der Beschwerden zu erwarten ist.

Pflege bei wiederholter Reexazerbation

Meist handelt es sich hierbei um „gute Bekannte", die in den entsprechenden Einrichtungen schon ein gewisses „Hausrecht" genießen. Diese Vertrautheit hat sehr viele Vorteile, insbesondere haben die Patienten kaum noch Angst vor der Klinik und entsprechend undramatisch verlaufen die meisten Wiederaufnahmen.

Zu achten ist jedoch darauf, dass diese Vertrautheit nicht vergesellschaftet wird mit einer Oberflächlichkeit in der Alltagsroutine und Gleichmütigkeit der Bedürfnislage den Patienten gegenüber.

Zur chronischen Rezidivierung neigende schizophrene Patienten haben sich oft gezwungenermaßen an eine fast beschämend anmutende Bedürfnislosigkeit gewöhnt.

Diese Anspruchslosigkeit und Gleichmütigkeit dem eigenen Lebensstandard gegenüber manifestiert sich oft in einer deutlichen Vernachlässigung des Zahnstatus, einer mangelnden Finger- und Fußpflege, einer allgemein reduzierten Körperhygiene bis hin zum Tragen derselben Kleidung über Tage und Wochen hinweg. Selbstverständlich soll den Patienten kein persönlichkeitsfremder Lebensstil aufgezwungen werden, und die zwanghafte Orientierung an einem nahezu keimfreien Sauberkeitsideal würde für viele Patienten schlichtweg eine Überforderung bedeuten. Dennoch sollte eine stationäre Wiederaufnahme jeweils mit einer gründlichen Überprüfung der lebenspraktischen Ressourcen, wie Nahrungsverhalten, Kleidung, Tabak- und Alkoholkonsum, Wohnungsgestaltung, etc. einhergehen.

Die Inaugenscheinnahme der lebenspraktischen Kompetenz, wie persönliche Hygiene, Einkaufverhalten, Kochen, Wäscheversorgung, Wohnungsreinigung, Klärung finanzieller Angelegenheiten, Wahrnehmung persönlicher Rechte, wie z.B. Renten- oder Sozialhilfeanspruch, etc. muss ebenfalls erfolgen.

Natürlich fallen diese Angelegenheiten in erster Linie in den Zuständigkeitsbereich der Sozialpädagogen. Diese treten jedoch erst dann auf den Plan, wenn offensichtliche Nöte und Versorgungslücken wahrgenommen worden sind. Das Aufdecken von latenten Mängeln oder vordergründig gut kaschierten Insuffizienzen ist eine Domäne des Pflegepersonals, das aufgrund des engen Kontaktes im Stationsbetrieb unmittelbaren Einblick in die Alltagsgewohnheiten und Alltagsnöte der Patienten hat.

Das Heranführen auch chronisch kranker Patienten an die sozialstaatlich garantierten Unterstützungsmöglichkeiten, um ein einigermaßen niveauvolles und von materieller Sicherheit geprägtes Leben füh-

SCHIZOPHRENIE

ren zu können, zählt zu den ureigensten Aufgaben der psychiatrischen Pflege. Das daraus erwachsende Potenzial an verbesserter Selbstachtung und verbessertem Selbstwertgefühl trägt nicht zuletzt auch zu einer verbesserten Selbstakzeptanz mit positiver Rückwirkung auf Compliance und erfolgreiche Krankheitsbewältigung bei.

Sekundär trägt die Verbesserung der Alltagshygiene und des Gesamterscheinungsbildes auch dazu bei, dass sich potenzielle Interaktionspartner aus dem sozialen Umfeld dem Patienten eher nähern. Eine auf diese Aspekte achtende Krankenpflege stellt hiermit einen Grundpfeiler der gemeindenahen Psychiatrie dar, der nicht wichtig genug eingeschätzt werden kann.

Pflege bei körperlicher Gebrechlichkeit und sensorischen Beeinträchtigungen

Gerade bei chronisch schizophren erkrankten Patienten im höheren Lebensalter ist aufgrund des oftmals autistischen Verhaltens die körperliche Intimsphäre besonders schambesetzt. Viele vermeiden aus diesen Gründen eine längst fällige somatische Abklärung, so dass viele Krankheiten lange Zeit verschleppt werden. Die erhöhte Mortalität von schizophrenen Patienten dürfte nicht zuletzt auch damit zusammenhängen.

Die taktvolle Überwindung derartiger Ängste und die Anleitung zu einer ausreichenden körperlichen Hygiene fallen ebenfalls in den pflegerischen Bereich.

Besondere Aufmerksamkeit muss hierbei der **Mund- und Zahnhygiene** gewidmet werden. Durch die jahrelange Einnahme von anticholinerg wirkenden Neuroleptika und Antidepressiva kommt es oft zu einer ausgeprägten Mundtrockenheit mit vermindertem Speichelfluss und damit zu einem ernstzunehmenden Anstieg des Ka-

riesrisikos, einer Zunahme der Parodontitis mit Superinfektionen des Mund- und Rachenraumes.

Die Befähigung zur Selbsthilfe mit Entwicklung einer ausreichenden Selbstkompetenz muss hier besonders beachtet werden.

Die bei älteren Menschen häufiger anzutreffenden **sensorischen Einbußen** (Visusbeeinträchtigung, reduziertes Hörvermögen) erhöhen insbesondere bei schizophrenen Patienten das Risiko, dass in komplexen sozialen Situationen die einzelnen Informationskanäle nicht korrekt zugeordnet werden können und das paranoide Erleben dadurch unwillkürlich verstärkt wird.

Dies kann eine Aktualisierung bzw. Zuspitzung des psychotischen Erlebens bewirken, die meisten Patienten reagieren darauf mit Rückzug und Abschottung, um sich dieser belastenden Verunsicherung nicht aussetzen zu müssen. Dieses Selbstabgrenzungsverhalten verstärkt aber geradezu klassisch die Gefühle der Vereinsamung und Verlassenheit, was im Sinne eines **Circulus vitiosus** zur Aufrechterhaltung der Grunderkrankung führen kann.

> Die Optimierung von Seh- und Hörhilfen durch erfahrene Fachärzte mit Geduld und Verständnis für dieses Patientengut sollten ein besonderes Anliegen der psychiatrischen Pflege sein.

Das Trainieren im Umgang und der Anwendung vor allem von Hörgeräten muss deshalb fester Bestandteil des Aktivitätentrainings auf Station sein. Angehörige und Bezugspersonen sind hierbei einzubeziehen.

Bei einer Verfestigung des krankheitsbedingten Rückzugsverhaltens stellt die stationäre Wiederaufnahme oftmals den ersten regelmäßigen Sozialkontakt nach längerer Zeit dar. Bei aller Wertschätzung der freiwilligen Kontaktverknappung als Schutz vor Überforderung und Überstressung muss versucht werden, ein Korsett von Minimalkontakten aufzubauen bzw. aufrechtzuerhalten. Diese Bemühungen gehen zwar weit über den typischen pflegerischen Aufgabenbereich hinaus und dennoch sind Schwestern und Pfleger dazu prädestiniert, durch wohlwollenden und gleichzeitig das Autonomiebedürfnis der Patienten respektierenden Umgang das Misstrauen anderer Menschen gegenüber abzubauen. Das Hinzuziehen von Pflegeschülern, Studenten und Praktikanten ermöglicht hierbei beiden Seiten ein konstruktives Übungsfeld.

Oftmals bleibt bei chronisch vereinsamten Patienten mit ausgeprägten Defiziten in der Alltagsbewältigung die Integration in eine betreute Wohnform die einzige Alternative zur Dauerhospitalisierung in einer Klinik. Im Falle einer Pflegebedürftigkeit muss die Eingliederung in eine entsprechend ausgerüstete Einrichtung vorbereitet werden. Die Komplexität des Pflege- und Betreuungsbedarfes dieser alt gewordenen schizophrenen Menschen fordert eine sorgfältige Auswahl des Hauses mit Beratung der Pflegenden.

Ambulante Pflegedienste und betreutes Einzelwohnen

Die Betreuung durch ambulante Pflegedienste erlaubt den Patienten möglichst lange in der eigenen Wohnung zu bleiben. Neben der pflegerischen Grundversorgung mit Sicherstellung einer regelmäßigen Ernährung und ausreichender körperlicher Hygiene stellen die Mitglieder des Pflegedienstes oft die einzige Brücke nach draußen dar. Mehr noch als bei demenziell erkrankten Menschen kann das Ausmaß an Hilfsbedürftigkeit bei alt gewordenen schizophrenen Patienten wiederholt sehr wechseln, je nach Akuität des produktiv-psychotischen Erlebens. Auch wenn die Wahndy-

namik im Senium meist kontinuierlich zurückgeht (Stroemgen 1985), so müssen die entscheidenden Befindlichkeitsveränderungen rechtzeitig erkannt werden, um z. B. einer durch stuporös-katatone Beschwerden hervorgerufenen Mangelernährung vorbeugen zu können. Auch die Entwicklung einer depressiv-suizidalen Symptomatik muss von den ambulanten Pflegepersonen rechtzeitig identifiziert werden, um eine entsprechende spezifische ambulante bzw. stationäre Behandlung in die Wege leiten zu können.

> Die regelmäßige Absprache mit den behandelnden Psychiatern bzw. Hausärzten muss zu einer selbstverständlichen Aufgabe des Pflegedienstes gehören.

Ganz besondere Aufmerksamkeit muss der peniblen Überwachung der Medikamenteneinnahme gewidmet werden. Bei bekannter Non-Compliance aufgrund eines chronifizierten Misstrauens ist die Verabreichung von Depot-Neuroleptika naheliegend. Dies kann aber oftmals aufgrund der bisher nur bei klassischen Neuroleptika zur Verfügung stehenden Depot-Verabreichungsform und dem damit verbundenen klassischen Nebenwirkungsprofil nicht umgesetzt werden. Hier bleibt die geduldige Motivation der Pflegenden mit akribischer Überwachung der Tabletteneinnahme durch konsequente Mundkontrolle (hat der Patient wirklich geschluckt?) oft die einzige Alternative zur Dauerhospitalisierung in einem Heim.

Die rechtzeitige Registrierung von Frühwarnzeichen mit einer sich abzeichnenden Verschlechterung des psychopathologischen Gesamtbefindens obliegt ebenfalls dem Pflegedienst. Nur wenn diese Personen sorgfältig geschult sind im Erkennen der spezifischen Auffälligkeiten und durch bereits vorher mit dem behandelnden Nervenarzt abgesprochene Dosis-Variationen

SCHIZOPHRENIE

der neuroleptischen Medikation zu reagieren verstehen, kann dramatischen Verschlechterungen vorgebeugt werden, die bis hin zum Vermüllungssyndrom („Messis") gehen können.

Mit der zunehmenden Anzahl von älteren Menschen wird sich auch die Zahl der schizophren Erkrankten im Senium erhöhen. Durch den stetigen Abbau akut-psychiatrischer Betten wird sich die Zahl der außerhalb der Krankenhäuser zu versorgenden älteren schizophrenen Patienten deutlich erhöhen. Um 1980 betrug die Bettenmessziffer pro 1000 Einwohner noch ca. 1,6, derzeit liegt sie bei etwa 0,7, angestrebt wird eine Bemessungsgröße zwischen 0,4 und 0,5 pro 1000 Einwohner. Die Errichtung gemeindenaher psychiatrischer Abteilungen an Allgemeinkrankenhäusern zur kurzfristigen stationären Krisenintervention im Bedarfsfall versucht dieser Entwicklung Rechnung zu tragen. Die professionelle Verzahnung der ambulanten Betreuungsmöglichkeiten mit den stationären Krisenbewältigungseinrichtungen obliegt hierbei in erster Linie den ambulanten Pflegediensten.

Ein wichtiges ambulantes Versorgungsmodell stellt mittlerweile das **betreute Einzelwohnen** dar. Zumeist sorgen hierbei Sozialpädagogen durch mehrmaliges Aufsuchen der Patienten pro Woche in ihren Wohnungen dafür, dass alle wesentlichen Alltagsbereiche regelmäßig überwacht und die erforderlichen Interventionsmaßnahmen koordiniert werden. Im weitesten Sinne handelt es sich hier um die Tätigkeit eines Case-Managers, wie er in den USA schon seit geraumer Zeit im Einsatz ist. Die Finanzierung erfolgt über die Krankenkassen, die einen individuell auszuhandelnden Tagespflegesatz pro Patient gewähren. Dieser liegt derzeit zwischen 30–50 DM.

Durch geschickte Aufgabenteilung, insbesondere in gezielter Absprache mit den Angehörigen, um deren protektives Potenzial zu integrieren, unter Einschaltung von speziell geschulten Laienhelfern aus Nachbarschaftshilfen, Pfarreien, ehrenamtlichen Besuchsdiensten, usw. kann ein tragfähiges soziales Netz auch für diese oft sehr in ihrer Realitätsferne verstrickten Menschen geschaffen werden. Unter Respektierung ihres „Andersseins" können sie trotzdem ein menschenwürdiges und für sie subjektiv weitgehend zufriedenstellendes Leben in individuell gestalteter „Gemeindeferne" inmitten der Gemeinde selbst führen.

4.5 Psychosoziale Therapie

Psychologische Aspekte bei der Pflege

Eine positive **Zukunftserwartung** von Patienten, Team und Familie ist ein wichtiger günstiger Prognosefaktor für die Rehabilitation schizophrener Menschen (Ciompi 1989). Dabei ist die Wirksamkeit positiver Erwartungen der Behandlungsteams noch ausschlaggebender als die der Patienten selbst. Dies gilt insbesondere für das Pflegepersonal, das die meiste Zeit mit den Patienten verbringt. Eine zwar rationale, aber dabei auch positive und konstruktive Sicht in der Zusammenarbeit mit diesen Patienten ist dabei wesentlich. Schwestern und Pfleger sollten vor allem das beachten, was die Patienten noch oder wieder leisten können (Ressourcenorientierung) und Defizite, ohne sie zu vernachlässigen, mit einer gewissen Großzügigkeit und Gelassenheit zur Kenntnis nehmen. Durch Lenkung der Aufmerksamkeit auf die Aktiva der Patienten kann eine solche konstruktive Haltung im pflegerischen Umgang mit ihnen automatisch entstehen.

Gerade bei älteren schizophrenen Patienten ist eine vorsichtig optimistische

Sicht angebracht. Dies gilt auch, wenn die Patienten schon sehr lange krank sind und die Erkrankung als „chronisch" gilt, denn, wie oben bereits erwähnt, kann sich die Symptomatik mit zunehmendem Alter noch verbessern.

Bezugspflege, d. h. kontinuierliche, verlässliche Kontakte mit derselben Person in verschiedenen Situationen ist eine wichtige Settingbedingung, um eine vertrauensvolle Beziehung zu fördern. Anerkennung und positive Verstärkung für vorher vereinbartes Zielverhalten ermutigen und erhöhen das Selbstwertgefühl der Patienten.

Nach entsprechender Schulung kann das Pflegepersonal auch bestimmte therapeutische Module übernehmen (Townsend 1998):
◆ Entspannungstraining
◆ kognitives Training mit basaleren (Aufmerksamkeits- und Konzentrationstraining) und komplexeren Inhalten (z. B. Zeitungsartikel wiedergeben und diskutieren)
◆ Tagesplanung unter Einbezug von Freizeitaktivitäten
◆ Kochtraining
◆ Vorbereitung auf Behördengänge u. a.

Psychotherapeutische Aspekte

Die theoretische Grundlage für psychotherapeutische Maßnahmen ist das **Vulnerabilitäts-Stress-Modell** (Kraemer und Möller 2000). Es erlaubt die Ableitung praktischer Verfahren im Umgang auch mit älteren schizophrenen Patienten (Abb. 6-2).

Die beiden **Hauptfaktoren** des Modells sind Stress und Vulnerabilität, die sowohl miteinander als auch mit psychopathologischen Symptomen (Prodromi/Frühwarn-Symptome, akute schizophrene Symptome) in einer systemischen Verbindung stehen. Je stärker nun Stressoren einwirken und/oder je stärker die individuelle Vulnerabilität ausgeprägt ist, desto wahrscheinlicher kommt es zu Frühwarn-Symptomen, die, sofern nicht interveniert wird, zur akuten Psychose führen.

> Vulnerabilität wird als eine in der Person genetisch oder durch Geburtstraumata (morphologisch, strukturell) verankerte Disposition, Anfälligkeit oder Sensibilität gewertet.

Vulnerabilität kann sich in bestimmten Charakteristika äußern, die auch als **Basis-**

SCHIZOPHRENIE

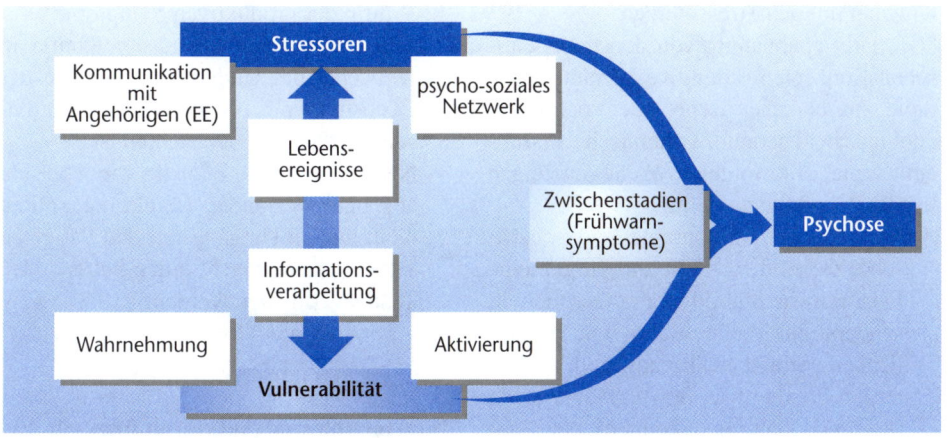

Abbildung 6-2: Vulnerabilitäts-Stress-Modell.

109

störungen bezeichnet werden. Diese zeigen sich oft nur in diskreten kognitiven Störungen der Aufmerksamkeit (Reizdiskrimination) und der Informationsverarbeitung (z. B. Planen, Begriffsbildung). Solche Basisstörungen werden häufig schon vor der Erkrankung, aber auch in den remittierten Phasen erlebt.

Stressoren sind Umweltvariablen, die zur Auslösung der Erkrankung oder zum Rückfall führen können.

Stressoren entstammen folgenden Quellen:
- Kritische, feindselige oder überbehütende/einengende Kommunikation mit den Angehörigen oder sonstigen näheren Bezugspersonen. Dieser Stil wird „High-Expressed-Emotion" (HEE) genannt.
- Lebensereignisse, die mit negativen oder auch sehr intensiven positiven Emotionen einhergehen, also die Patienten persönlich berühren.
- Zu wenige, zu unspezifische oder zu viele, überstimulierende therapeutische Interventionen.

Psychotherapeutische Maßnahmen zielen sowohl auf die verbesserte Bewältigung der Vulnerabilität selbst als auch auf den Umgang mit den Stressoren ab.

Relativ unabhängig von den therapeutischen Konzepten (kognitive Verhaltenstherapie, psychoanalytische oder tiefenpsychologische Therapie, systemische Familientherapie) sind folgende Voraussetzungen für die Behandlung wichtig:
- Ausrichtung auf konkrete und spezifische Ziele, d. h. nicht auf allgemeine Faktoren wie Stabilität oder Gesundheit, sondern auf mehr Aktivitäten, Pünktlichkeit, Stressbewältigung und Verhaltensprobleme wie etwa Abgrenzung (auch mal nein sagen können), etc.
- Psychotherapie kann die Medikation nicht ersetzen. Eine Psychotherapie

ohne Medikation führt zu schlechteren Ergebnissen als Medikation alleine.
- Therapeutische Maßnahmen sollten eine gleichmäßige Balance zwischen affektprovozierenden Verfahren einerseits und unterfordernden Verfahren andererseits enthalten (Gratwanderung zwischen Über- und Unterstimulation). Insbesondere ältere schizophrene Patienten benötigen strukturierte, transparente und relativ direkt zu bearbeitende Ziele und Informationen.
- Den Handlungsweisen sollte eine differenzierte und unmittelbare Bestätigung folgen. Dabei profitieren die Patienten sowohl von einer konstruktiven Rückmeldung bei fehlerhaften Reaktionen als auch von positiver Bestätigung kompetenten Verhaltens.
- Die therapeutische Beziehung sollte offen, klar und distanziert (aber mit Empathie) sein.
- Es sollten auch positive Aspekte der Psychopathologie herausgearbeitet werden:
  - Vulnerabilität ist Ausdruck einer besonderen Sensibilität und Feinfühligkeit
  - Negativsymptomatik als Phase des Ausruhens und der Erholung nach dem Sturm der produktiven Symptome
  - Originalität und Phantasiereichtum in Sprache und Bildern, wie dies in der Kunsttherapie immer wieder sehr beeindruckend zu beobachten ist.
- Negativ wertende Begriffe wie läppisch, abgebaut, versandet, Defekt o. ä. sollten nicht nur im Umgang mit den Patienten selbst, sondern auch in den betreuenden Teams vermieden werden.

Therapeutische Interventionen

Informieren und Aufklären über die Erkrankung. Psychoedukative Maßnahmen für Patienten und Angehörige sind der

Boden, auf dem die weiteren Verfahren erst wirken können (Bäuml 1994 und 1996). Erst, wenn ein sinnvolles und umfassendes Krankheitskonzept etabliert ist, können komplexere oder spezifischere individuelle Behandlungsverfahren wirksam werden. Auch ältere Patienten profitieren noch stark von solchen Informationen, und dies nicht nur aus „fachlichen" Gründen, sondern auch, weil sie sich ernst genommen und gleichberechtigt fühlen.

Kognitives Training. Die Durchführung eines kognitiven Trainings ist vor dem Einsatz komplexerer Interventionen sinnvoll. Es gibt Hinweise dafür, dass die Verbesserung kognitiver Defizite eine gute Voraussetzung für den Effekt komplexerer psychotherapeutischer Maßnahmen ist. Ein solches Training ist möglich durch computergestützte Trainings (Kraemer und Heldmann 2000), oder Paper- und Pencil- Trainings oder mit Materialien, wie z. B. der kognitiven Differenzierung der Integrierten Psychologischen Therapie (IPT) für schizophrene Menschen (Roder et al. 1997).

Die meisten Patienten, auch die Älteren, reagieren sehr positiv auf computergestütztes Training. Hier erleben sie sachliche Rückmeldung über das, was sie können und hinzugelernt haben, sodass eine gewisse Selbstwirksamkeit induziert wird.

Kognitive Verhaltenstherapie. Kognitive Therapieverfahren können verschiedene Elemente wie etwa die Bearbeitung kognitiver Dysfunktionen, Selbstkontrollpozesse sowie Problemlösestrategien beinhalten (Beck et al. 1996, Kanfer et al. 1991). Als allgemeine Struktur dienen die Schritte der **Problemerkennung und Problemlösung** (Meichenbaum 1977):

- ◆ Fragen über das Wesen des Problems bzw. der Aufgabe: Problemerkennung und Problemdefinition
- ◆ Lösungsmöglichkeiten finden (Brainstorming, d. h. alle möglichen Einfälle und Lösungen aufschreiben)
- ◆ Entscheidung für einen bestimmten Handlungsplan, diesen in aufeinanderfolgenden konkreten Schritten bearbeiten. Dabei Entwicklung förderlicher Selbstverbalisation
- ◆ Vorbereitung auf Misserfolge (Was kann ich tun, wenn es nicht klappt?)
- ◆ Selbstverstärkung (Was tue ich, wenn ich es versucht habe oder wenn es gelungen ist?)
- ◆ Einbau der Bearbeitung ungünstiger gedanklicher Muster in die Problemlösesequenz (Abb. 6-3).

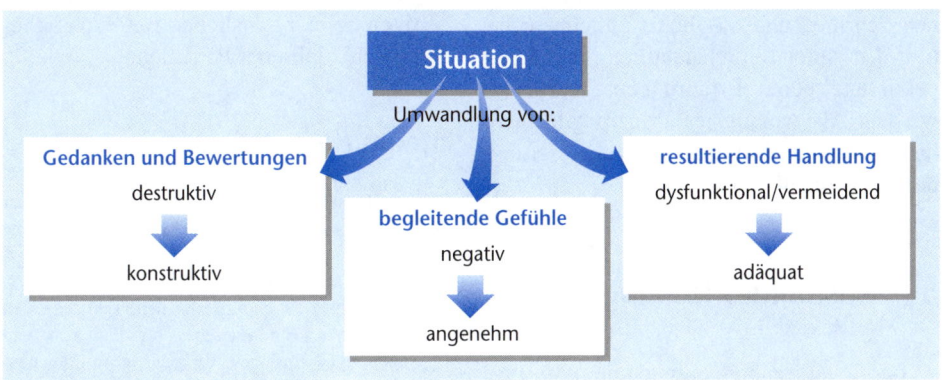

SCHIZOPHRENIE

Die kognitiven oder sonstigen Therapieverfahren sollten vor einer Gruppentherapie stattfinden, da Gruppentherapien komplexer sind und höhere soziale und kognitive Anforderungen stellen. Es haben sich Gesprächsgruppen und Gruppen zur Förderung sozialer Kompetenz als übende Handlungsverfahren bewährt.

Auch **familientherapeutische Interventionen** sind sehr gut geeignet, Rückfällen vorzubeugen. Hier wird z. B. ein Kommunikationstraining mit folgenden Bausteinen durchgeführt (Hahlweg und Dose 1998):

- Problemlösen
- Ausdruck von positiven und negativen Gefühlen
- Konstruktive Mitteilung von Wünschen und Bedürfnissen
- Aktives Zuhören.

Grundsätzlich ist die Einbeziehung von Angehörigen unabdingbar, um diesen sinnvolle Bewältigungsstrategien zu vermitteln und das soziale Netzwerk, gerade der älteren Patienten zu stärken.

In der Psychotherapie älterer schizophrener Patienten ist zu berücksichtigen, dass vor allem ältere Frauen mehr Leid tragen als Männer. Ihnen sollten deshalb viel Zuwendung und therapeutische Ressourcen zur Verfügung gestellt werden. Mit allen älteren Patienten sollte individuell in kleinen Schritten und möglichst gleichberechtigt, d. h. unter Berücksichtigung und Respektierung deren Erfahrungen, gearbeitet werden. Als wichtigstes Prinzip gilt auch hier, Mut und Hoffnung auf Verbesserung der Symptomatik zu vermitteln.

5 Zusammenfassung

- bei Ersterkrankungen nach dem 40. Lebensjahr stets Ausschluss einer organischen Ursache.

- Sorgfältige Anamneseerhebung und -ergänzung vor allem bei chronisch kranken, älteren Patienten (cave: kritiklose Übernahme unklarer Vordiagnosen).
- auch bei wiederholten Reexazerbationen älter gewordener schizophrener Patienten an additive organische Erkrankungen denken.
- Nebenwirkungsorientierte Medikation mit Bevorzugung atypischer Neuroleptika.
- Neuroleptika auf 50 bis 70 % der Dosis jüngerer Erwachsener reduzieren.
- eine medikamentöse Rezidivprophylaxe ist gleich wirksam wie bei jüngeren Patienten.
- Psychotherapeutische Maßnahmen sind auch bei älteren Patienten prinzipiell indiziert. Dies dann mit adäquater Orientierung am aktuellen Lebenskontext.
- Krankheitskonzeptbildung und Psychoedukation sind auch bei älteren Patienten sehr wichtig.
- Ressourcenorientierung, keine Fokussierung auf Defizite.
- Keine unreflektierte Hinnahme der oft beschämend anmutenden Bedürfnislosigkeit (Kleidung, Körperhygiene, Zahnstatus, Abklärung körperlicher Beschwerden etc.).
- Engagierte Unterstützung von Angehörigen bei der häuslichen Betreuung älterer schizophrener Patienten.

Literatur

Batra A, Bartels M, Förster K (1999) Zur Frage der Genehmigungspflicht von Elektrokrampftherapie im Rahmen einer Betreuung (§ 1904 BGB). Nervenarzt, 70: 657–661.

Bäuml J (1994) Psychosen aus dem schizophrenen Formenkreis. Ein Ratgeber für Patienten und Angehörige. Springer Verlag, Berlin-München-Heidelberg.

Bäuml J, Pitschel-Walz G, Kissling W (1996) Psychoedukative Gruppen bei schizophrenen Psychosen für Patienten und Angehörige. In: Stark A (Hg.) Verhaltenstherapeutische und psychoedukative Ansätze im Umgang mit schizophren Erkrankten. DGVT-Verlag, Tübingen, S. 217–254.

Beck A T (1999) Praxis der kognitiven Therapie Weinheim: Beltz PVU.

Benkert O, Hippius H (1996) Psychiatrische Pharmakotherapie. Springer Verlag, Berlin, Heidelberg.

Berger (1998) Lehrbuch der Psychiatrie. Urban & Schwarzenberg. München-Wien-Baltimore.

Bleuler M (1943) Die spätschizophrenen Krankheitsbilder. Fortschr Neurol Psychiat 15: 259–290.

Burke D, Shome S (1998) Early intervention in schizophrenia in the elderly. Austr N Z J Psychiatrie, 32 (6): 809–814.

Ciompi L (1989): Resultate und Prädiktoren der Rehabilitation. In: Lauter H, Ploog D, Bieber H und van Hout L (Hrsg.). Rehabilitation in der Psychiatrie, 27 – 38, Springer Verlag Berlin, Heidelberg, New York, London, Paris, Tokyo, Hong Kong.

Ciompi L, Müller C (1976) Lebensweg und Alter der Schizophrenen. Eine katamnestische Langzeitstudie bis ins Senium. Monographien aus dem Gesamtgebiet der Psychiatrie, Band 12. Springer Verlag, Berlin-Heidelberg-New York.

Deister A, Möller H-J (1998) Schizophrenie und verwandte Psychosen. Wissenschaftliche Verlagsgesellschaft, Stuttgart.

Dilling H, Mombour W, Schmidt MH (1993) Internationale Klassifikation psychischer Störungen, ICD 10 Kap. V (F). Huber Verlag, Bern-Göttingen-Toronto-Seattle.

Förstl H (1997) Lehrbuch der Gerontopsychiatrie. Enke Verlag.

Förstl H (2000) Klinische Neuropsychiatrie. Thieme Verlag, Stuttgart-New York.

Förstl H, Dalgalarrondow P, Riecher-Rössler A et al. (1994) Organic factors and the clinical features of late paranoided psychoses: a comparism with Alzheimer's disease and normal aging. Acta Psychiat Scand 1989: 335-340.

Fuchs T (1997) Isolierte Wahnformen und Halluzinosen. In: Förstl H (Hg.) Lehrbuch der Gerontopsychiatrie. Enke Verlag, S. 396–402.

Gaebel W, Falkai P (1998) Behandlungsleitlinie Schizophrenie der DGPPN. Steinkopff-Verlag Darmstadt.

Gröblinger C, Stockmayr J (1983) Allgemeine und spezielle psychiatrische Krankenpflege. Urban & Schwarzenberg, München-Wien-Baltimore.

Häfner H (2000) Das Rätsel Schizophrenie. C.H. Beck-Verlag, München.

Hahlweg K und Dose M (1998): Schizophrenie. Hogrefe, Verlag für Psychologie, Göttingen, Bern, Toronto, Seattle.

Hambrecht M (1997) Schizophrenie und verwandte Störungen. In: Förstl H (Hg.) Lehrbuch der Gerontopsychiatrie. Enke-Verlag, S. 378–383.

Hinterhuber H (1973) Zur Katamnese der Schizophrenien. Fortschr Neurol Psychiat 41: 527–558.

Howard RJ, Graham C, Shame P, Dennehey J, Castle DJ, Levy R, Murray R (1997) A controlled family study of late-onset non-affective psychosis (late paraphrenia) Brit J Psychiatr, 71, 511–514.

Howard RJ, Rabins PV, Seeman MV, Jeste DV (2000) Late onset schizophrenia and very-late-onset schizophrenia-like psychoses: An international consensus. Am J Psychiatry 157: 172–178.

Huber G, Gross R, Schüttler R (1979) Schizophrenie: Verlaufs- und sozialpsychiatrische Langzeituntersuchung an den 1945-1959 in Bonn hospitalisierten schizophren Erkrankten. Springer, Berlin-Heidelberg-New York.

Jeste DV, Eastham JH, Lacro JP, Gierz M, Field MG, Harris MJ (1996) Management of late-life psychosis. J Clin Psychiatry, 57 Suppl. 3 (-HD-): 39–45; discussion 49–50.

Jeste DV, Rockwell E, Harris MJ, Lohr JB, Lacro J (1999) Conventional vs. newer antipsychotics in elderly patients. Am J Geriatr Psychiatry, 7(1): 70–76.

Kanfer F H, Reinecker H & Schmelzer D (1991). Selbstmanagement-Therapie. Springer, Berlin-Heidelberg-New-York.

Kissling W (1991) Guidelines of the treatment of schizophrenia. Springer Verlag, Berlin-Heidelberg-New York.

Klosterkötter J (2000) Organische und funktionelle psychische Störungen: Konzepte und Entwicklungen. In: Förstl H (Hg.) Klinische Neuro-Psychiatrie, Thieme-Verlag, Stuttgart.

Kraemer S und Heldmann B (2000): Klinische Studien zur Wirksamkeit computergestützter kognitiver Trainingsverfahren für schizophrene Patienten. Eingereicht in Nervenheilkunde

Kraemer S und Möller HJ (2000): Schizophrene Störungen. In: Hautzinger M (Hrsg.) Kognitive Verhaltenstherapie bei psychischen Störungen, 378–415, 3. Auflg. Verlagsgruppe Beltz, Weinheim.

Kraepelin E (1909-1915) Psychiatrie. Ein Lehrbuch für Studierende und Ärzte, Bd. 1–4, 8. Auflage, Barth, Leipzig.

Lauter H (1988) Die organischen Psychosyndrome. In: Kisker KP, Lauter H, Meyer JE, Müller C, Strömgren E (Hg.). Psychiatrie der Gegenwart, Bd. 6: Organische Psychosen, 3. Auflage, Springer, Berlin-Heidelberg-New York, S. 3–56.

Leucht S, Kissling W (2001) Schizophrenien und organische Wahnerkrankungen. In: Förstl H,

Demenzen: Theorie und Praxis, Springer, Berlin-Heidelberg-New York, S. 197–218.

Meichenbaum D (1977) Methoden der Selbstinstruktion. In: Kanfer/Goldstein (Hrsg.) Möglichkeiten der Verhaltensänderung, 407–450, Urban & Schwarzenberg München-Wien-Baltimore.

Miller CH, Fleischhacker WW (2000) Neurologische Neuroleptika-Nebenwirkungen. In: Förstl H (Hg.) Klinische Neuro-Psychiatrie. Thieme-Verlag, S. 449–478.

Möller HJ, Laux, Kapfhammer (2000) Psychiatrische Therapie. Thieme-Verlag, Stuttgart

Müller P (1999) Therapie der Schizophrenie. Thieme-Verlag, Stuttgart-New York.

Riecher-Rössler A (1997) Spät beginnende schizophrene und paranoide Psychosen. In: Förstl H (Hg.) Lehrbuch der Gerontopsychiatrie. Enke-Verlag, 384–395.

Riecher-Rössler A, Rössler W, Förstl H et al. (1995) Late onset schizophrenia and late paraphrenia – a history of confusion about terms and concept. Schizoph Bull 21: 345–354.

Roder V, Brenner H D, Kienzle N & Hodel B (1997) Integriertes Psychologisches Therapieprogramm für schizophrene Patienten (4.Aufl.). Weinheim: Beltz PVU.

Sajatovic M, Ramirez LF, Vernon L, Brescan D, Simon M, Jurjus G (1996) Outcome of risperidone therapy in elderly patients with chronic psychosis. Int J Psychiatry Med, 26 (3) 309–317.

Schneider K (1992) Klinische Psychopathologie. 14. Auflage, Thieme-Verlage, Stuttgart-New York.

Schneider LS (1993) Efficacy of treatment for gerontopsychiatric patients with severe mental illness. Psychopharmacol Bull, 29 (4): 501–524.

Semple SJ, Patterson TL, Shaw WS, Grant I, Moscona S, Jeste DV (1999) Self-perceived interpersonal competence in older schizophrenia patients: the role of patient characteristics and psychosocial factors. Acta Psychiatr Scand, 100 (2): 126–135.

Semple SJ, Patterson TL, Shaw WS, Grant I, Moscona S, Koch W, Jeste DV (1997) The social networks of older schizophrenia patients. Clin Research Center on late-live psychosis research group. Int Psychogeriatr, 9 (1): 189–194.

Sherman C (1999) Most elderly schizophrenics aren't institutionalized. Clin Psychiatry News 27 (8): 22.

Tariot PN (1999) The older patient: the onegoing challenge of efficacy and tolerability. J Clin Psychiatry, 60 Suppl. 23 (-HD-): 29–33.

Thorpe L (1997) The treatment of psychotic disorders in late life. Can J Psychiatry, 42 Suppl. 1 (-HD-): 19–27.

Tonkonogy JM, Geller JL (1999) Late-onset Psychosis As a Distinct Clinico-pathologic Entity: Magnetic Resonance Imaging Data in Elderly Patients With Paranoid Psychosis of Late-Onset and Schizophrenia of Early-Onset. Neuropsychiatry, Neuropsychology and behavioural neurology. Vol. 12, No. 4, pp. 230–235.

Townsend MC (1998): Pflegediagnosen und Maßnahmen für die psychiatrische Pflege. Verlag Hans Huber, Bern, Göttingen, Toronto, Seattle.

Zubin J, Spring B (1977) Vulnerability, a new view of schizophrenia. J Abnorm Psychol 86: 103–126.

7

Schlafstörungen

MICHAEL H. WIEGAND

1 Schlaf im Alter, normale Veränderungen

Der Schlaf verändert sich im Alter. Die sogenannte **Schlafeffizienz**, das Verhältnis der Schlafzeit zur Liegezeit, sinkt durch häufigeres Erwachen auf etwa 70–80 % (gegenüber etwa 90 % bei jüngeren Menschen). Der Tiefschlafanteil verringert sich, dafür tritt mehr flacher Schlaf (Stadium 1) auf. Die nächtliche Hauptschlafperiode wird zwar kürzer, insgesamt nimmt der Schlafbedarf jedoch nicht wesentlich ab, da häufiger auch am Tage geschlafen wird (Rückkehr zum „polyphasischen" Schlaf-Wach-Muster des Säuglings). Der zyklische Ablauf des Nachtschlafes mit seinem Alternieren von Non-REM- und REM-Perioden bleibt bis ins hohe Lebensalter erhalten. Alle beschriebenen Veränderungen sind bei Männern ausgeprägter und beginnen früher, oft schon um das 50. Lebensjahr. Männer haben daher ein um 10

Jahre „älteres" Schlafmuster als Frauen (Bliwise 1989). Abbildung 7-1 zeigt die Hypnogramme eines 37-jährigen und eines 86-jährigen schlafgesunden Mannes im Vergleich.

Ältere Menschen nehmen diese Veränderungen häufig mit Beunruhigung wahr. Vielfach bestehen unzutreffende, „dysfunktionale" Annahmen über den Schlaf und beängstigende Vorstellungen über die Folgen von mangelnder Schlafkontinuität und verkürztem Nachtschlaf. Dabei wird die tatsächliche Gesamtschlafdauer typischerweise unterschätzt, da die Tagschlafepisoden nicht mitgerechnet werden. Andere Patienten klagen über zu frühes morgendliches Erwachen, ohne zu erwähnen, dass sie abends vorzeitig ins Bett gehen, beispielsweise aus Mangel an sozialen Kontakten oder anderweitiger Anregung. Hinter der Klage über „zu wenig Schlaf" verbirgt sich in diesen Fällen ein eher psychosoziales Problem.

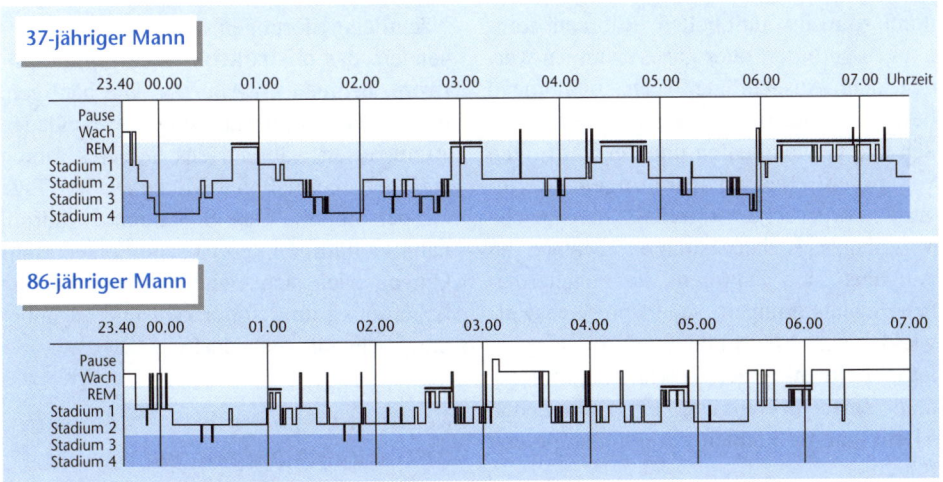

Abbildung 7-1: Schlafprofile (Hypnogramme) zweier schlafgesunder Personen. Im Vergleich: 37-jähriger Mann (oben) und 86-jähriger Mann (unten).

SCHLAFSTÖRUNGEN

2 Schlafstörungen im Alter

Epidemiologische Untersuchungen zeigen eine deutliche Zunahme von Schlafstörungen im Verlaufe des Lebens. Die entsprechenden Zahlen variieren allerdings stark. Schwierig ist vor allem die Abgrenzung zwischen den oben beschriebenen altersbedingten normalen Veränderungen des Schlafes und des Schlaf-Wach-Rhythmus einerseits und tatsächlichen Störungen mit Krankheitswert (Käppler et al. 1994).

Die beschriebenen normalen Altersveränderungen des Schlafes können akzentuiert werden durch **Lebensumstände und Gewohnheiten.** Die Zunahme der Prävalenz von Schlafstörungen im Alter beruht auf dem Zusammenwirken einer Vielzahl von Einflussfaktoren. Zu den häufigen schlafhygienisch ungünstigen Gewohnheiten älterer Menschen gehört das abendliche „Nickerchen" vor dem Fernseher, wodurch das spätere definitive Einschlafen erschwert wird. Dazu gehört auch das frühzeitige Zubettgehen, das speziell bei Patienten in Alters- und Pflegeheimen durch die institutionellen Rahmenbedingungen gefördert oder gar erzwungen werden kann. Ausgeprägte Wechselwirkungen bestehen zwischen solchen Lebensumständen und Gewohnheiten und dem Auftreten von **psychischen Erkrankungen.** Verringerte körperliche Aktivität, sensorische Verarmung, soziale Isolation, Mangel an Aufgaben sind Faktoren, die gleichermaßen Schlafstörungen wie depressive Entwicklungen fördern können. Auch **körperliche Erkrankungen** sowie die im Rahmen einer Erkrankung eingenommenen **Medikamente** können zu Schlafstörungen führen.

Tabelle 7-1: Häufige primäre Schlafstörungen im Alter (Klassifikation nach ICD-10).	
Primäre Schlafstörung	**Klassifikation nach ICD-10**
Schlafapnoe-Syndrom	G 47.3
Restless-Legs-Syndrom (häufig mit periodischen Beinbewegungen im Schlaf)	G 25.8
Nächtliche Wadenkrämpfe	R 25.2
Psychoreaktive Insomnie	F 51.8
Psychophysiologische Insomnie	F 51.0

2.1 Primäre Schlafstörungen

Als primäre Schlafstörungen bezeichnet man Schlafstörungen, die nicht auf einer anderen Grunderkrankung beruhen. Eine Auswahl der häufigsten primären Schlafstörungen im Alter mit Angabe der jeweiligen Ziffer der ICD-10-Klassifikation zeigt Tabelle 7-1 (Sturm und Clarenbach 1997, Spiegel 1992).

Obstruktives Schlafapnoesyndrom

Nächtliche Störungen der Atmung, insbesondere das **obstruktive Schlafapnoesyndrom**, nehmen im Alter zu. Die häufigen, mit Sauerstoffentsättigung verbundenen Atempausen während des Schlafes führen zu einer übermäßigen Müdigkeit am Tage (Hypersomnie). Das Schlafapnoesyndrom kann vielfältige internistische Folgeerkrankungen nach sich ziehen, es verkürzt die Lebenserwartung signifikant und ist unbedingt behandlungsbedürftig.

Restless-Legs-Syndrom und periodische Beinbewegungen im Schlaf

Auch die Prävalenz des **Restless-Legs-Syndroms** (RLS) nimmt im Alter zu. Es ist meist kombiniert mit den sogenannten periodischen **Beinbewegungen im Schlaf** (periodic leg movement during sleep). Die Patienten klagen über einen Bewegungsdrang der Beine im Ruhezustand, der sie oft am Einschlafen hindert; die periodischen Bewegungen der Beine führen zu einem flachen, unerholsamen Schlaf mit häufigem Aufwachen. Differenzialdiagnostisch davon abzugrenzen sind die im Alter häufigen nächtlichen Wadenkrämpfe.

Psychoreaktive und psychophysiologische Insomnien

Psychoreaktive und psychophysiologische Insomnien gehen fließend ineinander über. Die psychoreaktive Insomnie stellt eine Reaktion auf eine akute oder auch anhaltende Stresssituation dar, bei der psychophysiologischen Insomnie handelt es sich um eine Schlafstörung, die sich von der ursprünglich auslösenden Ursache losgelöst hat und durch chronifizierende emotionale, kognitive, behaviorale und endokrine Faktoren aufrechterhalten wird.

2.2 Sekundäre Schlafstörungen

Mit dem Alter und der damit verbundenen Multimorbidität spielen sekundäre Schlafstörungen auf dem Boden internistischer, psychiatrischer und neurologischer Grunderkrankungen eine zunehmende Rolle. Zu erwähnen sind hier vor allem kardiovaskuläre Erkrankungen und Erkrankungen des Bewegungsapparates und Schmerzzustände unterschiedlichster Ätiologie.

Die häufigste psychische Störung im Alter ist die **Depression**, die fast immer mit Schlafstörungen verbunden ist (Tabelle 7-2).

Tabelle 7-2: Schlaf bei Depression.
Klinische Symptomatik: Einschlafstörung Intermittierendes Erwachen Vorzeitiges frühmorgendliches Erwachen (meist mit ausgeprägtem Stimmungstief)
Polysomnographische Befunde: Vermehrt Schlafstadium 1 (flacher Schlaf) Reduzierter Tiefschlaf Verkürzte Latenz bis zur 1. REM-Phase Gesteigerter REM-Schlaf-Anteil in der ersten Nachthälfte Höhere REM-Dichte

Schlafstörungen bei psychischen Erkrankungen

Besonders charakteristisch für Depressionen ist das vorzeitige **frühmorgendliche Erwachen,** typischerweise verbunden mit einem ausgeprägten Stimmungstief („Morgentief"). Die subjektiv vom Patienten erlebten Störungen des Schlafes bei der Depression lassen sich auch schlafpolygraphisch objektivieren:

♦ verlängerte Einschlaflatenz
♦ reduzierte Schlafkontinuität
♦ Reduktion des Tiefschlafs
♦ Verkürzung der ersten REM-Latenz
♦ Erhöhung der REM-Dichte
♦ Verlängerung der ersten REM-Phase.

Bei **Demenzerkrankungen** treten Schlafstörungen oft schon im Frühstadium auf. Charakteristisch sind dabei Auffälligkeiten des zirkadianen Rhythmus und nächtliche Verhaltensauffälligkeiten (Geisler 1994). Die wichtigsten Veränderungen des Schlafes bei demenziellen Erkrankungen zeigt Tabelle 7-3.

Nicht selten sind es die mit nicht mehr tolerierbaren Verhaltensauffälligkeiten verbundenen Schlafstörungen, aufgrund derer ein Demenzkranker aus seiner häuslichen

Umgebung in ein Pflegeheim eingewiesen werden muss.

Tabelle 7-3: Schlaf bei Demenzerkrankung.
Klinische Symptomatik: Einschlafstörung Intermittierendes Erwachen Abendliche und nächtliche Verhaltensauffällig- keiten (Verwirrtheitszustände, psycho- motorische Unruhe, Aggressivität) Änderung der zirkadianen Schlafverteilung (im Extremfall: Tag-Nacht-Umkehr) Vermehrter Tagschlaf Tagesmüdigkeit
Polysomnographische Befunde: Reduzierter Tiefschlaf Reduzierter REM-Schlaf gelegentlich verlängerte REM-Latenz

Schlafstörungen durch Medikamente

Schlafstörungen können auch durch **Medikamente** verursacht, verstärkt oder aufrechterhalten werden, zu diesen gehören einige der gerade von älteren Menschen häufig regelmäßig eingenommenen Medikamente (z. B. Antihypertensiva, Tabelle 7-4). In der Regel beeinträchtigen Medikamente das Ein- und/oder Durchschlafen; gelegentlich werden jedoch auch andere Medikationseffekte auf den Schlaf beobachtet. So können Beta-Rezeptoren-Blo-

Tabelle 7-4: Auswahl von Medikamenten, die häufig Schlafstörungen verursachen.
◆ Antihypertensiva, v. a. Beta-Rezeptoren-Blocker
◆ Cortison
◆ Antibiotika (z. B. Gyrasehemmer)
◆ Schilddrüsenhormonpräparate
◆ Nootropika
◆ Antidepressiva (z. B. Serotonin-Wiederauf- nahme-Hemmer)

cker Alpträume hervorrufen, und manche Antidepressiva stimulieren eine nächtliche Restless-Legs-Symptomatik, oft verbunden mit periodischen Beinbewegungen im Schlaf.

3 Diagnostik

Am Anfang jeder Schlafstörungs-Diagnostik steht die ausführliche Erhebung der medizinischen und psychiatrischen **Anamnese**. Speziell bei älteren Patienten ist es wichtig, die oben beschriebenen normalen altersbedingten Veränderungen des Schlafes abzugrenzen von krankheitswertigen Schlafstörungen im engeren Sinne. Bei kooperativen Patienten kann das Führen eines Schlaftagebuches helfen, ungünstige schlafbezogene Verhaltensweisen und Gewohnheiten zu identifizieren, beispielsweise häufige und ausgedehnte Tagschlafepisoden. Angesichts der Häufigkeit sekundärer Schlafstörungen im Alter darf die Suche nach behandelbaren **Grunderkrankungen** nicht vernachlässigt werden. Eine Überweisung in ein Schlafmedizinisches Zentrum sollte stets dann erfolgen, wenn eine Ein- und/oder Durchschlafstörung trotz Behandlungsversuches persistiert sowie in allen Fällen von ausgeprägter Tagesmüdigkeit (Hypersomnie), wenn internistische und neurologische Untersuchungen keinen Hinweis auf zugrunde liegende Grunderkrankungen ergeben.

4 Therapie

Die wesentlichen Möglichkeiten der Behandlung von Schlafstörungen bei älteren Patienten sind in Tabelle 7-5 zusammengefasst.

Tabelle 7-5: Behandlung von Schlafstörungen im Alter.

Bei allen Formen von Schlafstörungen:

Störungsspezifische Behandlung, falls verfügbar:

- Schlafapnoe: nasale Überdruckbeatmung (nCPAP)
- Restless-Legs-Syndrom/Periodische Beinbewegungen im Schlaf:
  – L-Dopa oder Dopamin-Agonisten
- Sekundäre Schlafstörungen:
  – Behandlung der Grunderkrankung.
    z. B. antidepressive Medikation und/oder Psychotherapie bei depressionsbedingter Insomnie

Allgemeine nichtmedikamentöse Verfahren:

- Information über den Schlaf und dessen normale Altersveränderungen („Entmythologisierung",
  „Entkatastrophisierung")
- Vermittlung schlafhygienischer Regeln, Beratung hinsichtlich Schlaf-Wach-Gewohnheiten
- „Chronotherapeutische" Maßnahmen.
  z. B. Verstärkung von sozialen Zeitgebern, gezielter Einsatz von Licht
- Entspannungsverfahren

Zusätzlich bei Ein- und Durchschlafstörungen (Insomnien):

Spezifische verhaltenstherapeutische Verfahren:

- Stimuluskontrolle
- Schlafrestriktionstraining

Symptomatische medikamentöse Therapie:

- Benzodiazepinrezeptor-Agonisten
- Sedierende Antidepressiva/Neuroleptika
- Phytopharmaka und andere Hypnotika

4.1 Störungsspezifische Therapieverfahren

Für die meisten **primären Schlafstörungen** gibt es spezifische Behandlungsverfahren (ausführliche Darstellungen in Sturm und Clarenbach, 1997). Sehr effektiv ist die Behandlung des obstruktiven **Schlafapnoe-Syndroms** durch nasale Überdruckbehandlung (nCPAP), verbunden mit anderen Maßnahmen wie Gewichtsreduktion und Alkoholkarenz (Konietzko et al. 1998). Zu beachten ist, dass Benzodiazepin-Hypnotika bei diesem Krankheitsbild die nächtliche Atmungssituation verschlechtern und damit zu einer Zunahme der Beschwerden führen können.

Restless-Legs-Syndrom und periodische Beinbewegungen im Schlaf können durch L-Dopa oder einen der neueren Dopamin-Agonisten positiv beeinflusst werden (Trenkwalder 1996). Dosierung von L-Dopa: initial 50 mg, dann langsame Dosissteigerung bis auf 250 mg, falls erforderlich.

Bei **nächtlichen Wadenkrämpfen** hat sich vor allem die Behandlung mit Magnesiumpräparaten bewährt.

Die **psychoreaktive Insomnie** erfordert stützende Gespräche oder kurzfristige psychotherapeutische Interventionen. Zugleich

SCHLAFSTÖRUNGEN

ist dieses Störungsbild eine der Hauptindikationen für den vorübergehenden Einsatz von Hypnotika (s. u.).

Für die **psychophysiologische Insomnie** sind vor allem verhaltenstherapeutische Behandlungsmethoden entwickelt worden. Eine Pharmakotherapie ist bei diesem chronischen Störungsbild allenfalls kurzfristig (im Sinne einer Krisenintervention) gerechtfertigt.

Bei allen **sekundären Schlafstörungen** steht die Behandlung der Grunderkrankung, falls möglich, an erster Stelle. Eine symptomatische Behandlung mit Hypnotika sollte in der Regel erst nach Abschluss der Diagnostik erfolgen, damit eine etwaige Grunderkrankung nicht verschleiert wird. So ist es beispielsweise als Kunstfehler anzusehen, wenn einem Patienten, der an einer ausgeprägten Insomnie im Rahmen einer depressiven Episode leidet, mangels eingehender psychiatrischer Diagnostik lediglich ein Hypnotikum verschrieben wird, ohne dass die zugrundeliegende affektive Störung adäquat medikamentös und/oder psychotherapeutisch behandelt wird.

4.2 Allgemeine nichtmedikamentöse Therapie

Jede Behandlung eines älteren Patienten mit Ein- und Durchschlafstörungen muss auch nichtpharmakologische Elemente enthalten (Backhaus und Riemann 1999). Es wurde bereits erwähnt, welche Bedeutung die (Fehl-)Wahrnehmung des Schlafes, dysfunktionale Kognitionen und Bewertungen im Zusammenhang mit Schlafstörungen spielen. Oft ist es bereits sehr hilfreich, Informationen über den Schlaf zu geben und damit zur „Entmythologisierung" so mancher irriger Annahme beizutragen, von

denen gerade ältere Menschen überzeugt sind: z. B. dass der „Schlaf vor Mitternacht" der gesündeste sei, oder dass man „auf Vorrat" schlafen könne. Das Führen eines **Schlaftagebuches** kann dem Patienten demonstrieren, dass seine Gesamtschlafdauer nicht relevant verkürzt ist, wenn man frühes Zubettgehen und Tagschlafepisoden miterfasst. Damit erreicht man oft auch eine „Entkatastrophisierung", die dazu führen kann, dass der allnächtliche **Teufelskreis** von ängstlicher Selbstbeobachtung, krampfhaftem Schlafen-Wollen und Insomnie durchbrochen wird. Auch von der Vermittlung basaler **„schlafhygienischer" Regeln** sowie von einfachen Entspannungsverfahren profitiert der ältere Patient. Spezielle Gewohnheiten des Patienten sollte man besprechen und ihn hinsichtlich etwaiger Änderungen beraten (z. B. Beschränkung von Mittagsschlaf bei Einschlafstörungen).

Nicht nur bei ausgeprägten Störungen des Schlaf-Wach-Rhythmus im engeren Sinne, sondern bei Schlafstörungen aller Art können auch **„chronotherapeutische" Maßnahmen** eingesetzt werden:

- gute Tagesstrukturierung
- ausreichendes Maß an Aktivität im Verlaufe des Tages
- Vermeidung zu langer Phasen von Untätigkeit oder „Dösen"
- ausreichende Stimulationsbedingungen in den Abendstunden
- Vermeidung zu frühen Zubettgehens

Diese Maßnahmen fördern die Akzentuierung zirkadianer Rhythmen und damit die Abgrenzung von Schlafen und Wachen. Derzeit werden auch die Möglichkeiten untersucht, helles Licht gezielt als biologischen „Rhythmus-Akzentuierer" bei alten Menschen mit Schlafstörungen sowie bei Demenzpatienten einzusetzen; bisher vorliegende Daten sind vielversprechend (Zulley und Wirz-Justice 1997). Von solchen „strukturierenden" Maßnahmen profitieren in besonderer Weise auch Demenzpatienten mit Störungen des Schlafes und/oder des Schlaf-Wach-Rhythmus.

4.3 Spezifische verhaltenstherapeutische Verfahren

Für Patienten mit Ein- und/oder Durchschlafstörungen (Insomnie) hat die Verhaltenstherapie spezielle Verfahren entwickelt, die grundsätzlich auch bei älteren Patienten anwendbar sind, bei diesen allerdings gewisse Modifikationen erfordern. Eine klassische Methode ist beispielsweise die **Stimuluskontrolle**, die darauf abzielt, die enge Koppelung des Stimulus „Bett" an die Reaktion „Nichtschlafen" aufzulösen. Ein neueres Verfahren ist das **Schlafrestriktionstraining** (Müller und Paterok 1999): durch eine vorübergehende, im Behandlungsverlauf allmählich wieder gelockerte Beschränkung der zulässigen Bettliegedauer wird versucht, den durch Wachliegen, Grübeln und wachsende innere Anspannung gekennzeichneten Teufelskreis der chronischen Insomnie zu durchbrechen.

4.4 Symptomatische medikamentöse Therapie

Bei ausgeprägtem Leidensdruck ist bei Patienten mit Ein- und/oder Durchschlafstörungen auch eine symptomatische medikamentöse Therapie indiziert. Einen Überblick über die wichtigsten zum Einsatz kommenden **Medikamentengruppen** gibt Tabelle 7-6.

Allgemein ist zu beachten, dass aufgrund veränderter pharmakokinetischer und metabolischer Parameter im Alter das initiale Einschleichen der Dosis langsamer erfolgen und die Dosis insgesamt niedriger sein sollte. Als Faustregel gilt, dass die Dosis etwa die Hälfte der bei jüngeren Erwachsenen üblichen betragen sollte. Auch das Absetzen muss ausschleichend erfolgen. Dies gilt speziell für Benzodiazepine und andere Benzodiazepin-Rezeptor-Agonisten (s. auch Kap. 15). Die **Dauer** einer Schlafmittel-Medikation sollte, gemäß den Empfehlungen verschiedener Fachgesellschaften, wenige Wochen nicht überschreiten. Die Deutsche Gesellschaft für Schlafforschung und Schlafmedizin (DGSM) empfiehlt einen Zeitraum von 4 Wochen (Clarenbach et al. 1995). In Ausnahmefäl-

Tabelle 7-6: Medikamente zur symptomatischen Insomnie-Behandlung.

Substanz	Dosierung bei älteren Patienten
Benzodiazepin-Rezeptor-Agonisten:	
Benzodiazepine:	
- Lormetazepam	0,25–0,5 mg
neue Substanzen:	
- Zopiclon	3,75–7,5 mg
- Zolpidem	5–10 mg
- Zaleplon	5 mg
Sedierende Antidepressiva:	
Trimipramin	25–50 mg
Doxepin	25–50 mg
Nefazodon	50–150 mg
Mirtazapin	7,5–15 mg
Sedierende Neuroleptika:	
Promethazin	10–50 mg
Pipamperon	20–80 mg
Melperon	25–75 mg
Weitere Schlafmittel	
z. B. Phytopharmaka	

SCHLAFSTÖRUNGEN

len sind allerdings längere Einnahmezeiten gerechtfertigt. Selten kann auch eine Dauermedikation sinnvoll sein. (Ancoli-Israel 2000, Hajak und Rüther 1995).

Benzodiazepine

Benzodiazepin-Hypnotika verkürzen die Einschlaflatenz und steigern die Schlafkontinuität und Schlafeffizienz. Sie wirken dosisabhängig anxiolytisch, sedativ-hypnotisch, muskelrelaxierend und antikonvulsiv. Unterschiede zwischen den Substanzen bestehen im Wesentlichen in der Pharmakokinetik. **Substanzen mit kurzer Halbwertszeit** (z. B. Triazolam) sind bei älteren Patienten eher selten indiziert, da sie die hier häufigeren Durchschlafstörungen nicht beeinflussen. Auch **Substanzen mit langer Halbwertszeit** (z. B. Flunitrazepam) dürften bei alten Patienten wegen der Risiken der Überhangeffekte und der Kumulation in der Regel nicht indiziert sein. Als Schlafmittel kommen daher **Substanzen mit mittellanger Halbwertszeit** (z. B. Lormetazepam) in Betracht.

Bei älteren Patienten ist die Benzodiazepin-Behandlung mit speziellen Risiken verbunden, die über das allgemeine **Nebenwirkungsprofil** (Abhängigkeitspotential, Rebound-Insomnie bei plötzlichem Absetzen, Interaktion mit Alkohol) dieser Stoffgruppe hinausgehen. Die muskelrelaxierende Wirkung erhöht die Sturz- und damit die Frakturgefahr beim nächtlichen Aufstehen. Häufiger als bei jungen Patienten kann es zu paradoxen Reaktionen kommen mit Antriebssteigerungen und Erregungszuständen. Dieses Risiko ist bei Demenzpatienten besonders hoch. Die atemdepressorische Wirkung kann eine bestehende, eventuell unerkannte Atemregulationsstörung (z. B. Schlafapnoe-Syndrom) verstärken. Durch den veränderten Metabolismus im Alter kann es auch bei Substanzen mit mittellangen Halbwertszeiten zur Kumulation und zu Überhangeffekten kommen.

Neue Benzodiazepin-Rezeptor-Agonisten

Die neueren Benzodiazepin-Rezeptor-Agonisten **Zopiclon, Zolpidem und Zaleplon** sind chemisch nicht mit den Benzodiazepinen verwandt. Gerade bei älteren Patienten weisen sie gegenüber den Benzodiazepinen eine günstigere Nutzen-Risiko-Relation auf: bei vergleichbarer hypnotischer Potenz sind Muskelrelaxation und Atemdepression geringer ausgeprägt, Abhängigkeit und Rebound-Insomnien nach Absetzen treten seltener auf. Die Halbwertszeiten von Zopiclon und Zolpidem betragen etwa 5 bzw. 3,5 Stunden. Damit sind diese Substanzen auch für Durchschlafstörungen geeignet, während Zaleplon mit seiner sehr kurzen Halbwertszeit von einer Stunde ein reines Einschlafmittel ist.

Sedierende Antidepressiva

Sedierende Antidepressiva kommen vor allem bei sekundären Schlafstörungen auf dem Boden einer Depression in Betracht. Die schlaffördernde Wirkung dieser Medikamente tritt schon in den ersten Behandlungsnächten ein, deutlich vor dem antidepressiven Effekt. Speziell bei älteren Patienten ist der Einsatz **trizyklischer Antidepressiva** (Trimipramin, Amitriptylin, Doxepin) als Schlafmittel jedoch limitiert durch die ausgeprägten anticholinergen Eigenschaften dieser Stoffgruppe (Mundtrockenheit, Schwitzen, Miktionsbeschwerden, Obstipation, Akkommodationsstörungen, Tremor, Herzrhythmusstörungen, Erhöhung des Augeninnendrucks, epileptische Anfälle, delirante Syndrome). Von den neueren, insgesamt besser verträglichen, **nicht-trizyklischen Antidepressiva** haben vor allem Nefazodon und Mirtazapin schlaffördernde Wirkungen.

Sedierende Neuroleptika und Antihistaminika

Für die Behandlung von Insomnien bei alten Menschen sind vor allem die niederpotenten, wenig antipsychotisch wirksamen Substanzen von Interesse. Neben dem schlaffördernden Effekt ist ihnen die Wirkung auf psychomotorische Erregungszustände, Verwirrtheit und Agitiertheit gemeinsam. Unterschiedlich sind die Nebenwirkungen. Die **trizyklischen Phenothiazin-Derivate** (z. B. Thioridazin, Laevomepromazin, Promethazin) können zu vegetativen (v. a. anticholinergen) Nebenwirkungen führen. Die **Butyrophenonderivate** Pipamperon und Melperon haben keine anticholinergen Nebenwirkungen; wie die anderen Substanzen führen sie jedoch gelegentlich zu ausgeprägten Blutdrucksenkungen. Liegen ausgeprägte nächtliche Verhaltensauffälligkeiten vor, so sind auch **höherpotente Neuroleptika** indiziert (z. B. Haloperidol oder Risperidon). Bei diesen Substanzen kann es zu extrapyramidalen Bewegungsstörungen und Spätdyskinesien kommen. Bei längerfristiger Einnahme von Neuroleptika sind regelmäßige Kontrolluntersuchungen einschließlich Blutbildkontrollen sehr wichtig.

Weitere Schlafmittel

In Deutschland werden relativ häufig **Phytopharmaka** als Schlafmittel verordnet, von denen eine breite Palette im Handel ist. In der Regel handelt es sich dabei um:
- Baldrian
- Melisse
- Hopfen
- Passionsblume
- Kava-Kava

- diverse Kombinationen dieser Substanzen untereinander
- Kombination mit anderen Pflanzen
- Kombination mit anderen Hypnotika (z. B. Antihistaminika).

Der hypnotische Effekt dieser Substanzen ist bislang nur unzureichend untersucht, doch deuten Einzelbefunde darauf hin, dass die Wirkung klar über einen Placeboeffekt hinausgeht. Der Effekt ist allerdings in seiner Stärke nicht mit dem anderer Substanzen zu vergleichen. Dafür sind diese Präparate in der Regel weitgehend frei von Toxizität oder unerwünschten Wirkungen (gastrointestinale Effekte und Hautreaktionen in Ausnahmefällen).

In zunehmendem Maße wird untersucht, inwieweit **Melatonin** als Schlafmittel einsetzbar ist. Melatonin hat eine gewisse schlafinduzierende Wirkung, die allerdings interindividuell stark variiert und offenbar auch von der Tageszeit abhängig ist. Erfolgversprechende Einsatzbereiche liegen möglicherweise bei denjenigen Formen der Insomnie, denen eine Störung zirkadianer Rhythmen zugrunde liegt, z. B. dem verzögerten Schlafphasen-Syndrom, den Schlafstörungen bei Blinden und den Schlaf-Wach-Rhythmusstörungen im Rahmen demenzieller Erkrankungen. Dieser Einsatzbereich gilt auch für Melatonin-Agonisten, wie sie sich derzeit in der Entwicklung befinden. Allerdings ist bisher wenig über Effekte und Risiken der Langzeitbehandlung mit Melatonin bekannt. Zum gegenwärtigen Zeitpunkt kann diese Substanz allgemein als Hypnotikum nicht empfohlen werden. Gerade im Bereich der Altersmedizin zeichnen sich jedoch künftige neue Einsatzbereiche für Melatonin und Melatonin-Agonisten ab (Haen und Forth 1998).

5 Zusammenfassung

Der Schlaf unterliegt im Alter normalen Veränderungen:

- Reduktion der Schlafeffizienz
- Verringerung des Tiefschlafanteils zu Gunsten des flachen Schlafes,
- Verkürzung der Nachtschlafdauer
- Auftreten von Tagschlafepisoden.

Darüber hinaus nehmen im Alter krankheitswertige Störungen des Schlafes zu. Häufige primäre Schlafstörungen im Alter sind das obstruktive Schlafapnoe-Syndrom sowie das Restless-Legs-Syndrom. Von großer praktischer Bedeutung sind die zahlreichen Formen sekundärer Schlafstörungen bei körperlichen oder psychischen Grunderkrankungen. Eine sorgfältige initiale Diagnostik ist somit unerlässlich. Therapeutisch sollten, falls verfügbar, zunächst störungsspezifische Behandlungsverfahren eingesetzt werden, beispielsweise die Behandlung einer Grunderkrankung bei sekundärer Schlafstörung. Obligatorisch sind auch allgemeine nichtmedikamentöse Maßnahmen, beispielsweise Aufklärung über den Schlaf, Beratung bezüglich schlafhygienisch günstiger Verhaltensweisen sowie gegebenenfalls auch „chronotherapeutische" Maßnahmen: Verstärkung sozialer Zeitgeber, Einsatz von Licht am Abend zur Normalisierung von Einschlaf- und Aufwachzeitpunkt. Bei Ein- und Durchschlafstörungen (Insomnien) können auch spezifischere verhaltenstherapeutische Verfahren eingesetzt werden (Stimuluskontrolle, Schlafrestriktion). Eine symptomatische medikamentöse Behandlung ist bei starkem Leidensdruck indiziert. Hierbei sind die bei der Pharmakotherapie älterer Menschen allgemein zu beachtenden Behandlungsregeln zu beachten (z. B. Dosisreduktion). Als Alternative zur Behandlung mit Benzodiazepinen, die bei älteren Menschen mit spezifischen Risiken verbunden ist, kommen neuere Benzodiazepin-Rezeptor-Agonisten, sedierende Psychopharmaka aus anderen Stoffgruppen sowie Phytopharmaka in Betracht. Die symptomatische medikamentöse Behandlung einer chronischen Insomnie sollte in aller Regel zeitlich begrenzt werden.

Literatur

Ancoli-Israel S (2000) Insomnia in the elderly: a review for the primary care practitioner. Sleep 23, Suppl.1: S23–S30.

Backhaus J, Riemann D (1999) Schlafstörungen. Hogrefe, Göttingen.

Bliwise DL (1989) Normal aging. In: Principles and practice of sleep medicine. Hrsg. Kryger M, Roth T, Dement WC. Saunders, Philadelphia, 143–159.

Clarenbach P, Steinberg R, Weeß HG, Berger M (1995) Empfehlungen zu Diagnostik und Therapie der Insomnie. Nervenarzt 66:723–729.

Geisler P (1994) Schlafstörungen bei dementen Patienten – therapeutische Aspekte. In: Gestörter Schlaf im Alter. Hrsg. Kemper J, Zulley J. MMV, München, 207–218.

Haen E, Forth W (1998) Melatonin. In: Haen E, Forth W (Hrsg.) Wirkstoffprofile für die Arzneimitteltherapie. Ecomed, Landsberg, II-23.1.

Hajak G, Rüther E (1995) Insomnie – Schlaflosigkeit. Ursachen, Symptomatik und Therapie. Springer, Berlin.

Käppler C, Riemann D, Weyerer S, Berger M, Hohagen F (1994) Schlafstörungen im höheren Lebensalter – Prävalenz und Behandlung in der Allgemeinpraxis. In: Gestörter Schlaf im Alter. Hrsg. Kemper J, Zulley J. MMV, München, 46–75.

Konietzko N, Teschler H, Freitag L (Hrsg.) (1998) Schlafapnoe. Springer, Berlin.

Müller T, Paterok B (1999) Schlaftraining. Hogrefe, Göttingen.

Sturm A, Clarenbach P (1997) Checkliste Schlafstörungen. Thieme, Stuttgart.

Spiegel R (1992) Schlafstörungen im Alter. In: Handbuch des normalen und gestörten Schlafs (Hrsg. Berger M) Springer, Berlin, 381–398.

Trenkwalder C (1996) Restless Legs Syndrome. Springer, Berlin.

Zulley J, Wirz-Justice A (Hrsg.) (1997) Lichttherapie. Roderer, Regensburg.

Schlaganfall

FRANK TIECKS, EBERHARD KOENIG

1 Einführung

Unter dem wenig scharf umrissenen Begriff „Schlaganfall" werden zumeist alle akuten zerebralen Durchblutungsstörungen subsumiert. Als typische Erkrankungen des hohen Lebensalters werden diese von Patienten und Angehörigen, aber auch von Medizinern immer noch häufig als „altersbedingt" unabänderliche Ereignisse hingenommen, was nicht selten zu stark verzögerter oder unterbleibender Klinikeinweisung führt und die Prognose entsprechend verschlechtert. Dabei sind bei zerebralen Durchblutungsstörungen insbesondere die ersten Stunden nach dem Ereignis nicht selten entscheidend für das Ausmaß eines biographisch einschneidenden neurologischen Defizits. Die Rehabilitation ermöglicht gerade bei Patienten im Senium oft erst ein selbstbestimmtes, menschenwürdiges Weiterleben. Die Diagnostik kann durchaus Schwierigkeiten bereiten, für einen therapeutischen Nihilismus ohne Kenntnis aller Fakten besteht kein Rechtfertigungsgrund. Neben umschriebenen zerebralen Ischämien, die mit ca. 80 % den Hauptanteil aller Schlaganfälle bilden, werden auch intrakranielle Blutungen, Subarachnoidalblutungen (SAB) und gelegentlich auch Sinus(venen)thrombosen als Schlaganfälle bezeichnet. Da die zerebrale Ischämie eine der wesentlichsten Ursachen von Morbidität und Mortalität im Senium (dritthäufigste Todesursache) darstellt, konzentriert sich das vorliegende Kapitel auf diese und gibt jeweils einen kurzen Abriss über die intrazerebrale Blutung und die SAB.

Tabelle 8-1: Differenzialdiagnose des Schlaganfalls.

- Intrazerebrale hypertensive Massenblutung
- Subarachnoidalblutung
- Sinusvenenthrombose
- Tumor mit/ohne Einblutung
- Schädel-Hirn-Trauma
- Chronisch subdurales Hämatom
- Epileptischer Anfall mit/ohne Toddsche Parese
- Enzephalitis (auch embolische Herdenzephalitis), Meningitis
- Arteriitis temporalis
- Akuter Schub einer Enzephalitis disseminata
- Hypertensive Krise
- Wernicke-Enzephalopathie
- Metabolische Störung
- Infekt außerhalb des ZNS bei latent vorbestehendem Defizit
- Hypoglykämie
- Intoxikation
- Spinale Ischämie
- Parkinsonkrise
- Migräne mit Aura
- Transitorische Globale Amnesie
- Psychogene Ursache

2 Differenzialdiagnose

Differenzialdiagnostische Probleme ergeben sich zu anderen akut beginnenden neurologischen Krankheitsbildern (Tab. 8-1). Die Einweisungsdiagnose „Schlaganfall" ist in ca. 15 % der Fälle falsch (The members of the Lille Stroke Program 1997).

Differenzialdiagnostisch sollte immer gedacht werden an:
- SAB
- Sinusvenenthrombose
- Migräne mit Aura
- Metabolisch, infektiologisch oder kreislaufbedingte Dekompensation eines vorbestehenden Defizits

Bei multiplen Infarkten muss auch an eine Vaskulitis gedacht werden (weitere Differenzialdiagnosen siehe Tab. 8-1). Einige Diagnosen treten zwar statistisch gesehen

SCHLAGANFALL

im Alter eher in den Hintergrund, sind aber im Einzelfall von entscheidender Bedeutung. Insbesondere ist zu denken an die deutlich altersassoziierte Arteriitis temporalis (Polymyalgia rheumatica) mit lokalem Druckschmerz temporal und der rasch drohenden Komplikation (Blindheit!). Eine entsprechende Diagnostik (Blutsenkungsgeschwindigkeit, CRP, ggf. Biopsie) und Therapie muss rasch eingeleitet werden.

3 Zerebrale Ischämie

Die zerebrale Ischämie ist der Schlaganfall im engeren Sinne. Als **TIA** (transitorische ischämische Attacke) bezeichnet man eine innerhalb von 24 h völlig reversible zerebral-ischämisch bedingte Symptomatik ohne bleibendes morphologisches Korrelat, als **PRIND** („prolonged reversible ischemic neurological deficit") eine analog innerhalb von einer Woche reversible Symptomatik, die sich bei genauer Betrachtung meist als kleiner, sog. „minor" Stroke mit sehr guter Rückbildung der Symptomatik herausstellt. Unter einem **„progressive stroke"** wird ein Schlaganfall mit im Zeitverlauf progredientem neurologischem Defizit verstanden. Der sogenannte **maligne Hirninfarkt** ist durch eine ausgeprägte Klinik (Blickwendung, meist komplette sensomotorische Hemiparese, kortikale Ausfälle, frühzeitige Somnolenz) und entsprechend ausgedehnte Frühzeichen gekennzeichnet. Da das Ödem meist erst nach 4–5 Tagen sein Maximum erreicht, können auch bei älteren Patienten trotz der meist vorbestehenden Hirnatrophie dann noch kritische Raumverhältnisse intrakraniell erreicht werden.

Bei steigender Lebenserwartung, hoher Prävalenz von Risikofaktoren und entsprechendem demographischen Wandel stellt der Schlaganfall als typische Erkrankung des Seniums ein zunehmendes Problem dar. So liegt die Inzidenz von ischämischen Insulten für alle Altersstufen in Deutschland bei 15–25/10.000 Einwohnern. Während sie jedoch unter den 45- bis 54-Jährigen 34/10.000 beträgt, liegt sie unter den 75- bis 84-Jährigen mehr als zehnmal so hoch (344/10.000), d. h. jeder 30. Einwohner in dieser Altersgruppe wird im laufenden Jahr einen Schlaganfall erleiden.

3.1 Ätiologie

Bereits die Zuordnung der Symptome kann ätiologisch relevant sein (Gan et al. 1997). Da die Ätiologie nicht unwesentlich Therapie, Sekundärprophylaxe und Prognose bestimmt, sollte sie stets möglichst frühzeitig durch entsprechende Diagnostik belegt werden. Unterschieden werden mikroangiopathische, makroangiopathische, embolische und hämodynamisch bedingte Infarkte:

Mikroangiopathische Infarkte

Mikroangiopathische Infarkte entstehen durch lokalen Verschluss kleiner Hirngefäße und können – neben den klassischen lakunären Symptomen – manchmal auch das Bild eines „progressive strokes" bei langsamem Absterben der Randperfusionsgebiete zeigen. Bei entsprechender Häufung dieser Infarkte entsteht das im Alter nicht seltene typische CCT-Korrelat der subkortikalen arteriosklerotischen Enzephalopathie mit konfluierenden periventrikulär betonten Marklagerläsionen (Leukaraiose, siehe Abb. 8-1). Als sogenannte lakunäre Syndrome werden scharf umrissene isolierte Störungen (meist) einzelner Bahnsysteme bezeichnet (ausschließlich motorische oder sensible Defizite, ataktische Hemiparese, „dysarthria clumsy

hand"-Syndrom mit Dysarthrie und Unge-
schicklichkeit einer Hand). Sie gehen typischerweise mit umschriebenen, prognostisch günstigen kleinen (<2 cm Durchmes-
ser) Infarkten einher, die durch einen Hya-
linose-bedingten Verschluss der kleinen
perforierenden Hirngefäße verursacht sind
und finden sich zumeist in entsprechend
vaskularisierten Regionen (Basalganglien,
Marklager, Pons, Kleinhirn). Da bei diesen
(oft nicht singulären, im Alter überproportional gehäuften) Infarkten ein erhöhtes
Blutungsrisiko besteht, wird man gerade im
Senium mit eingreifenden gerinnungshem-
menden Therapiemaßnahmen wie Fibrino-
lyse oder Antikoagulation sicher zurückhaltend sein. Bei einer Häufung solcher,
z. T. primär wenig symptomatischer Infarkte kann das klinische Bild einer subkortikalen arteriosklerotischen Enzephalopathie (SAE, M. Binswanger) mit schubför-
mig sich verschlechternder breitbasig-atak-
tischer Gangstörung, Demenz und Blasen-

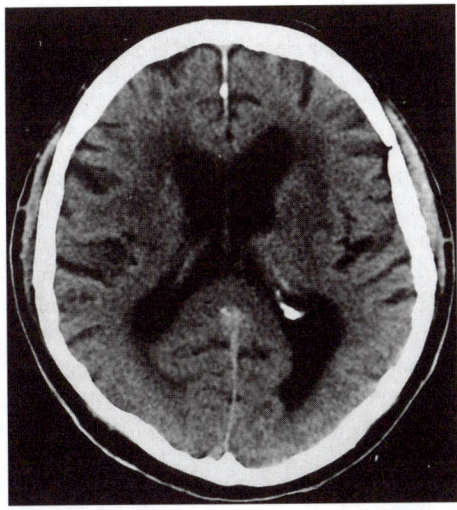

Abbildung 8-1: Computertomographisches
Korrelat einer zerebralen Mikroangiopathie mit
konfluierenden periventrikulär betonten hypoden-
sen (=dunklen) Marklagerveränderungen.

störung entstehen. Als morphologisches
Korrelat dieser im Senium häufigen, in der
Regel hypertensiv bedingten schweren
Mikroangiopathie finden sich konfluieren-
de Marklagerveränderungen. Herdförmige
Symptome aus unterschiedlichen Gefäß-
stromgebieten belegen eine multilokuläre
Genese, z.B. im Rahmen von Embolien
oder einer Vaskulitis.

Makroangiopathische Infarkte

Makroangiopathische Veränderungen betreffen die großen hirnzuführenden Arterien mit Prädilektionsstellen an den Gefäß-
aufzweigungen (z.B. Carotisbifurkation,
A.-ophthalmica-Abgang im Siphon, Caro-
tis-T, A.-vertebralis-Abgang), wobei die
Carotisbifurkation der bei Europäern bei
weitem häufigste Läsionsort ist. Mit zunehmendem Stenosegrad steigt das Risiko
arterioarterieller Embolien exponentiell an
und erreicht bei hochgradigen Stenosen
kritische Werte mit bis zu 20 % Embolie-
risiko/Jahr. Bei völligem Verschluss großer
hirnzuführender Gefäße kommt der Kolla-
teralisierung, z.B. über den Circulus Willi-
sii, der bei weniger als der Hälfte aller
Patienten komplett angelegt ist oder über
leptomeningeale Kollateralen, entscheidende Bedeutung zu. Eine Amaurosis fugax
oder einäugige Blindheit lassen an eine
Carotisstenose, ein zum Läsionsort ipsilate-
rales Horner-Syndrom an eine Carotisdis-
sektion denken.

Hämodynamische Infarkte

Langsam entstehende Gefäßverschlüsse
werden häufig völlig asymptomatisch toleriert. Jedoch können hämodynamisch
bedingte Infarkte im Bereich der „letzten
Wiesen" der Gefäßversorgung oder sogar
ausgedehnte Hemisphäreninfarkte entstehen.

Hämodynamisch bedingte Infarkte, die die Endstromgebiete der großen Hirnarterien betreffen, können auch bei vermindertem Herzminutenvolumen oder schwerer Hypotonie, z. B. im Schock auftreten. Sie sind aber im Gegensatz zum generalisierten hypoxischen Hirnschaden eher selten.

Kardial embolische Infarkte

Kardial embolische Infarkte entstehen am häufigsten auf dem Boden von Vorhofflimmern, nicht-rheumatischen Klappenvitien oder Bewegungsstörungen des linken Ventrikels (Dilatation des Ventrikels, Aneurysmen) und werden durch Arrhythmien oder Hyperkoagulabilität begünstigt. Das typische **keilförmige Bild** eines embolischen Infarktes (Abb. 8-2) ist zwar bei Schlaganfällen jüngerer Patienten prozentual häufiger anzutreffen, die absolute Zahl ist aber aufgrund der im Senium zunehmenden kardialen Emboliequellen dennoch im höheren Alter entsprechend größer. Schwieriger ist die diagnostische Einordnung eines persistierenden offenen **Foramen ovale,** das in der Normalbevölkerung eine Prävalenz von ca. 20 % aufweist. Bei jüngeren, diagnostisch unklaren Schlaganfallpatienten ist es bei bis zu 70 % nachweisbar und kann einen Rechts-links-Shunt mit der Gefahr paradoxer Embolien bilden, bzw. selbst ein Entstehungsort von Thromben sein.

Anhaltspunkte für klinisch relevante Shunts können sein:

* Assoziation mit einem hypermobilen Vorhofseptum („Aneurysma")
* großes Shuntvolumen
* rezidivierende Ereignisse bzw. Triggerung des Schlaganfalls durch ein Valsalva-Manöver.

Ein großes Shuntvolumen kann nachgewiesen werden durch einen spontanen und/oder ausgeprägten Kontrastmittelübertritt ins arterielle Gefäßsystem nach i. v. Appli-

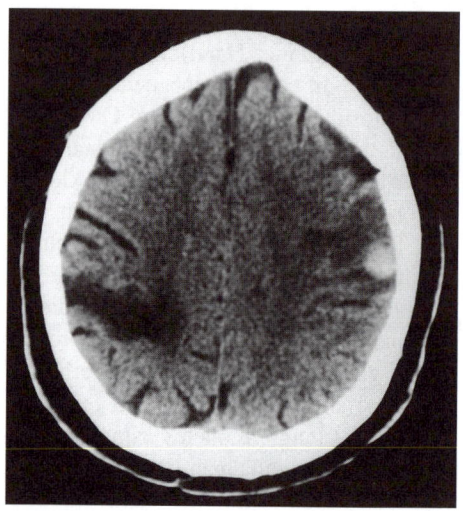

Abbildung 8-2: Kardial embolische (Territorial-) Infarkte unterschiedlichen Alters. Rechts findet sich ein älterer, scharf demarkierter, stark hypodenser Infarkt parietal im Stromgebiet der A. rolandica, links im Bereich der Zentralregion ein noch frischer (einen Tag alter), weniger demarkierter Infarkt mit leichtem perifokalen Ödem und Zeichen der hämorrhagischen Transformation (Diapedeseblutung) in Form eines unscharf begrenzten hyperdensen (=weißen) Areals.

kation nicht-pulmonalgängiger Ultraschallkontrastmittel im transösophagealen Herzecho oder im transkraniellen Doppler.

Eine klinische Erstmanifestation auch erst im höheren Alter erscheint bei einer Veränderung der Druckverhältnisse im Vorhofbereich (pulmonale Hypertension, Lungenembolie) plausibel und erfordert eine adäquate internistische Diagnostik.

3.2 Diagnostik

Wesentliche primäre diagnostische Methoden sind **Anamnese** (Tab. 8-2) und **klinische Untersuchung.** Diese sind im Senium nicht selten erheblich erschwert, da die Auffindesituation häufig unklar ist, Angehörige fehlen oder nur unzureichende Informationen geben können und bei erheblicher Komorbidität ältere neurologische Defizite von der akuten Symptomatik manchmal nur schwer abgrenzbar sind. Nur eine genaue neurologische Untersuchung mit sorgfältiger Dokumentation der vorliegenden Symptome und deren Ausprägung (z. B. Pareseverteilung, -grad in einzelnen Muskelgruppen) ermöglicht eine anatomische Zuordnung des Infarkts und gibt dadurch wichtige ätiologische Hinweise. Zu-

---

Tabelle 8-2: Gezielte Anamnese bei Schlaganfall.

- Symptombeginn (Zeitpunkt sicher feststellbar?)
- Verlauf vor Klinikaufnahme (Besserungstendenz?)
- frühere Schlaganfälle, neurologische Erkrankungen/Defizite
- Familienanamnese
- Amaurosis fugax, drop attacks
- Hinweise für epileptische Anfälle (insbes. komplex fokale Anfälle)
- Fieber, Verwirrtheit, (Kopf-) Schmerzen in den letzten Tagen
- Vaskuläre Risikofaktoren:
  - Nikotinabusus
  - Diabetes
  - arterielle Hypertonie
- Vaskuläre Vorerkrankungen (insbes. diabet. Vorschäden)
- Herzrhythmusstörungen, Herzinsuffizienz
- Bisheriges Blutdruckverhalten, Orthostase (auch vor dem Ereignis)
- Gerinnungsrelevante Vorerkrankungen (Magenulkus, größere Operationen, Tumor)
- Alkoholanamnese, Flüssigkeitszufuhr außer Alkohol
- Medikation (insbes. kreislaufrelevante Mittel, gerinnungsrelevante Mittel, Schmerzmedikation in der letzten Woche)

---

dem bietet eine Verlaufskontrolle eine Rationale zur Therapiesteuerung. Zur Verlaufsdokumentation bieten sich auch zahlreiche Schlaganfalls-Skalen an, von denen derzeit wohl die Skala des US-amerikanischen National Institute of Health (NIH-Stroke Scale) am weitesten Verbreitung findet (Brott et al. 1989; Tab. 8-3).

Typische Symptome sind:

- halbseitige brachiofazial betonte Lähmungen und/oder Sensibilitätsstörungen bei hemisphärischen oder entlang der großen Leitungsbahnen gelegenen Läsionen (A. cerebri media)
- beinbetonte Paresen mit zusätzlicher Blasenstörung bei frontalen und Mantelkanten-nahen Läsionen (A. cerebri anterior)
- „gekreuzte" Hirnnervenausfälle mit kontralateral gelegenen Extremitätenläsionen und oft zusätzlichen Okulomotorik- oder zerebellären Störungen (einseitige Hirnstammläsionen)
- bilaterale Extremitäten- und Hirnnervenausfälle (ausgedehntere bilaterale Hirnstammläsionen)
- isolierte Gesichtsfeldausfälle, meist als homonyme Hemianopsie (A. cerebri posterior).

Infarkte der A. cerebri posterior werden nicht selten erst mit einiger Latenz diagnostiziert, da die Patienten oft nicht über Gesichtsfeldausfälle klagen. (Fixierte) Blickwendungen zur Seite der Läsion kennzeichnen (große) Hemisphärenläsionen in der frühen Akutphase und können zusammen mit schweren kontralateralen Paresen und beginnender Eintrübung als ein wesentliches Merkmal potenziell lebensbedrohlicher Prozesse angesehen werden.

Neuropsychologische Symptome wie Aufmerksamkeits- und Konzentrationsstörungen, aber auch umschriebene Defizite (Aphasie, Apraxie, Akalkulie, Neglect oder

SCHLAGANFALL

Tabelle 8-3: Die Schlaganfalls-Skala des National Institute of Health (NIH).

Bewusstsein

0 Wach, antwortet adäquat
1 Somnolent, aber leicht erweckbar
2 Soporös, nur starke Stimulation oder Schmerzreiz führt zu einer motorischen Reaktion
3 Komatös, antwortet nur mit Streck-/Beugesynergismen oder gar keine motorische Reaktion

Orientierung
Den Patienten nach aktuellem Monat und eigenem Alter fragen. Es zählt die erste gegebene Antwort

0 Beide Antworten korrekt
1 Eine Antwort korrekt
2 Keine Antwort korrekt, aphasisch oder komatös

Kommandobefolgung
Den Patienten auffordern, zwei Kommandos zu befolgen (Öffnen und Schließen der Hände/der Augen).

0 Befolgt beide Aufforderungen
1 Befolgt eine Aufforderung
2 Befolgt keine Aufforderung oder komatös

Pupillenreaktion

0 Beide Pupillen reagieren
1 Eine Pupille reagiert
2 Keine Pupillenreaktion

Blick

0 Normal
1 Isolierte Blickparese, überwindbare Blickdeviation
2 Unüberwindbare Blickdeviation

Testung durch Finger-Folge-Versuch, inklusive gleichzeitiger beidseitiger Präsentation. Benutzen von „Drohung" (z.B. schnelles Annähern der Hand) bei reduziertem Bewusstseins oder Verständnis.

Gesichtsfeld | Faziale Parese

Gesichtsfeld	Faziale Parese
0 Normal	0 Normal
1 Quadrantenanopsie oder Auslöschungsphänomen	1 Gering
2 Komplette Hemianopsie	2 Partiell
	3 Komplett

Motorik

Arm: Armhalteversuch für 10 sek., im Sitzen mit 90°, im Liegen mit 45°. Es zählt der schwächere Arm. Bei reduziertem Verständnis zu Beginn „in-Position-Bringen" der Arme durch den Untersucher.

0 Kein Absinken
1 Absinken nach kurzem Halten
2 Halten gegen die Schwerkraft nicht möglich, gebremstes Herabfallen
3 Ungebremstes Herabfallen

Bein: Halten des schwächeren Beines für 5 sek., im Liegen mit 30°. Bei reduziertem Verständnis zu Beginn „in-Position-Bringen" des Beines durch den Untersucher.

0 Kein Absinken
1 Absinken nach kurzem Halten
2 Halten gegen die Schwerkraft nicht möglich, gebremstes Herabfallen
3 Ungebremstes Herabfallen

Plantar-Reflex

0 Normal (Flexion)
1 Befund nicht eindeutig
2 Babinski einseitig positiv
3 Babinski beidseitig positiv

Extremitätenataxie

Finger-Nase-Versuch und Knie-Hacke-Versuch. Achtung: paresebedingte Ataxie.

0 Keine Ataxie, Patient versteht Übung nicht oder Plegie
1 Arm oder Bein ataktisch
2 Arm und Bein ataktisch

Sensibilität

Nur soweit beurteilbar:
0 Normal
1 Hypästhesie
2 Anästhesie

Neglect

0 Kein Neglect
1 Partieller Neglect (eine Sinnesmodalität: visuell, sensibel oder akustisch)
2 Kompletter Neglect, mehr als eine Sinnesmodalität betroffen

Dysarthrie

0 Normale Artikulation
1 Milde bis moderate Dysarthrie, noch verständlich
2 Dysarthrie, unverständlich

Sprache

Befunderhebung während des Anamnesegespräches.
0 Keine Aphasie
1 Milde bis moderate Aphasie, Benennungsfehler, Wortfindungsstörungen, Paraphrasien, usw.
2 Schwere Aphasie
3 Stumm

Kommentar:

Weit verbreitete, relativ einfach zu handhabende Schlaganfalls-Skala auch für kurzfristige Verlaufskontrollen, z. B. bei Lyse geeignet. Wichtig ist zu beurteilen, was der Patient tatsächlich ausführt, **nicht** was er nach Auffassung des Untersuchers wahrscheinlich können müsste.

Es gibt ein (englisches) standardisiertes Trainingsprogramm per Video sowie eine schriftliche Prüfung anhand von Videos, um ein Tester-Zertifikat zu erhalten, das die qualifizierte Anwendung dieser Skala garantieren soll und so die mäßige Übereinstimmung bei unterschiedlichen Untersuchern wesentlich verbessern soll. Die Skala ist deshalb in der Originalversion in englischer Sprache abgebildet, um mögliche Unschärfen in der Übersetzung zu vermeiden.

Der Score zeigt eine leichte Unausgewogenheit zuungunsten linkshirniger Läsionen, d. h. diese Patienten haben in der Regel bei gleich schwerem Infarkt mehr NIHS-Punkte.

Anosognosie etc.) sind ebenso wie affektive Störungen häufig, müssen aber gerade im Senium bei entsprechender Komorbidität von vorbestehenden Defiziten abgegrenzt werden. Das gleiche gilt für den **Schwindel**, der als unspezifisches Symptom oder – insbesondere bei begleitendem Nystagmus – als Hinweis auf eine Vestibulariskern-nahe Läsion gewertet werden kann. Im letzteren Falle sind insbesondere periphere Vestibularisläsionen (Neuritis vestibularis, M. Menière) differenzialdiagnostisch bedeutsam. **Bewusstseinsstörungen** gehören typischerweise nicht zum Bild eines Schlaganfalles und werden nur bei Läsionen des hinteren Stromgebietes (bilaterale Thalamusinfarkte bei nicht selten unpaarer Gefäßversorgung, größere Hirnstamminfarkte) oder im Verlauf bei großen Hemisphäreninfarkten (aufgrund eines sekundären Hirnödems) gesehen.

> Eine initiale Bewusstlosigkeit vor Auftreten einer Lähmung sollte immer an einen epileptischen Anfall denken lassen (evtl. mit vorübergehender sog. Toddscher Parese).

Auch **Kopfschmerzen** begleiten nur ca. 15 % aller Schlaganfälle und treten am häufigsten bei zerebellären und Hirnstamminfarkten auf.

Je nach der Konstellation der vorgefundenen Symptome (**Syndrom**) lässt sich der **Läsionsort** klinisch oft mit großer Genauigkeit feststellen, was insbesondere in der Akutphase, in der die konventionelle Bildgebung wenig sensitiv ist, bedeutsam ist und hilft, die Bildgebung entsprechend zu fokussieren. Insbesondere Störungen der Okulomotorik (z. B. horizontale oder vertikale Blickparesen mit oder ohne zusätzliche nukleäre Hirnnervenausfälle, Störungen der Augenstellung in der Rollebene, Konvergenz-Retraktionsnystagmus) haben eine sehr hohe topographische Bedeutung

bei Läsionen im Hirnstammbereich, während kortikale Symptome wie Aphasie oder Neglect sicher für einen Hemisphärenbefund sprechen.

Apparative Zusatzdiagnostik

Neben der neurologischen Untersuchung und einer in jedem Krankenhaus verfügbaren Basisdiagnostik (siehe Tab. 8-4) ist im

Tabelle 8-4: Akutdiagnostik beim Schlaganfall.

Sofort (obligat):
- Klinische Untersuchung und (Verlaufs-) Dokumentation
- Initial Blutdruck, Puls (ggf. Monitorüberwachung)
- SaO_2
- Körpertemperatur
- Blutzucker
- Notfall-Labor (Blutbild (Infektzeichen?), Quick, PTT, Elektrolyte, Harnstoff, Kreatinin, Blutzucker, BKS, evtl. Blutgasanalyse, CK; bei möglicher Lyse Kreuzblut)
- Kraniale Computertomographie (primär immer nativ!)
- EKG
- Röntgenthorax

Möglichst frühzeitig (nur in Ausnahmefällen verzichtbar):
- extrakranielle und transkranielle Dopplersonographie
- Echokardiographie
- Gezielte klinische Schluckdiagnostik

Elektiv (nicht immer erforderlich) :
- Weiteres Labor (je nach Indikation: z. B. Transaminasen, Bilirubin, Cholinesterase, Gesamteiweiß, Urin-Status, Kreatinin-Clearance; nur im Einzelfall: speziellere Gerinnungsdiagnostik, Vaskulitisparameter, Liquor etc.)
- Langzeit-EKG, Langzeit-RR
- Foramen-ovale-Diagnostik (transösophageale Echokardiographie)
- Kernspintomographie mit/ohne Spezialsequenzen, Angiographie, SPECT etc.
- EEG

SCHLAGANFALL

Frühstadium des Schlaganfalls eine möglichst sofortige kraniale Bildgebung, üblicherweise mittels kranialer **Computertomographie** (CCT) indiziert. Sie dient in erster Linie dem Ausschluss einer stattgehabten Hirnblutung, welche klinisch auch von sehr erfahrenen Untersuchern nicht mit hinreichender Sicherheit ausgeschlossen werden kann. Der häufige Einwand, dass eine kraniale Computertomographie im Senium aufgrund fehlender therapeutischer Konsequenz unnötig sei, erübrigt sich bereits deshalb, weil die gerinnungswirksame Therapie von ischämischem Infarkt und Massenblutung grundlegend unterschiedlich ist und auch das Blutdruckmanagement oft entsprechend modifiziert wird (siehe unten). Zusätzlich können weitere Differenzialdiagnosen (Tumor, SAB, traumatische Läsionen) und ältere Schlaganfälle, sowie anatomische Besonderheiten (Atrophie, Gefäßverkalkungen, -dilatation) abgegrenzt werden. Häufig lässt sich bereits initial (innerhalb von Minuten bis wenigen Stunden) eine noch unscharf demarkierte Läsion nachweisen, wobei insbesondere dem sich entwickelnden Hirnödem Beachtung geschenkt werden muss. Nicht nur für eine potenzielle Lyseentscheidung ist die Erkennung von Infarktfrühzeichen (positives Mediazeichen, unscharfe Abgrenzung des Linsenkerns oder Verlust des sog. Inselbandes, keilförmige Hypodensität) entscheidend, sie dient auch der Abschätzung des Gefährdungsgrades des Patienten durch das sich entwickelnde Hirnödem.

> Eine sich frühzeitig (in weniger als 3–6 h) abgrenzende ausgedehnte Hypodensität in > 1/3 des Mediagebietes oder ein beginnender Mittellinienshift, bzw. Kompression der Ventrikel und/oder eine verstrichene Gyrierung sind Alarmzeichen für eine ausgedehnte Infarzierung und evtl. lebensbedrohliche Raumforderung des Infarktes.

Beim malignen Hirninfarkt (ausgeprägte Klinik mit Blickwendung, meist kompletter sensomotorischer Hemiparese, kortikalen Ausfällen, Somnolenz) sind Verlaufskontrollen von klinischem Befund und kranialer Bildgebung obligat. Diese dienen bei sonst unauffälligem Erst-CCT auch der genauen Infarktlokalisation und ätiologischen Zuordnung, wobei als Faustregel gilt:

- embolische Infarkte sind keilförmig kortikal angeordnet
- hämodynamische Infarkte sind wenig scharf begrenzt und liegen zwischen den Gefäßversorgungsgebieten
- lakunäre Infarkte liegen meist subkortikal und sind nicht an Stromgebiete gebunden
- lenticulostriatäre Infarkte kennzeichnen ein (vorübergehendes) Perfusionsdefizit des Mediahauptstammes.

Die kraniale **Kernspintomographie** ist in ihren Standardsequenzen in der Frühphase des Infarktes dem CCT meist nicht überlegen und sollte erst sekundär zur Klärung einer sonst unklaren Infarktlokalisation oder -ätiologie z. B. bei Hirnstammläsionen oder vermuteten mediobasal temporal gelegenen Prozessen eingesetzt werden. Im Senium ist – bei im Vergleich zur CCT deutlich längerer Untersuchungsdauer – zudem die technische Durchführung nicht selten erschwert (Unruhe, Verwirrtheit, Klaustrophobie), bzw. aufgrund von Metallimplantaten (z. B. Herzschrittmacher) unmöglich.

Die **transkranielle Dopplersonographie** (TCD) kann in einem hohen Prozentsatz von Untersuchungen in der Frühphase des Infarkts ein Perfusionsdefizit der großen Hirnarterien sichern oder ausschließen und somit therapeutische Entscheidungen leiten und prognostische Aussagen erlauben. Die TCD gehört somit zum Standard einer optimalen Frühdiagnostik im Schlaganfall. Leider ist im Senium gerade bei

Frauen eine transtemporale Beschallung und somit die Beurteilung wesentlicher Teile des vorderen Stromgebietes in ca. 20 % der Fälle aufgrund vermehrter Mineralisierung der Schädelknochen nicht möglich. Insbesondere bei klinisch vagem Verdacht auf eine Basilaristhrombose (fluktuierender Verlauf, Hirnnervenausfälle, Beteiligung langer Bahnen) kann die TCD rasch wegweisende Befunde erbringen. Bei klinisch sehr wahrscheinlicher Basilaristhrombose (schwer ausgeprägte Symptomatik plus Bewusstseinsstörung) oder unklarem Dopplerbefund ist eine notfallmäßige selektive Angiographie erforderlich, die gleichzeitig den erforderlichen Zugang für die eventuell resultierende lokale oder regionale Lyse bietet. Weitere Zusatzdiagnostik siehe Tab. 8-4.

3.3 Therapie

Obwohl die spezifische Schlaganfallbehandlung, insbesondere die Fibrinolysetherapie mit ihren im Einzelfall spektakulären Behandlungserfolgen, in den letzten Jahren viel Aufmerksamkeit erregt hat, so hat bereits die Basistherapie des Schlaganfalls nach dem Modell der skandinavischen und angelsächsischen „stroke units" mit frühzeitiger beginnender Rehabilitation eine deutliche Reduktion des Anteils von Todesfällen und dauerhaft pflegebedürftigen Patienten ergeben (Jorgensen et al. 1995). Dies wurde primär durch eine Verringerung sekundärer Komplikationen und erfolgreiches Training von Alltagskompetenz erreicht (Stroke Unit Trialists' Collaboration 1997), wovon gerade auch ältere Patienten profitieren. Es ist davon auszugehen, dass das deutsche „stroke unit"-Konzept, welches die Basistherapie optimiert und intensivmedizinisch ausweitet, sowie um die spezifischeren Behandlungsoptionen erwei-

tert, zu einer weiteren Senkung von Morbidität und Letalität führen wird (Kommission „stroke units" der DGN 1998).

Entscheidend scheint dabei zum gegenwärtigen Zeitpunkt weiterhin die konsequente Umsetzung der Basistherapie mit entsprechender Nachsorge zu sein. (Europäische Fibrinolyse-Studie ECASS II Hacke et al. 1998). Dies gilt insbesondere für ältere Patienten, bei denen einerseits aufgrund hoher Komorbidität und erhöhter Blutungsgefahr bei zerebraler Vorschädigung drastische Eingriffe ins Gerinnungssystem eher kontraindiziert sind und andererseits gehäuft sekundäre Komplikationen auftreten. Somit erscheint gerade im Senium eine ernstgenommene Basistherapie mit rasch anschließender Rehabilitation ein vielversprechender und auch breitflächig realisierbarer Ansatz. Wesentlich ist dabei die engmaschige Überwachung der wesentlichen Parameter (RR, Puls, Sauerstoffsättigung, Blutzucker, Körpertemperatur, Neurostatus), die nur durch ausreichende personelle und technische Ausstattung rund um die Uhr zu gewährleisten ist. Die Parameter und Überwachungsintervalle der Basistherapie sind in Tabelle 8-5 zusammengefasst (Kommission „stroke units" der DGN 1998).

Beim **malignen Hirninfarkt** ist insbesondere bei Patienten unter 50 Jahren unabhängig von der betroffenen Hirnhälfte die frühzeitige Verlegung in ein neurologisch-neurochirurgisch ausgestattetes Zentrum indiziert.

Basistherapie

Die Basistherapie hat eine Optimierung des Metabolismus und der zerebralen Perfusion im akut funktionslosen, aber über längere Zeit potenziell überlebensfähigen Randgebiet des Infarktes (sog. Penumbra; Marchal et al. 1996) zum Ziel, ohne eine

SCHLAGANFALL

Tabelle 8-5: Basistherapie des Schlaganfalls: Optimierung der Vitalparameter. (Faustregel zur Berechnung des arteriellen Mitteldrucks: RRmean = RRdia.+ ⅓ (RRsyş.–RRrdia.).

Zu optimierender Parameter	Richtwerte und therapeutische Maßnahmen	Überwachungsintervalle
Blutdruck/Puls	Richtwerte Blutdruck*: (1) Ischämischer Infarkt: ♦ systolisch <220 mm Hg ♦ diastolisch <120 mm Hg ♦ Arterieller Mitteldruck (RRmean): >90 mm Hg (2) Blutung/hämorrhagischer Infarkt: ♦ RR systolisch <180 mm Hg ♦ diastolisch <100 mm Hg ♦ RRmean: >90 mm Hg (3) Blutdrucksenkung: ♦ bei persistierend hohen Werten und fehlender anderer Erklärung (Schmerz, Blasenfüllung, massive Agitiertheit) behutsam (keine rasche Senkung >10 % oder 15 mm Hg RRmean) ♦ möglichst unter Monitorbedingungen ♦ Mittel der Wahl: Urapidil (Ebrantil) i.v. in Boli à 12,5 mg, evtl. Clonidin 0,075 mg i.v. ♦ nicht: Nifedipin (4) Blutdrucksteigerung: ♦ bei Exsikkose mit kristalloiden Lösungen (Ringerlösung, Vollelektrolytlösung) ♦ sonst mit Hydroxyäthylstärke (z. B. HAES 6 %, cave kardiale Volumenüberlastung) ♦ Bei RRmean-Werten <70 mm Hg bzw. RRsyş. <110 mm Hg Volumengabe plus Dopamin mit/ohne Dobutamin auf Intensivstation Richtwerte Puls: ♦ >50 <120/min, insbesondere bei symptomatischer Herzfrequenzänderung (RR-Abfall, neurologische Verschlechterung) ♦ ggf. individuell auch andere Grenzwerte (1) Herzfrequenzsenkung: ♦ je nach Ursache: Schmerztherapie, Fiebersenkung, Behandlung einer Schilddrüsenüberfunktion. ♦ Sinustachykardie: Vagusmaneuver, Adenosin 6 mg i.v. ♦ Vorhofflimmern mit schneller Überleitung: Rasche Aufsättigung mit Digitalispräparaten, evtl. unter Intensivbedingungen β-Blocker (z.B. Esmolol 10–40 mg) oder Verapamil (2,5–5 mg) jeweils sehr langsam i.v. (Cave Interaktionen) ♦ Bei sonstigen Rhythmusstörungen nach kardiologischer Erfordernis (2) Herzfrequenzsteigerung: ♦ zunächst mit Atropin (0,5 mg i.v. evtl. mehrmals) ♦ dann Orciprenalin (0,25–0,5 mg unter Intensivbedingungen s.c. oder sehr langsam i.v.) ♦ ultima ratio Herzschrittmacher (ggf. zunächst Klebeelektroden, Einschwemmschrittmacher)	♦ Idealerweise kontinuierlich via Monitor: - RR-Intervall alle 10–15 min - mindestens alle 30 min ♦ manuell: -½–1 stdl. für 4–6 h, bei stabilen Patienten - danach 2–4 stdl. - ab 3.Tag bei stabilen Patienten 4×/d

* Im Einzelfall können je nach Symptomatik (z. B. „progressive stroke"), Pathophysiologie (z. B. extrakranieller ICA-Verschluss), Begleitumständen (kardiale Dekompensation) und Blutdruck-Anamnese (z. B. langjährig schlecht eingestellter Hypertonus mit vermutlich „rechtsverschobener" zerebraler Autoregulationskurve) deutlich andere, insbesondere Mindest-Blutdruckwerte erforderlich werden.

Tabelle 8-5: (Fortsetzung).

Zu optimierender Parameter	Richtwerte und therapeutische Maßnahmen	Überwachungsintervalle
Blutzucker	<200 mg/dl BZ-Senkung: ♦ bei leicht erhöhten Werten (<250 mg/dl) zunächst Gabe von 4–6 i.E. Altinsulin s.c. ♦ bei persistierend erhöhten Werten mittels Perfusor (zunächst 1–2 i.E/h i.v.) ♦ Cave Hyperkaliämie	♦ 2–4 stdl. ♦ bei erhöhten Werten und/oder therapeutischer Intervention öfter ♦ ab 2.Tag bei stabilen Patienten nicht mehr erforderlich
Körpertemperatur	<37,5 °C Temperatursenkung: ♦ >37,5 °C Paracetamol 1000 mg supp. (Höchstdosis 4g/d) ♦ >38,0 °C Paracetamol 1000 mg supp. plus physik. Kühlung ♦ >39,0 °C Metamizol 0,5 bis 1g plus physik. Kühlung (cave RR-Abfall) bei Versagen obiger Maßnahmen: ♦ Infektsuche, ggf. kalkulierte Antibiose ♦ ggf. Versuch mit lytischem Cocktail: Pethidin 150 mg, Promethazin 300 mg, Hydergin 6 mg ♦ als ultima ratio bei beatmeten Intensivpatienten forcierte Kühlung (z. B. Kühldecken)	♦ 2 bis 4 stdl. ♦ bei erhöhten Werten öfter ♦ ab 3.Tag bei stabilen Pat. 2×/d
Sauerstoff-sättigung	paO_2 > 80 mm Hg, SaO_2 > 95 % (im höheren Senium gelegentlich nicht erreichbar) Maßnahmen: ♦ Sauerstoffgabe ♦ Bauchlagerung, Atemgymnastik ♦ im Extremfall bei Verschlechterung: in Abwägung Beatmung	♦ idealerweise kontinuierlich via Monitor ♦ sonst: 1–4 stdl. am 1. u. 2. Tag falls Pulsoxymeter vorhanden ♦ ab 3. Tag bei stabilen Pat. nicht mehr notwendig falls kein Pulsoxymeter vorhanden: ♦ mindestens initial sowie nach erfolgter Korrektur Blutgasanalyse
Hämatokrit, Flüssigkeitsbilanz und Elektrolyte	♦ Normale Elektrolyte ♦ Hämatokrit 0,3 bis 0,55 ♦ Vermeidung von Exsikkose, Überwässerung Maßnahmen: ♦ Bei Hämatokrit >0,55: Rehydrierung (bei Exsikkose) oder Aderlass mit isovolämischer Flüssigkeitssubstitution (z. B. 500 ml HAES 6 %) ♦ Bei Hämatokrit <0,3, Prüfung Hyperhydratation, ggf. Bluttransfusion erwägen (im Senium evtl. großzügigere Indikationsstellung)	♦ Initiale Bestimmung von Hämatokrit und Elektrolyten ♦ 8 bis 24 h Flüssigkeitsbilanz

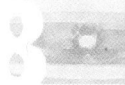

Wiedereröffnung des verschlossenen Blutgefäßes erzwingen zu wollen. (Die Maßnahmen der Basistherapie und der speziellen Schlaganfalltherapie sind in Tabelle 8-5, Tabelle 8-6 und Tabelle 8-7 zusammengefasst.)

Dazu gehören:

Oxygenierung. Die Gabe von Sauerstoff erhöht unmittelbar die Sauerstoff-Sättigung des Blutes und damit die Sauerstoff-Verfügbarkeit im perfundierten Hirn. Es sollte daher immer eine arterielle Sauerstoffsätti-

SCHLAGANFALL

gung (SaO$_2$) von mindestens 95 % (ideal >98 %) angestrebt werden, was meist durch Gabe von 2–3 l Sauerstoff gelingt. Eine weitere Steigerung der Sauerstoffzufuhr nach Erreichen der maximalen Sauerstoffsättigung ist nicht sinnvoll, sondern pulmonal schädlich. Nebenwirkungen der Therapie Sauerstoff reduzieren sich auf eine Unterdrückung des Atemantriebs bei den auch im Alter seltenen Patienten mit chronischer, schwerer respiratorischer Insuffizienz und chronischer Hyperkapnie, bei denen eine Hypoxie den Atemantrieb unterhält. Hier ist, ebenso wie bei schwerer Hypoxie, z. B. nach Aspiration, eine Intubation gelegentlich nicht zu umgehen. Allerdings sollte gerade im Senium die Entscheidung zur Intubation nicht starr von

Tabelle 8-6:	Basistherapie des Schlaganfalls: weitere Maßnahmen.

Gerinnungswirksame Therapie	**Sekundärprophylaxe von zerebralen Ischämien:**
	• nach Ausschluss von Hirnblutungen und extrazerebralen Kontraindikationen
	• nicht: bei Antikoagulation oder Lyse
	• Gabe von ASS 300 mg/d
	• bei Kontraindikation/erneutem Infarkt unter ASS → Clopidogrel 75 mg/d
	
	Thromboseprophylaxe (tiefe Bein- und Beckenvenen):
	• immer: Low-dose Heparin (meist 1× täglich niedermolekulares Heparin)
	• außer bei großen/progredienten Hirnblutungen oder schwerer Gerinnungsstörung
	
	Antikoagulation:
	• Unter Beachtung von Kontraindikationen (Hirnblutung, extrazerebrale Blutungsquellen, sehr große Infarkte, schwere Mikroangiopathie, schwere Sturz-/Verletzungsgefahr)
	
	Prinzipielle Indikationen sind:
	• kardiale Emboliequelle (in absteigender Härte der Indikation):
	  - Thrombusnachweis
	  - schwer dyskinetische Ventrikelbezirke
	  - absolute Arrhythmie
	  - „große" offene Foramen
	• hochgradige Stenosen (>80 %) extra-/intrakraniell
	• Dissektionen „
	• „Progressive stroke", insbesondere im hinteren Stromgebiet
	Cave bei:
	• schwerer Mikroangiopathie
	• großen Infarkten >1/3 Mediagebiet
	• bekannten Gerinnungsstörungen, Thrombozytenaggregationshemmer-Einnahme
	• hohem RR (diast. >100 mm Hg)
	
	Ziel-INR: 2,5–3,5
	zunächst high dose Heparin unter PTT und Thrombozyten-Kontrolle, nach 5–14 d Umstellung (überlappend!) auf orale Antikoagulation.

Hirndruckprophylaxe	• Oberkörperhochlagerung 30° (keine Seitlagerung des Kopfes) • Normothermie • Vermeiden übermäßiger Valsalvamanöver • Vermeiden von plötzlichen Blutdruckspitzen/-abfällen

Tabelle 8-7: Spezifische Schlaganfallstherapie.

Fibrinolyse Nur auf Intensivstationen bzw. in spezialisierten Abteilungen sinnvoll/möglich	**Vorderes und hinteres Stromgebiet:** ◆ Prinzipiell indiziert bei schwereren (Hemisphären-) Infarkten <3 h seit Symptombeginn ◆ Im CCT keine Frühzeichen >$\frac{1}{3}$ des Mediagebietes ◆ nicht bei rückläufiger klinischer Symptomatik ◆ Beachtung weiterer Ausschlusskriterien (u.a. vor kurzem stattgehabte Infarkte, Ulzera, große OPs , Antikoagulation etc.) ◆ erhöhte Blutungsgefahr bei zerebraler Mikroangiopathie, diast. RR >95 ◆ gerade im Senium nur in sehr erfahrenen Abteilungen sinnvoll ◆ meist systemischer Lyse mit rtPA(0,9 mg/kg KG i.v.) ◆ individueller Heilversuch, da z.Zt. in Deutschland nicht zugelassen **Hinteres Stromgebiet:** ◆ Prinzipiell indiziert bei Basilaristhrombosen <6 h seit Symptombeginn ◆ selten als ultima ratio auch später ◆ Ausschlusskriterien ähnlich wie oben genannt ◆ nur in spezialisierten neuroradiologischen Abteilungen sinnvoll ◆ Zulassungsbeschränkungen für Personen >75 Jahre
Hirndrucktherapie nach Versagen der Basistherapie Nur auf Intensivstationen bzw. in spezialisierten Abteilungen sinnvoll/möglich	◆ Mannitol 20 % oder Sorbitol 40 %: 3× 125 ml/d, ggf. häufiger (Osmolaritätskontrolle) ◆ Tris-Puffer (THAM) Gabe 0,3 mol/kg KG/h i.v. ◆ Milde Hyperventilation (paCO$_2$ 30–35 mm Hg) ◆ Milde Hypothermie ◆ Barbituratnarkose unter kontinuierlicher EEG-Kontrolle ◆ Entlastungskraniotomie/Infarktausräumung
Neuroprotektiva	◆ unterschiedliche Substanzgruppen (u.a. NMDA-Antagonisten, Ca-Antagonisten, Radikalfänger, NO-Pathway-Modulatoren) ◆ bisher kein gesicherter Wirknachweis ◆ Gabe nur auf spezialisierten Abteilungen im Rahmen von Studien
(Neuro-)chirurgische Therapie Frühzeitige Verlegung in Neurochirurgie bei: ◆ ausgedehnten intrazerebralen Blutungen ◆ SAB im Stadium I bis III (nach Hunt & Hess oder nach WFNS) ◆ intraventrikulärem Bluteinbruch ◆ raumfordernden Infarkten und Blutungen in der hinteren Schädelgrube (auch im Senium) ◆ „malignen Hemisphäreninfarkten" (im Senium selten, bzw. selten sinnvoll)	◆ Bei Liquorzirkulationsstörung zunächst ventrikuläre Drainage nach außen ◆ Effekt einer stereotaktischen oder offenen Blutungsausräumung, bzw. intraventrikulären Lysetherapie ist nicht gesichert → Einzelfallentscheidung ◆ Prinzipiell keine Carotisendarterektomie, Bypass-OP etc. in der Frühphase (seltene Ausnahmen bei frei flottierenden Thromben) ◆ Bei SAB ◆ Bei SAB Stadium I bis III frühzeitige Angiographie und Operation bei Aneurysmanachweis anstreben

SCHLAGANFALL

Blutgas- oder Sättigungswerten abhängig gemacht werden, sondern unter Berücksichtigung der Gesamtsituation gegen die Gefahren einer verlängerten Immobilisation im Rahmen der Intensivtherapie abhängig gemacht werden.

Kreislaufsituation. Ein hoher Prozentsatz von Schlaganfallpatienten zeigt in der Akutphase deutlich **erhöhte Blutdruckwerte**, welche meist spontan im Laufe der ersten Woche zurückgehen und zunächst durchaus vorteilhaft für die Perfusion der Penumbra sind, da in diesem Hirnareal die zerebrale Autoregulation aufgehoben ist und eine annähernd lineare Korrelation von Blutdruck und zerebralem Blutfluss besteht. Die Gefahr eines progressiven Schlaganfalls steigt entsprechend mit sinkendem Blutdruck linear an (Jorgensen et al. 1994). Erhöhte Blutdruckwerte sollten daher zunächst nicht gesenkt werden. Bei kontinuierlich (über mehrere Messungen) stark erhöhten Werten (syst. >200–220 mm Hg, diastolisch >120 mm Hg), die nicht durch Schmerz, Miktionserschwernis oder massive Agitiertheit erklärbar sind, wird eine vorsichtige Blutdrucksenkung empfohlen, da insbesondere Blutdruckwerte >120 mm Hg diastolisch zu einer Störung der Blut-Hirn-Schranke und damit zum Hirnödem führen. Auch die Blutungsgefahr ist dann erhöht.

> Die unmittelbare Blutdrucksenkung sollte nicht mehr als 10 % bzw. 15 mm Hg des arteriellen Mitteldrucks (MAP) betragen.

Als Mittel der Wahl wird meist das gut steuerbare Urapidil empfohlen, das vorsichtig (im Senium in Schritten von 5–12,5 mg, eventuell weiter via Perfusor 9–30 mg/h) titriert werden sollte. Alternativ kann Clonidin (0,075 mg i. v. eventuell auch s. c., bzw. als Perfusor bis max. circa 0,04 mg/h) verwendet werden. Nifedipin scheint hier aufgrund rascher Blutdruck-

abfälle weniger geeignet (Lisk et al. 1993). Zu beachten ist auch, dass es bei langjährig bestehendem, nicht oder schlecht eingestelltem Hypertonus, also insbesondere im Senium, zu einer (zeitlich begrenzten) Unfähigkeit der Arteriolen kommt, grenzwertig niedrige Perfusionsvolumina bei niedrigen Blutdruckwerten durch Dilatation zu kompensieren (Rechtsverschiebung der zerebralen Autoregulationskurve).

Bei **normotensiven Blutdruckwerten** kann das vorübergehende Aussetzen einer bestehenden Blutdruckmedikation sinnvoll sein (cave Rebound bei β-Blockern). **Hypotensive Blutdruckwerte** (MAP <90 mm Hg) sollten primär durch Volumen ausgeglichen werden, wobei allgemein bei Exsikkose die Gabe von kristalloiden Lösungen (z. B. Ringer, Vollelektrolytlösung), sonst Hydroxyäthylstärke empfohlen wird. Bei niedrigem Blutdruck und/oder bei an Blutdruckabfälle gebundenen klinischen Verschlechterungen scheint auch eine Katecholamingabe (unter kontinuierlicher Monitorüberwachung) sicher und effektiv durchführbar zu sein (Rordorf et al. 1997). Im Senium ist hier jedoch einerseits die Gefahr einer Flüssigkeitsüberladung bei Herzinsuffizienz, andererseits auch die Induktion von Herzrhythmusstörungen abzuwägen. Als Anhaltspunkt für eine Volumenüberlastung kann neben dem pulmonalen Auskultationsbefund und peripheren Ödemen eine auch bei erhöhtem Oberkörper deutlich gestaute V. jug. externa dienen. Gegebenenfalls muss daher zunächst eine Echokardiographie (Pumpfunktion, Füllungszustand der Venen) durchgeführt werden. Bei großem Infarkt und schwieriger Volumensteuerung kann ein zentralvenöser Zugang erforderlich werden. Eine Ein- und Ausfuhrbilanz ist unumgänglich.

Herzfrequenzen >120 pro Minute sind ineffektiv und sollten je nach Ursache (Volumenmangel, Infekt, Agitation, Herzrhythmusstörung, Hyperthyreose) behandelt werden. Intermittierendes Vorhofflimmern mit schneller Überleitung wird zunächst mit Digitalis-Derivaten kontrolliert. Im Senium sind dabei insbesondere eine (evtl. bisher latente) Niereninsuffizienz und die Komedikation (insbesondere Saluretika, andere Arrhythmika) zu beachten. Eine pharmakologische oder elektrische Rhythmisierung kann nur nach Ausschluss eines intrakavitären Thrombus im transösophagealen Herzecho, bzw. ausreichend langer Antikoagulation erfolgen und ist nur bei nicht zu stark (>40 mm) vergrößertem Vorhof sinnvoll.

Blutzucker. Obwohl Glukose als entscheidendes Substrat des zerebralen Stoffwechsels auch in der schlecht perfundierten Penumbra zur Verfügung stehen muss, sind doch erhöhte Blutzuckerwerte (wohl durch Anfall von Laktat und Verstärkung der ischämischen Kaskade bei anaerobem Stoffwechsel) negativ mit der klinischen Prognose korreliert (Jorgensen 1994). Konsensus-Empfehlungen gehen trotz teils umstrittener Obergrenze dahin, Blutzuckerwerte >200 mg/dl weder bei Diabetikern noch bei diesbezüglich unbelasteten Patienten zu tolerieren (Schellinger et al. Europäische Konsensgruppe, 1998). Die Blutzuckersenkung erfolgt mittels Altinsulin, zunächst in der Regel s.c., nötigenfalls i.v. per Perfusor.

Temperatur. Aufgrund des beschleunigten Metabolismus mit erhöhtem Sauerstoffverbrauch ist eine Temperaturerhöhung für das kritisch perfundierte Gewebe bei zunehmender Ödementwicklung fatal. Jedes Grad Temperaturerhöhung geht mit einer Erhöhung des relativen Risikos für eine schlechte Prognose um den Faktor 2,2 einher (Reith et al. 1996). Es ist deshalb entscheidend, frühzeitig auf eine Körpertemperaturerhöhung >37,5 °C zu reagieren. Fieber wird zunehmend aggressiv mit Paracetamol, physikalischen Maßnahmen, Metamizol und evtl. lytischem Cocktail, nötigenfalls mit Antibiotika behandelt. Entsprechende Sorgfalt verdient die Prophylaxe und Diagnostik möglicher Infekte. Die Durchführung einer moderaten **Hypothermiebehandlung** mit Kühlung auf Temperaturen <35 °C bleibt aufgrund der damit verbundenen Probleme (Gerinnungsstörungen, evtl. erforderliche Relaxierung, Rebound des Hirnödems bei Wiedererwärmen) Einzelfällen mit kritischem Hirndruck auf spezialisierten Abteilungen vorbehalten und wird im Senium kaum angewandt.

Gerinnungsbeeinflussende Therapie. Obwohl die **hochdosierte** (PTT-wirksame) **Heparingabe** in einer der größten je durchgeführten Studien bei annähernd 20.000 Schlaganfallpatienten bei unkritischer Patientenselektion (und fehlendem obligaten Blutungsausschluss im CCT) einer frühen ASS-Prophylaxe nicht überlegen war (International Stroke Trial Collaborative Group 1997), wird diese in Deutschland weiterhin bei bestimmten Indikationen befürwortet (Diener 1998):

- progressive Verläufe der hinteren Strombahn
- hoch- bis höchstgradige intra- und extrakranielle Stenosen (häufig Ursache gleichförmiger rezidivierender TIAs)
- Dissektionen
- nachgewiesene kardiale Emboliequellen (insbesondere Thrombusnachweis).

Gerade ältere Patienten weisen jedoch ein besonders hohes Blutungs- und Komplikationsrisiko auf (vermehrt vorbestehende Hirninfarkte, Komorbidität durch Ulzera etc., Sturzgefahr, bei Gabe via Perfusor motorische Einschränkungen, Fehlbedienung durch Verwirrtheit, Diskonnektion etc.), so dass hier die Indikation besonders streng zu stellen ist, insbesondere falls eine Vorbehandlung mit Thrombozytenaggrega-

tionshemmern (Einnahme von Schmerzmitteln!) nicht auszuschließen ist. Nach Ausschluss einer harten Indikation zur Antikoagulation wird in der Regel eine schwach, aber signifikant wirksame **Sekundärprophylaxe** mit ASS bereits in der Akutphase begonnen (CAST Collaborative Group, 1997), falls nicht größere invasive Maßnahmen anstehen. Nur bei „ASS-Versagern" oder Kontraindikationen wird statt dessen auf Clopidogrel ausgewichen, welches Ticlopidin aufgrund der fehlenden Nebenwirkungen auf das weiße Blutbild fast vollständig abgelöst hat. Eine „low-dose"-Heparingabe in nicht PTT-wirksamer Dosierung, bzw. analog wirksame Dosen eines marktüblichen niedermolekularen Heparins werden allen Patienten zur **Thromboseprophylaxe** tiefer Bein- und Beckenvenenthrombosen verabreicht. Ausnahmen sind nur bei großen intrazerebralen Blutungen und oder extrem gestörter Gerinnung zu sehen. Eine **Fibrinolysetherapie** wird meist (willkürlich) ab dem 75. Lebensjahr nicht mehr empfohlen. Sie kann aber bei noch ausstehender Zulassung in Deutschland als individueller Heilversuch entsprechend zurückhaltend auch bei alten Patienten angewendet werden und dabei im Einzelfall in der Hand von Spezialisten auch in dieser Altersgruppe dramatische positive Ergebnisse erzielen. Die Lyse im hinteren Stromgebiet ist als ultima ratio spezialisierten neuro-radiologischen Zentren vorbehalten.

Sonstige Basistherapie. Eine **Hirndrucktherapie** mit Osmodiuretika (3-mal 80–125 ml Mannitol 20 %, bei Niereninsuffizienz Sorbitol 40 %, unter Kontrolle der Serumosmolarität) oder Trispuffer (THAM) kann bei vorübergehenden Hirndruckspitzen, eventuell zusammen mit einer milden Hyperventilation hilfreich sein, wobei kritische Hirndrucksituationen im Senium aufgrund der physiologisch fortgeschrteneren Hirnatrophie seltener beobachtet werden. Im Zweifelsfall empfiehlt sich die frühzeitige Verlegung in ein neurochirurgisches Zentrum (insbesondere bei raumfordernden Kleinhirninfarkten und malignen Hemisphäreninfarkten, z. B. Mediahauptstamm- oder Carotis-T-Verschlüssen. **Antibiotika** sollen nur bei Fieber oder nachgewiesenem Infekt gezielt, am besten nach Antibiogramm eingesetzt werden. Bei sicher stattgehabter Aspiration größerer Volumina kann auch prophylaktisch behandelt werden (z. B. Aminopenicillin plus Penicillinasehemmer). Gyrasehemmer sind hinsichtlich ihres Nebenwirkungsprofils (Verwirrtheit, Anfälle) und ihrer therapeutischen Breite im Senium problematischer als β-Lactam-Antibiotika, sollten aber bei vitaler Indikation und entsprechendem Antibiogramm ebenso wie die neuro- und nephrotoxischen Aminoglykoside in nierenangepasster Dosis ebenfalls eingesetzt werden. **Diuretika** können wegen ihrer Wirkung auf Blutdruck und Elektrolyte gerade im Senium schwierig sein und sollten unter entsprechender Überwachung eingesetzt werden. **Antikonvulsiva** sollten nie prophylaktisch, bei stattgehabten Anfällen aber entschlossen eingesetzt werden, wobei im Senium mit deutlich stärkerer (reversibel) neurotoxischer und sedierender Wirkung zu rechnen ist. Bei rasch notwendiger Aufsättigung stehen nur Phenytoin und Valproat zur i.v.-Gabe zur Verfügung, von denen bisher keines eindeutig vorzuziehen ist. Carbamazepin ist Mittel der 1. Wahl bei fokalen Anfällen jüngerer Patienten, generell werden im Senium Gabapentin und Lamotrigine (langsame Aufsättigung) wohl besser toleriert als Carbamazepin. Initial können auch Benzodiazepine (z. B. Clobazam 2× 10 mg/d) erforderlich sein. Soweit möglich, sollte man aber auf deren Einsatz wegen der sedierenden Wirkungen soweit möglich verzichten, da sie die motorische

Regeneration behindern, vereinzelt zu paradoxer Verwirrtheit führen und die klinisch-neurologische Verlaufskontrolle erschweren. Zur Behandlung deliranter Zustände siehe Kapitel 1.

> Insgesamt sollte im Senium aufgrund oft deutlich veränderter Pharmakokinetik bei nicht überschaubaren Interaktionen eine weitgehende pharmakologische Zurückhaltung geübt werden.

Anticholinerge Medikamente sind zu meiden, weshalb zur (obligaten) **Stressulkusprophylaxe** Pirenzepin, Sucralfat oder bei entsprechender Anamnese Omeprazol der Gabe von H_2-Blockern vorzuziehen sind. Die Gabe von **Multivitaminpräparaten** kann im Rahmen einer bilanzierten Ernährung oder bei Marasmus sinnvoll sein. Bereits bei diskretem Verdacht auf eine Wernicke-Enzephalopathie (Okulomotorikstörung, kognitive Störung, Gangstörung) bei nicht auszuschließendem Alkoholabusus oder Malabsorption ist die parenterale Gabe von Thiamin sinnvoll (100 mg i.v./d für 5 Tage). Sehr selten kommt es dabei zu allergischen Reaktionen. Eine Indikation zur Gabe von **Neuroprotektiva** (NMDA-Antagonisten, andere Ionenkanalblocker, Aminosteroide, Clomethiazol etc.) ergibt sich derzeit bei Fehlen eindeutiger Studienergebnisse nicht. Auch die grundsätzliche Gabe von **kolloidalen Substanzen** zur rheologischen Therapie ist gerade im Senium nur im Rahmen entsprechender Studien zu empfehlen (Adams et al. 1994).

Chirurgische Maßnahmen. Erforderliche Neurochirurgische Eingriffe können sein:

- Anlage einer Ventrikeldrainage bei Liquorzirkulationsstörungen
- Entlastungskraniotomie, welche im Senium bei raumfordernden Kleinhirninfarkten (frühzeitig) sinnvoll sein kann

- stereotaktische oder offene Ausräumung bei großen Einblutungen.

Bei Operationen ist die besondere Belastung des älteren Organismus durch Narkose und perioperativen Stress bei gleichzeitigem Vorliegen einer großen zerebralen Läsion im Rahmen der Indikationsstellung besonders zu berücksichtigen. Dabei kann im Einzelfall der Verzicht auf eine technisch machbare Operation die bessere, menschenwürdigere Option darstellen. Diesbezüglich hilfreich können Patientenverfügungen oder andere (mutmaßliche) Willensbekundungen des Patienten sein, die trotz fehlender Rechtsverbindlichkeit – wann immer möglich – im Gespräch dem Patienten oder seinen Angehörigen eruiert werden sollten. Notfalleingriffe an extrazerebralen Gefäßen (z. B. Carotis-TEA) haben sich als zumeist eher schädlich erwiesen und sollten bis auf wenige Ausnahmen (z. B. große frei flottierende Thromben) unterbleiben.

Die Anlage einer **perkutanen endoskopischen Gastrostomie** (PEG) sollte bei schwerem Schlaganfall und längerfristig absehbarer Schwierigkeit der enteralen Ernährung frühzeitig erwogen werden und kann oft problemlos nach Abschluss der Rehabilitation entfernt werden. Gerade im Senium stellt diese Maßnahme keinen seelenlos-mechanistischen Umgang mit den Ernährungsbedürfnissen des Individuums zum Zwecke der Zeitersparnis dar, sondern verhindert zuverlässig und komplikationsarm die oft katastrophalen Folgen des Katabolismus (Muskelatrophie, Adynamie, verlängerte Immobilisierung mit vermehrter Gefahr von Pneumonien, Dekubitalulcera). Ähnliches gilt für **Tracheotomien** bei längerer Beatmung, schwersten Schluckstörungen. Bei letzteren haben sich epithelialisierte Stomata als günstig erwiesen, die nach erfolgtem Weaning und Kostaufbau wieder verschlossen werden können.

4 Intrazerebrale Blutung

Intrazerebrale Blutungen sind für circa 10–15 % der Schlaganfälle in Europa und USA verantwortlich. Die Inzidenz ist bei Weißen (10–12/100.000/Jahr) deutlich niedriger als bei Afroamerikanern (32/100.000/Jahr) und Asiaten (61/100.000/Jahr). Klinisch ist eine Differenzierung zwischen zerebraler Ischämie und intrazerebraler Blutung nicht sicher möglich. In der kraniellen Computertomographie (CCT) stellt sich die Blutung sofort deutlich hyperdens dar (Abb. 8-3), während in den ersten Stunden nach einer zerebralen Ischämie im CCT Läsionszeichen fehlen können. Symptome wie Kopfschmerzen, Übelkeit, Erbrechen und Vigilanzstörungen bis zum Koma sind bei der intrazerebralen Blutung häufiger, insbesondere bei ausge-

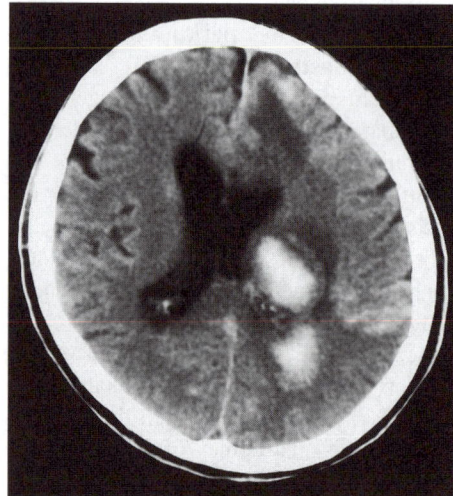

Abbildung 8-3: Typisches Bild einer frischen primär intrazerebralen Massenblutung im Bereich der Stammganglien mit sekundärem Ventrikeleinbruch. Nachweis von subarachnoidalem Blut auch im Bereich der kortikalen Sulci durch Kommunikation mit den Ventrikeln.

dehnten, mittelliniennahen Blutungen. Sie sind Zeichen der mit ausgedehnteren intrazerebralen Blutungen einhergehenden Erhöhung des intrakraniellen Drucks, die abhängig ist von Ausdehnung der Blutung und vorbestehender individuell unterschiedlicher altersabhängiger Hirnatrophie. In der Regel erreicht das Hämatom innerhalb von Minuten bis Stunden sein Maximum. Eine verzögerte Zunahme der neurologischen Symptomatik kann durch die Ausbildung eines **Hydrozephalus** bei Blutungen mit Ventrikeleinbruch auftreten, so dass hier wiederholte Computertomographien zur rechtzeitigen Diagnostik der Liquorresorptionsstörung nötig sind. Die häufigsten Ursachen der intrazerebralen Blutung sind:

- Hypertonie (ca. 40 %) mit Lokalisation in:
  - den Stammganglien (35 %)
  - Marklager (25 %)
  - Thalamus (20 %)
  - Kleinhirn (10 %)
  - Pons (5 %)
- vaskuläre Malformationen (ca. 30 %)
- Amyloidangiopathie (ca. 20 %)
- Tumorblutungen (ca. 7 %).

Seltenere Ursachen sind Gerinnungsstörungen, sekundäre Einblutungen in primär ischämische Infarkte, Blutungen aus Aneurysmen mit Parenchymeinbruch und Sinusvenenthrombosen. **Risikofaktoren** für eine intrazerebrale Blutung sind:

- hohes Lebensalter
- Bluthochdruck
- Nikotinkonsum
- Alkoholkonsum
- niedrige Cholesterinspiegel.

Im hohen Alter erhöhen besonders eine gerinnungshemmende Medikation, eine Hypertonie sowie eine vorbestehende Demenz (Amyloidangiopathie) das Risiko, eine Hirnblutung zu erleiden. Die **Mortalität** der intrazerebralen Blutungen liegt zwischen 20 und 56 %. Das Risiko einer Rezidivblutung ist besonderes bei vaskulären Malformationen und der Amyloidangiopathie hoch.

4.1 Therapie

Kleine Blutungen haben eine gute Spontanprognose. Hier ist eine Überwachung des klinischen Befundes ausreichend, die Antagonisierung einer eventuell bestehenden Antikoagulation ist notwendig, wenn keine schwerwiegenden kardiologischen Erwägungen (wie künstliche Herzklappen) dagegen sprechen.

> Bei erhöhtem Thrombose- und Lungenembolierisiko, z. B. bei bestehender Hemiplegie, kann nach 24 Stunden mit einer Low-dose-Antikoagulation begonnen werden.

Bei allen größeren Blutungen, insbesondere mit Ventrikeleinbruch und bei sich verschlechternder Bewusstseinslage ist eine Verlegung in ein **neurochirurgisches Zentrum** erforderlich. Blutungen in der hinteren Schädelgrube sind aufgrund der beschränkten Platzverhältnisse (Gefahr der Einklemmung und der Liquorabflussstörung) besonders kritisch. Insbesondere bei Patienten im Senium muss die Indikation zu einer aggressiven neurochirurgischen Therapie unter Berücksichtigung der zuvor bestehenden und zu erwartenden Lebensqualität gestellt werden.

Zur symptomatischen Behandlung der Kopfschmerzen ist die Gabe von **Analgetika** indiziert. Analgetika mit thrombozytenaggregationshemmender Wirkung sind zu meiden. Da einfache Analgetika meist nicht ausreichend wirken, werden in der Regel Opioidabkömmlinge verwendet, z. B. Tramadol. Hierbei ist jedoch auf die Gefahr einer durch Analgetika induzierten Hypo-

ventilation mit CO_2-Anstieg zu achten, da dies den ohnehin erhöhten intrakraniellen Druck zusätzlich ungünstig beeinflussen kann. Eine Sedierung ist möglichst zu vermeiden, um die klinische Verlaufsbeurteilung nicht zu erschweren.

Eine **Immobilisation** des Patienten mit Bettruhe wird nicht mehr empfohlen, da eine Verminderung der Rezidivblutung dadurch nicht belegt ist und da die Folgen der Immobilisation im höheren Alter besonders ungünstig sind.

In der Regel ist bei einer intrazerebralen Blutung der arterielle **Blutdruck** erhöht. Bei dessen Senkung ist in jedem Fall Vorsicht geboten, da bei Blutdrucksenkung, insbesondere bei Patienten mit Hypertonie, zusätzlich das Risiko einer zerebralen Mangeldurchblutung besteht.

> Häufig führt bereits die analgetische Therapie zu ausreichender Blutdrucksenkung.

Allgemeine Richtlinien zur Behandlung des Hypertonus bestehen nicht. Konsens ist, dass ein systolischer Blutdruck unter 180 und ein diastolischer Blutdruck unter 100 außer bei Zeichen der Herzinsuffizienz und evtl. bei kleineren kapselnahen Blutungen nicht behandelt werden sollten. Bei der Blutdrucksenkung sollten Substanzen, die zu einer zerebralen Vasodilatation führen, vermieden werden (z. B. Nitroprussid, Nitroglyzerin, Hydralazin, Verapamil), da sie den intrakraniellen Druck erhöhen. Geeignet sind Substanzen wie Clonidin und Urapidil.

Eine ausreichende **Oxygenierung** (pO_2 100–150 mm Hg) ist wichtig und gegebenenfalls nur durch eine Intubation zu erreichen. Um die bei der Intubation zu erwartende tracheale Reizung und die dadurch bedingte intrazerebrale Druckerhöhung zu vermeiden, empfiehlt sich zur Intubation die Gabe eines Kurznarkotikums.

SCHLAGANFALL

Zerebrale **Krampfanfälle** können durch intrakranielle Druckerhöhung und Hypoxie zu einer zusätzlichen Schädigung führen. Ihr Auftreten erfordert umgehend eine symptomatische Therapie mit i.v.-Gabe möglichst wenig sedierender Antiepileptika (Phenytoin, Valproat). Nur wenn diese nicht ausreichend wirksam sind, sollten sedierende Antiepileptika (Benzodiazepine, Barbiturate) eingesetzt werden.

Fieber sollte mittels physikalischer Maßnahmen (kalte Wadenwickel) und Paracetamol gesenkt werden, da Fieber über die Zunahme des zerebralen Blutflusses ebenfalls den Hirndruck erhöht.

Der weiteren Erhöhung des **intrakraniellen Druckes** kann weiterhin entgegengewirkt werden durch:
- Hochlagerung des Kopfes (um 30°)
- Vermeidung einer intrathorakalen Druckerhöhung
- Hyperventilation.

Osmotisch wirksame Substanzen (z. B. Mannitol) führen besonders in Kombination mit einem Schleifendiuretikum wie z. B. Furosemid zu einer Dehydrierung des Gehirns und somit bei i.v.-Gabe innerhalb von 10–20 Minuten zu einer effektiven Senkung des Hirndrucks. Wegen des Reboundeffektes sollte diese Therapie Notfallsituationen vorbehalten bleiben, ihre Beendigung darf nur langsam erfolgen. Wegen der altersbedingten Hirnatrophie (und dadurch mehr Raum im knöchernen Schädel) ist diese Maßnahme beim alten Patienten seltener indiziert. Weiterhin ist zu bedenken, dass die Senkung des intrakraniellen Drucks zu einer Vergrößerung der Blutung und der osmotische Effekt zu einer Volumenbelastung des Herzens führen kann.

Intensivmedizinischen und neurochirurgischen Zentren sind vorbehalten:
- eine hochdosierte Barbiturattherapie zur Verminderung des Hirnmetabolismus (dadurch Abnahme des zerebralen Blutvolumens)
- eine Liquordrainage über intraventrikuläre Katheter zur Hirndruckverminderung
- eine Hirndruckmessung durch intraventrikuläre, intraparenchymale und subdurale Sonden
- operative Interventionen.

Von **operativen Eingriffen** profitieren insbesondere Patienten mit mittelschweren Bewusstseinsstörungen (Glasgow-Coma-Score 6–12), Blutungsvolumina >20–30 cm^3 und mehr als 5 mm Mittellinienverlagerung, wenn die Blutungen supratentoriell liegen. Bei infratentoriellen Blutungen muss wegen der möglichen Hirnstammkompression (möglicher plötzlicher Atemstillstand) und Ventrikelaufstaus die Operationsindikation und die Indikation zur externen Liquordrainage großzügiger gestellt werden.

5 Subarachnoidalblutung

Ursache der Subarachnoidalblutung (SAB) sind (Haberl und Bötzel 1998):
- Blutung aus einem sackförmigen Aneurysma (ca. 80 %), das lokalisiert ist an:
  - Ramus communicans anterior oder der A. cerebri anterior (40 %)
  - A. carotis interna (30 %)
  - A. cerebri media (20 %)
  - A. basilaris oder vertebralis 10 %
- arteriovenösen Fehlbildungen (5 %)
- Schädel-Hirn-Trauma
- Dissektion intrakranieller Arterien
- Gerinnungsstörungen.

5.1 Diagnostik

Die Diagnose einer SAB lässt sich häufig schon anamnestisch durch den berichteten akut einsetzenden schwersten **Kopf- und Nackenschmerz** bei ca. 90 % der Patienten stellen. Zusätzlich bestehen in 50 % eine akute Bewusstseinsstörung und häufig meningitische Reizsymptome wie **Nackensteife**, Übelkeit, Erbrechen und Lichtscheu. Die Inzidenz liegt jährlich bei 6–8 pro 100.000, wobei Frauen im Verhältnis 1,5:1 überwiegen. In der Regel lässt sich die Diagnose mit Hilfe der **Computertomographie**, die am ersten Tag bei 95 % das subarachnoidale Blut nachweist, sichern (Abb. 8-4). Die Sensitivität dieser Methode lässt jedoch im Zeitverlauf rasch nach (am 7. Tage nur noch in 50 % Blutnachweis), so dass bei klinischem Verdacht auf eine stattgehabte SAB eine Lumbalpunktion die Diagnosestellung erlaubt. Es zeigt sich eine xanthochrome Verfärbung des **Liquors**

(nach Zentrifugation), Siderophagen können nachgewiesen werden. Der klinische Schweregrad der SAB wird nach Hunt und Hess (1968) vorgenommen (Tab. 8-8). Zur **Aneurysmasuche** wird so rasch wie möglich eine Angiographie möglichst in einem neuroradiologischen Zentrum durchgeführt, da die erneute Blutung aus einem nicht geklippten Aneurysma eine Letalität von 50 % hat und das **Nachblutungsrisiko** mit 4 % innerhalb der ersten 24 Stunden am höchsten ist. Da das subarachnoidale Blut zu **Vasospasmen** führen kann, wird eine Wiederholung der Angiographie nach vier Wochen empfohlen, wenn initial kein Aneurysmanachweis gelingt. Trotz intensiver Suche wird in 15 bis 20 % keine Blutungsquelle gefunden. Die Subarachnoidalblutung kann mit einer intrazerebralen

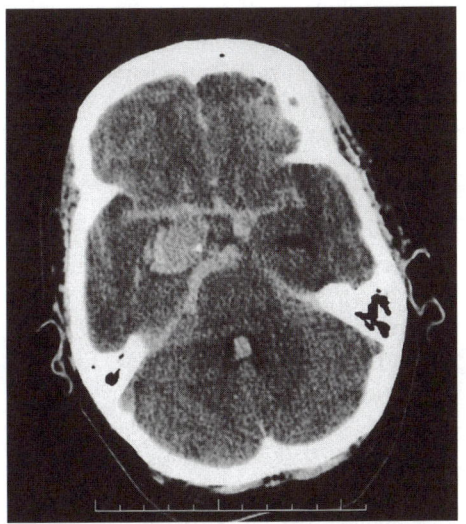

Abbildung 8-4: Primäre Subarachnoidalblutung mit hyperdenser Zeichnung der basalen Zysternen und der Sulci. Das Aneurysma als Blutungsquelle ist selbst als rundliche Hyperdensität rechts im proximalen Bereich der basalen Hirnarterien (intrazerebraler Anteil der A. carotis interna) zu sehen.

Tabelle 8-8: Klassifikation der SAB nach Hunt und Hess.
Klassifikation nach Hunt und Hess:
Grad I
Geringer Kopfschmerz, leichte Nackensteife
Grad II
Mäßig starker Kopfschmerz, Nackensteife und/oder Hirnnervenlähmung
Grad III
Leichte Bewusstseinstrübung, Desorientiertheit, geringe fokale Symptomatik
Grad IV
Tiefe Bewusstseinstrübung, deutliche fokale Ausfälle, Dezerebrationszeichen, vegetative Entgleisung
Grad V
Koma, Dezerebration

SCHLAGANFALL

Blutung kombiniert sein, wenn sich das Blut vom Aneurysma aus in das Hirngewebe vorwühlt.

5.2 Therapie

Die effektive Therapie zur Prävention einer Reblutung ist bei geglücktem Aneurysmanachweis und klinisch gutem Zustand des Patienten (Grad 1–3 nach Hunt und Hess) die neurochirurgische **Klippung** des Aneurysmas, die möglichst am 1. bis 3. Tag durchgeführt werden sollte. Bei Patienten mit SAB der Grade 4 und 5 ist wegen des erhöhten Operationsrisikos die Indikation eingeschränkt. Gelingt die Operation nicht innerhalb der ersten 3 Tage, sollte in den Tagen 4 bis 12 wegen des besonders hohen Risikos von Vasospasmen nicht operiert werden und nach diesem Zeitraum eine „Spätoperation" erfolgen.

Eine **Hypertension** über 170 mm Hg wird zunächst mit einer Dosissteigerung von Nimodipin bis zu 4 mg pro Stunde i.v. behandelt, um Werte um 130–150 mm Hg zu erreichen. Auch eine analgetische Therapie mit Paracetamol und gegebenenfalls Opioiden (kombiniert mit Antiemetikum) kann eine Reduktion des Sympathikotonus und dadurch eine Blutdrucksenkung erreichen. Übelkeit und **Erbrechen** sollten wegen der damit verbundenen intrakraniellen Drucksteigerung und dem damit gegebenen Risiko der Reblutung symptomatisch behandelt werden. An allgemeinen Behandlungsmaßnahmen sind weiterhin zu nennen:

- Bettruhe
- Gabe von Laxanzien zur Vermeidung von Pressen beim Stuhlgang
- Oberkörperhochlagerung (30°)
- Gabe von Antazida zur Vermeidung von Stressulzera.

Neben dem Risiko einer erneuten Blutung bringt die SAB zwei typische Komplikationen mit sich: den Hydrozephalus und den Vasospasmus.

Als weitere Komplikation kann bei einer SAB ein zentrales Salzverlustsyndrom auftreten, das durch ausreichende Zufuhr von 0,9%igen Natriumchlorid-Infusionen ausgeglichen werden kann. Der Ausgleich muss wegen der Gefahr einer zentralen pontinen Myelinolyse langsam geschehen.

Hydrozephalus

Ein Hydrozephalus tritt in 15–20 % nach einer SAB auf, am häufigsten in den ersten Tagen und besonders bei Patienten mit intraventrikulären Blutungen und Blutungen in die Cisterna ambiens. Die Anlage einer ventrikulären Liquordrainage wird dann nötig. Erweiterte Liquorräume ohne intraventrikuläre Blutungen können sich aber auch spontan zurückbilden, so dass bei guter Vigilanz des Patienten ein Zuwarten unter CT-Kontrollen vertretbar ist.

Vasospasmus

Ein Vasospasmus der basalen Hirnarterien tritt bei über 70 % der Patienten auf und kann durch die Vasokonstriktion zu ausgedehnten und multiplen zerebralen Ischämien führen. Das Risiko für die Entwicklung eines Vasospasmus nimmt mit der Menge des subarachnoidalen Blutes zu. Klinisch äußert sich der Vasospasmus in einer progredienten Vigilanzminderung und/oder zusätzlichen fokalen Defiziten.

Zur **Prophylaxe** des Vasospasmus ist die Behandlung mit dem **Calciumantagonisten** Nimodipin am besten belegt, der wegen seiner ausgeprägten blutdrucksenkenden Wirkung einschleichend dosiert werden muss. **Dosierung:** Bei intravenöser Gabe wird mit 1 mg pro Stunde in den ersten 6 Stunden begonnen und nach Blutdruckkontrollen auf 1,5 und nach weiteren 6 Stunden auf 2 mg pro Stunde erhöht. Die Gabe muss über einen zentralen Venenkatheter erfolgen, da peripher die Gefahr einer Thrombophlebitis besteht. Nimodipin muss in einem lichtgeschützten Infusionssystem infundiert werden. Alternativ besteht die Möglichkeit der oralen Gabe (60 mg alle 6 Stunden) für 2–3 Wochen. Bei zu starker Blutdrucksenkung durch Nimodipin muss die Nimodipin-Dosis halbiert werden. Auch für Tirilazad, zusätzlich zu Nimodipin gegeben, konnte eine Verminderung der Vasospasmusrate nachgewiesen werden.

Ebenfalls zur Prophylaxe eines Vasospasmus sollte der **arterielle Blutdruck** systolisch 130–150 mm Hg nicht unterschreiten, anderenfalls sollte eine Steigerung über Volumengabe durchgeführt werden (500–1000 ml HAES 10 %; cave Volumenbelastung bei Herzinsuffizienz).

Die **transkranielle Dopplersonographie** erlaubt nicht-invasiv die erhöhten Flussgeschwindigkeiten und somit auch den zeitlichen Verlauf des Vasospasmus zu kontrollieren. Allerdings gelingt im Alter wegen erhöhter Knochendicke die Darstellung der A. cerebri media häufig nicht. Durch tägliche Durchführung der transkraniellen Dopplersonographie kann die Entwicklung eines Vasospasmus noch vor der Entwicklung klinischer Symptome diagnostiziert werden.

Als Therapie des beginnenden Vasospasmus wird die hypertensive hypervolämische Hämodilution (Triple-H-Therapie) begonnen, wenn andere Ursachen für die neurologische Verschlechterung (Hydrozephalus, erneute SAB, Hyponatriämie) ausgeschlossen sind. Für 2–3 Tage wird unter intensivmedizinischer Überwachung abhängig von der Pumpleistung des Herzens eine drastische Erhöhung des Blutdrucks angestrebt, bis die fokal-neurologischen De-fizite verschwinden (Grenzwerte 240 mm Hg für den systolischen Blutdruck bei geklipptem Aneurysma, 160 mm Hg systolischer Blutdruck bei ungeklipptem Aneurysma, zentraler Venendruck zwischen 8 bis 12 mm Hg). Dies wird durch die Gabe von Hydroxyäthylstärkelösungen, Elektrolytlösungen und Dopamin erreicht. Risiken der Behandlung bestehen in einer kardialen Dekompensation, Lungenödem, Hirnödem, Aneurysmaruptur, subduralem Hämatom und Elektrolytentgleisung.

6 Rehabilitation und Pflege

Rehabilitation und Pflege sind symptomorientiert. Die Ätiologie der zerebralen Läsion, ob durch zerebrale Ischämie, intrazerebrale Blutung oder SAB, spielt für die Rehabilitation zunächst keine Rolle. Teilweise überlappen sich die Schädigungsmechanismen auch, z.B. sekundäre Einblutung in ischämische Infarkte oder Ausbildung von Ischämien als Folge des Vasospasmus bei SAB. Die **Prognose** kann nach der Ätiologie aber unterschiedlich sein, so findet sich bei intrazerebralen Blutungen beispielsweise häufig klinisch ein sehr verzögerter Beginn der Besserung, aber schließlich doch nach Resorption der Blutung ein letztlich relativ geringes Defizit.

> Das Alter ist nur in geringem Umfang ein negativer Prädiktor für das Rehabilitationsergebnis.

Deutliche Behinderungen in der Rehabilitation ergeben sich bei eingeschränkter **Kommunikation** mit dem Patienten. Eine Aphasie insbesondere mit einer schweren Sprachverständnisstörung erschwert Lernvorgänge erheblich. Auch Störungen der **Rückmeldung im spezifischen Sinnessys-**

tem wirken sich erschwerend aus (z. B. Hörstörung bei Dysarthrophien, Störungen des Lagesinns bei Lähmungen und Bewegungsstörungen). Insbesondere das motorische System ist redundant aufgebaut, so konnte gezeigt werden, dass bei anfänglich schwerer Hemiparese durch Läsion des vorderen *oder* hinteren Schenkels der Capsula interna ein gutes Rehabilitationsergebnis erreicht werden kann, bei Läsion des vorderen *und* hinteren Schenkels die Parese aber hochgradig bleibt.

Bei **schwerstgeschädigten Patienten** mit Störungen des Bewusstseins und der Vigilanz ist eine aktive Mitwirkung des Patienten zunächst häufig nicht möglich, so dass man sich beschränken muss auf:

- Vermeidung von Sekundärschäden durch möglichst schmerzfreie Lagerung
- Dekubitusprophylaxe durch häufige Änderung der Körperposition
- Versorgung der Inkontinenz
- Kontrakturvermeidung durch passive, durch den Therapeuten geführte Bewegungen.

Eine mehrfach tägliche **Mobilisation in die Vertikale** ist zur Adaptation des Kreislaufs, zur Steigerung der Vigilanz und zur Prophylaxe einer Osteoporose erforderlich. Über die sensorische Stimulation unterschiedlicher Sinneskanäle wird eine Kontaktaufnahme mit dem Patienten angebahnt. Wichtig ist dabei der möglichst weitgehende Verzicht auf sedierende Medikamente. Reicht dies nicht aus, hat sich eine medikamentöse **Vigilanzsteigerung** bewährt (Amantadin, L-Dopa, Dopaminagonisten, Amphetaminderivate). Ist ein ausreichender Kontakt zum Patienten möglich, kann die Diagnostik und Rehabilitation in den unterschiedlichen Therapiebereichen erfolgen (Tab. 8-9). Üblicherweise wird die neurologische Rehabilitation durch folgende Berufsgruppen durchgeführt:

- durch Neuropsychologen: Störungen der höheren Hirnfunktionen insbesondere des Antriebs, des Gedächtnisses, des Denkvermögens, der Reaktionsgeschwindigkeit.
- durch Logopäden und Sprachheilpädagogen: Störungen der Sprache, des Sprechens und des Schluckens.
- durch Physiotherapeuten und Ergotherapeuten: Störungen der Motorik, wobei in der Ergotherapie meist die Aktivitäten des täglichen Lebens wie Aufstehen, Ankleiden, Zähneputzen, Toilettengang, Einnahme der Mahlzeiten und bei guter Besserung auch die Wiedererlangung motorischer Fähigkeiten für die berufliche Tätigkeit im Vordergrund stehen, während in der Physiotherapie Funktionen wie Rumpf- und Extremitätenmotorik, Stehen und Gehen beübt werden.

Tabelle 8-9: Rehabilitativ orientierte Schlaganfallstherapie.

- Schluckdiagnostik und -therapie (Pneumonieprophylaxe)
- Atemgymnastik, -therapie, Abklopfen etc.
- fachgerechte Lagerung (Tonusregulation, Vermeidung von Dekubiti, Gelenksüberdehnung, Kontrakturen, Aspiration)
- erforderlichenfalls antispastische Therapie
- basal stimulierende Maßnahmen (Wahrnehmungsförderung, Einbeziehen paretischer Gliedmaßen, kinästhetische Konzepte, Orientierungshilfen)
- Frühmobilisierung (passive und aktive Übungen)
- Mobilisierung in die Vertikale durch Aufsetzen, Stehbrett, etc. (Vigilanz, Kreislaufadaption, Osteoporoseprophylaxe)
- Frühzeitige ergotherapeutische, logopädische und neuropsychologische Therapie

Prinzip aller Rehabilitation ist die Anwendung möglichst spezifischer, defizitorientierter Übungsverfahren.

Die Feststellung der Defizite erfordert häufig erst eine sensorische Stimulation, damit der Patient seine Defizite wahrnehmen kann und über Korrektur seines Verhaltens lernfähig wird. Traditionell spielen die Therapieverfahren nach Bobath und PNF (propriozeptive neuromuskuläre Fazilitation) die wesentlichste Rolle, wobei insbesondere die Technik nach Bobath die schädliche Wirkung der Spastik und deren Vermeidungsstrategien in den Vordergrund stellt. In letzter Zeit setzen sich aber zunehmend Techniken durch, die motorisches Lernen durch eine hohe Wiederholungsrate der gestörten Bewegungsabläufe erreichen. Da Patienten dazu tendieren, die Lähmungen durch den Einsatz nicht gelähmter Extremitäten zu kompensieren, hat die Forced-Use-Therapie das Ziel, durch mechanische Behinderung der nicht gelähmten Extremität den Gebrauch und dadurch die Übung der gelähmten Extremität (erfolgreich) zu erzwingen (Taub et al. 1993). Zur Steigerung der Effektivität der Übungstherapie war die medikamentöse Behandlung mit Amphetaminderivaten tierexperimentell effektiv, beim Menschen auch die Gabe von Bromocriptin (Powell et al 1996) und L-Dopa (Scheidtmann et al. im Druck). Auch die Behandlung der häufigen **post-stroke-Depression** mit Antidepressiva kann die Rehabilitation erheblich wirkungsvoller machen (Dam et al. 1996).

In der **Pflege** von Schlaganfallpatienten ist auf eine ausreichende mehrfach tägliche Mobilisation in den Rollstuhl und möglichst auch in den Stand zu achten sowie auf eine ausreichende Bewegungstherapie, um Gelenkeinsteifungen und Kontrakturen zu vermeiden. Dazu kann eine langfristige physiotherapeutische Behandlung notwendig sein. Bei der Lagerung müssen häufige Positionswechsel durchgeführt werden. Die in der Klinik geltende Vorgabe einer Umlagerung des Patienten auch nachts im zwei-

stündigen Rhythmus wird sich in einer Pflegeeinrichtung oder zuhause kaum realisieren lassen. Die Wichtigkeit dieser Maßnahmen auch zur Prophylaxe eines Dekubitus und der Entwicklung von Schmerzen in einer lang eingenommenen Körperposition wird deutlich, wenn man bedenkt, dass nicht gelähmte Personen im Schlaf etwa alle 20 Minuten die Körperposition wechseln. Insbesondere bei inkontinenten Patienten spielt die Dekubitusprophylaxe eine wichtige Rolle, um einer Mazeration der Haut vorzubeugen. Bei Lähmung eines Armes ist auch die Lagerung des paretischen Armes wichtig, wobei insbesondere ein Herunterhängen des Armes mit Subluxation im Schultergelenk vermieden werden muss. Die Subluxation im Schultergelenk führt zur schmerzhaften Dehnung der Gelenkkapsel, die Immobilisation aufgrund der Parese mit Ausfall der Muskelpumpe zu einem Lymphödem. Folge dieser Kombination kann ein schmerzhaftes **Schulter-Arm-Syndrom** auf dem Boden einer vegetativen Reflexdystrophie sein. Korrekte Lagerung des Arms im Rollstuhl auf einen Rollstuhltisch mit guter Positionierung des Oberarmkopfes im Gelenk und Lymphdrainage bei sich ausbildendem Lymphödem kann der vegetativen Reflexdystrophie vorbeugen.

Bei der Ernährung ist zu bedenken, dass viele ältere Patienten ein herabgesetztes Durstgefühl haben und deshalb insbesondere in den warmen Sommermonaten zu wenig Flüssigkeit zu sich nehmen. Es kann deshalb häufig hilfreich sein, eine PEG, die z. B. wegen einer Schluckstörung gelegt worden ist, zunächst zu belassen, bis sich mit ausreichender Sicherung geklärt hat, ob die orale Flüssigkeits- und Nahrungszufuhr ausreichend sind.

Insgesamt ist es langfristig sinnvoll, die während der Rehabilitation durchgeführte höherfrequente Therapie in der Pflegephase niederfrequent fortzusetzen, um den erreichten Funktionszustand zu erhalten.

7 Zusammenfassung

Ältere Patienten sind nicht selten multimorbide und zeigen im Vergleich zu jüngeren Patienten eine geringere Kompensationsbreite bei Störungen ihrer physiologischen Abläufe. Durch zerebrale Ischämien und Blutungen bedingte Funktionsausfälle führen deshalb verhältnismäßig rascher zu einer kritischen Verschlechterung des Gesamtzustands als bei Jüngeren. Funktionsstörungen können z. B. die Mobilität, die Nahrungs- und Flüssigkeitsaufnahme bzw. -ausscheidung, aber insbesondere auch die Atmung und Kreislaufregulation betreffen. Bei der Verschlechterung des Gesamtzustandes spielt einerseits Komorbidität mit unmittelbarer Auswirkung auf die Akutsituation eine Rolle (Diabetes, schlechterer Gasaustausch, Herzinsuffizienz, Rhythmusstörungen, Exsikkose, Infektneigung, Komedikation), andererseits wirken sich zusätzlich bestehende Erkrankungen auch negativ auf die Rehabilitation aus (verminderte Kreislaufbelastbarkeit, Katabolismus, Störungen des Bewegungsapparates, kognitive und affektive Störungen, Hypakusis, soziale Isolation). Erhöht sind das Pneumonierisiko durch Immobilisation und Aspiration, die Dekubitusrate sowie die Gefahr der Delirentwicklung. Problematisch ist dabei zumeist die Summe einzelner für sich allein nicht gravierender Komplikationen.

Zudem nimmt die Häufigkeit von Schlaganfällen mit dem Lebensalter exponentiell zu, sodass ein zunehmend höherer Anteil von Patienten im Verlauf ihres Lebens mehrere Schlaganfälle erleidet. Residuale Läsionen führen insbesondere dazu, dass neue Defizite von den verbleibenden intakten Hirnarealen schlechter kompensiert werden können, was z. B. bei Schluckstörungen eine persistierende Aspirationsgefahr zur Folge haben kann. Ebenso besteht eine vermehrte Sturzgefahr, sowie eine größere Gefahr von zerebralen Einblutungen, insbesondere unter Antikoagulation/Fibrinolyse.

7.1 Häufige diagnostische und therapeutische Fehler im Senium

Die Lebenssituation älterer Patienten ist nicht selten durch zunehmende Vereinsamung und verminderte Kommunikation gekennzeichnet. Schlaganfälle werden deshalb oft erst spät bemerkt. Dabei besteht auch heute noch bei Patienten, Angehörigen und Ärzten ein therapeutischer Nihilismus, der zu einer fehlenden oder (zu) späten Klinikeinweisung führt. Entsprechend erschweren schlechte (Fremd-) Anamnese, unklare Auffindesituation und unklarer zeitlicher Ablauf bereits initial die klinische Beurteilung. Vorbestehende Schlaganfälle bieten zusätzliche diagnostische Probleme hinsichtlich der klinischen Bewertung des aktuellen Defizits und der Ätiologie (Verschlechterung eines vorbestehenden Defizits durch nicht primär zerebrale, z. B. metabolische oder infektiologische Ursachen versus neuer Schlaganfall), sodass die Fehldiagnose „Schlaganfall" bei vorbestehendem neurologischen Defizit nicht selten ist. Ebenso kommt es gelegentlich – insbesondere bei aphasischen, verwirrten Patienten, die keinen Thoraxschmerz angeben (können, z. B. auch Diabetiker), zu einem Übersehen eines gleichzeitig vorliegenden Myokardinfarkts. Schluckstörungen werden bei fehlendem Hustenreflex oft unterschätzt oder nicht diagnostiziert (silente Aspiration). Der Verzicht auf ein – scheinbar nicht therapierelevantes – initiales CCT zum Blutungsausschluss und zur weiteren Diagnostik ist ein weiterer häufiger Fehler. Eine reflexartige oder zu rasche Blutdrucksenkung, z. B. durch sublinguales Nifedipin, kann Defizite rasch weiter verschlechtern. Insbesondere bei lakunären Syndromen oder generalisierter Mikroangiopathie kann eine zu großzügige Indikationsstellung zur Antikoagulation zu Einblutungen führen, ohne viel Nutzen zu versprechen. Gerade im Bereich der hinteren Schädelgrube ist es leicht möglich, die Raumforderung eines Infarkts oder einer Blutung mit der Folge einer Herniation des Hirnstammes zu unterschätzen. Weitere, teils in der mangelnden Allokation personeller Ressourcen begründete Fehler sind das zu späte Erkennen und Behandeln erhöhter Körpertemperatur, eine unsachgemäße Lagerung (Dekubiti, Aspiration, sekundäre Schädigung durch Druck), eine zu späte Mobilisierung, fehlende Atemtherapie, eine nicht ausreichende Ernährung (Katabolismus, Infekte) sowie das zu späte oder fehlende Einleiten einer Rehabilitationsbehandlung.

7.2 Was muss diagnostisch bedacht werden?

Differenzialdiagnostisch müssen insbesondere epileptische Anfälle anderer Ätiologie (Tumor, Metastasen, Enzephalitis), metabolische Störungen (Exsikkose) und Infekte bedacht werden, die vorbestehende neurologische Defekte demaskieren können, sodass diese zunächst im Vordergrund stehen können. Bei Kopfschmerz muss neben der SAB und der intrazerebralen Blutung immer auch an eine Arteriitis temporalis gedacht werden. Der Ausschluss einer Blutung mittels **CCT** ist obligat.

Beim Nachweis einer SAB ist eine frühzeitige Angiographie anzustreben.

Eine möglichst frühzeitige Klärung der Ätiologie sollte immer angestrebt werden, um entsprechend bald eine therapeutische Weichenstellung vornehmen zu können. Besondere Beachtung verdient die Untersuchung des Schluckaktes, um silente Aspirationen zu vermeiden. Eine engmaschige **Überwachung** von Blutdruck, Puls (Rhythmusstörungen), Blutzucker und Körpertemperatur, aber auch des Neurostatus erlaubt eine Optimierung der Basistherapie (s. u.) und damit eine Minimierung des zerebralen Gewebsunterganges und ermöglicht eine schnelle Reaktion bei Komplikationen. Somit ist neben der Verlaufskontrolle auch eine entsprechende Dokumentation (möglichst quantitativ) mit Uhrzeit erforderlich.

7.3 Was muss therapeutisch gemacht werden?

Die wesentlichen Maßnahmen bei jedem Schlaganfall sind in der Basistherapie zu sehen (s. Tab. 8-5 und 8-6):
- sofortige ununterbrochene Sauerstoffgabe, möglichst mit Kontrolle der arteriellen/kapillären Sauerstoffsättigung
- die Optimierung von Herzfrequenz, Blutdruck, Hämatokrit, Blutzucker und Körpertemperatur
- eine aggressive Infektkontrolle zum Erzwingen einer Normothermie.

Die **Blutdrucktherapie** orientiert sich an prämorbiden Blutdruckwerten, klinischem Verlauf, Ätiologie und internistischen Therapiebegrenzungen. Die Entscheidung für die Art einer gerinnungswirksamen Therapie hat als Grundlage der Indikationsstellung: die Ätiologie, die vorbestehende Medikation (Thrombozytenaggregationshemmer, Schmerzmittel), den intrazerebralen

SCHLAGANFALL

Gefäßstatus (intrakranielle Stenosen, Mikroangiopathie im CCT), das intra- und extrakranielle Blutungsrisiko und den Verlauf (z. B. „progressive stroke"). Eine Lyseentscheidung erfolgt nicht nach starren Altersgrenzen, sondern individuell nach „biologischem" Alter des Betroffenen. Die durchführende Einrichtung sollte entsprechende ZNS-Lyse-Erfahrung haben. Die potenzielle Raumforderung des Infarktes muss abgeschätzt werden (Hirndruck) und ggf. frühzeitig eine Verlegung auf die Intensivstation bzw. in ein neurologisch-neurochirurgisches Zentrum (große Hemisphäreninfarkte, Kleinhirninfarkte, begleitender Infekt) eingeleitet werden.

Bei neurologischer **Verschlechterung** muss an die Möglichkeit einer Einblutung, Hirndruckentwicklung, epileptische Anfälle, Liquorzirkulationsstörungen, Infekte, metabolische und kardiopulmonale Störungen (ausreichender Perfusionsdruck?) gedacht werden. Es besteht die Möglichkeit einer zunehmenden Obstruktion großer hirnzuführender Gefäße oder einer fortbestehenden Emboliequelle, seltener auch einer Gerinnungsstörung im Sinne einer Hyperkoagulabilität. Im Zweifelsfall muss die Diagnose überprüft werden.

Der **Prophylaxe von Komplikationen** dienen eine Lagerung unter physiologischen Gesichtspunkten (z. B. nach Bobath), Low-dose-Heparin (Antikoagulation nur bei „klarer" Indikation), Atemgymnastik, physiotherapeutische Pneumonieprophylaxe und eine Stressulkusprophylaxe. Es ist entscheidend für den weiteren Verlauf, frühzeitig eine ausreichende Ernährung sicherzustellen (evtl. initial parenterale Ergänzung, bei großem Infarkt, schwerer Schluckstörung frühzeitige Anlage einer perkutanen endoskopischen Gastrostomie, PEG). Im Zweifelsfall erfolgt eine Thiamingabe parenteral (Alkohol-/Malabsorptionsanamnese, verdächtige Symptomen-

konstellation ohne klare Ätiologie mit kognitiver Störung, Okulomotorikstörung und Gangstörung). Ein frühzeitiger Beginn und die kontinuierliche Intensivierung rehabilitativer Maßnahmen mit Mobilisation des Patienten in die Vertikale und störungsspezifischem Therapieangebot (Krankengymnastik, Ergotherapie, Schlucktherapie, Logopädie, neuropsychologische Therapie, s. Tab. 8-9) und eine entsprechende sozialmedizinische Weichenstellung sind ebenfalls essenziell für das weitere Wohlergehen des Patienten.

Literatur

Adams HP Jr, Brott TG, Crowell RM et al. (1994) Guidelines for the management of patients with acute ischemic stroke. A statement for healthcare professionals from a special writing group of the Stroke Council, American Heart Association, Stroke 25:1901–1914.

Adams HP Jr, Brott TG, Furlan AJ et al. (1996) Guidelines for thrombolytic therapy for acute stroke. A supplement to the guidelines for the management of patients with acute ischemic stroke. A statement for healthcare professionals from a special writing group of the Stroke Council, American Heart Association, Stroke 27: 1711–1718.

Bogousslavsky J, Kaste M, Skyhoj Olsen T et al. (2000) Risk Factors and Stroke Prevention. Cerebrovasc Dis 10, Suppl. 3: 12–21.

Brott T, Adams HP, Olinger CP et al. (1989) Measurements of acute cerebral infarction. A clinical examination scale. Stroke 20.864–870.

CAST (Chinese Acute Stroke Trial) Collaborative Group (1997) CAST: randomized placebo-controlled trial of early aspirin use in 20.000 patients with acute ischemic stroke. Lancet 349:1641–1649.

Dam M, Tonin P, De Boni A et al. (1996) Effects of fluoxitine and maprotiline on functional recovery in poststroke hemiplegic patients undergoing rehabilitation therapy. Stroke 27: 1211–1214.

European Stroke Initiative; Hacke V, Kaste M, Skyhoj Olsen T et al. (2000) European Stroke Initiative Recommendations for Stroke Management. Cerebrovasc Dis 10: 335–351.

Gan R, Sacco RL, Kargman DE et al. (1997) The Northern Manhattan stroke study experience. Neurology 48:1204–1211.

Haberl RL, Bötzel K (1998) Subarachnoidalblutung In: Therapie und Verlauf neurologischer Erkrankungen. (Hrsg. Brandt T, Dichgans J, Diener HC). Kohlhammer, Stuttgart, 308–317.

Hacke W, Kaste M, Fieschi C et al. (1998) Randomised double-blind placebo-controlled trial of thrombolytic therapy with intravenous alteplase in acute ischaemic stroke (ECASS II). Lancet.352. 1245–1251.

Hacke W, Kaste M, Skyhoj Olsen T et al. (2000) Acute Treatment of Ischemic Stroke. Cerebrovasc Dis 10, Suppl. 3: 22–33.

International Stroke Trial Collaborative Group (1997) The international Stroke Trial (IST): A randomised trial of aspirin, subcutaneous heparin, both or neither among 19435 patients with acute ischemic stroke. Lancet 349:1569–1581.

Jorgensen HS, Nakayama H, Raaschou HO et al. (1994) Effect of blood pressure and diabetes on stroke in progression. Lancet 344:156–159.

Jorgensen HS, Nakayama H, Raaschou HO et al. (1995) The effect of a stroke unit: Reductions in mortality, discharge rate to nursing home, length of hospital stay and cost: A community based study. Stroke 26:1178–1182.

Kaste M, Skyhoj Olsen T, Bogousslavsky J et al. (2000) Organization of Stroke Care: Education, Stroke Units and Rehabilitation. Cerebrovasc Dis 10, Suppl. 3: 1–11.

Koenig E, Müller F, Mai N (1998) Prinzipien der motorischen Rehabilitation und Frührehabilitation. In: Therapie und Verlauf neurologischer Erkrankungen. 3. Auflage (Hrsg. Brandt, Dichgans, Diener) Kohlhammer, Stuttgart 941–959.

Kommission „stroke units" der Deutschen Gesellschaft für Neurologie (1998) Empfehlungen für die Einrichtungen von Schlaganfallspezialstationen. Nervenarzt 69:180–185.

Lisk DR, Grotta JC, Lamki LM et al. (1993) Should hypertension be treated after acute stroke. A randomized controlled trial using single photon emission computed tomography. Arch Neurol 50: 855–862.

Marchal G, Beaudouin V, Rioux P et al. (1996) Prolonged persistence of substantial volumes of potentially viable brain tissue after stroke. A correlative PET-CT study with voxel-based data analysis. Stroke 27: 599–606.

Powell JH, Al-Adawi S, Morgan J etal. (1996) Motivational deficits after brain injury: Effects of bromocriptine in 11 patients. Journal Neurol Neurosurg Psychiatry 60: 416–421.

Reith J, Jorgensen HS, Pedersen PM et al. (1996) Body temperature in acute stroke. Relation to stroke severity, infarct size, mortality and outcome. Lancet.347:422-425.

Rordorf G, Cramer SC, Efird JT et al. (1997) Pharmacological elevation of blood pressure in acute stroke. Clinical effects and safety- Stroke 28. 2133–2138.

Scheidtmann K, Fries W, Müller F et al. (2001) L-Dopa combined with physiotherapy improves motor recovery. Lancet, im Druck.

Schellinger PD, Steiner T (1998) Notfall- und Intensivbehandlung nach Schlaganfall. Empfehlungen der Europäischen Konsensgruppe. Nervenarzt 69: 530–539.

Stroke Unit Trialists' Collaboration (1997) How do stroke units improve patient outcome ? A collaborative systematic review of the randomized trials. Stroke 28: 2139–2144.

The members of the Lille Stroke Program (1997) Misdiagnosis in 1250 consecutive patients admitted to an acute stroke unit. Cerebrovascular Diseases 7:284–288.

SCHLAGANFALL

Chronischer Schmerz

HEINZ-DIETER BASLER, THOMAS R. TÖLLE

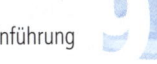
1   Einführung

Vorurteile zum Schmerzerleben alter Menschen. Chronischer Schmerz ist erst seit kurzem Gegenstand geriatrischer Forschung. Das vorliegende Wissen ist aus diesem Grunde rudimentär und bedarf der Ergänzung. Die bei Patienten und Behandelnden häufig anzutreffende Überzeugung, Schmerz sei ein unabdingbarer Begleiter des hohen Lebensalters und daher schicksalhaft zu akzeptieren, hat offensichtlich einen negativen Einfluss auf die diagnostischen und therapeutischen Bemühungen genommen. Nachteilig könnte sich auch die Überzeugung ausgewirkt haben, das Schmerzerleben sei im Alter verringert, nachdem in experimentellen Untersuchungen im Schmerzlabor eine altersbedingte Erhöhung der Schmerzschwelle nachgewiesen werden konnte. Ähnlich wie bei anderen Sinnesempfindungen (Geruch, Geschmack) kann davon ausgegangen werden, dass die Schwelle für Schmerzempfinden im Alter durch degenerative Vorgänge an myelinisierten und unmyelinisierten Nervenfasern erniedrigt ist. Allerdings erscheint es problematisch, die mit Hilfe akuter Schmerzreize im Labor erzielten Befunde auf ein grundsätzlich anderes Schmerzerleben zu generalisieren (Lautenbacher 1999).

Die auf Descartes zurückgeführte Annahme, es gebe eine Punkt-zu-Punkt-Zuordnung von nozizeptiver Information in der Peripherie und Schmerzerleben, hat sich als falsch erwiesen. Seit den Arbeiten von Melzack und Wall (1965) zur Gate-Control-Theorie wissen wir, dass das nozizeptive System eine Eigenaktivität besitzt und dass nozizeptive Reize im Prozess der Aufnahme, Weiterleitung und zentralnervösen Verarbeitung vielfach modifiziert werden (Tölle und Berthele 2001). Bereits auf spinaler Ebene unterliegt die nozizeptive Information einer zentrifugalen Kontrolle durch absteigende Bahnen aus höheren Zentren. Hierdurch wird verständlich, wieso das Schmerzerleben durch psychophysische Aktivierung, durch Aufmerksamkeitsprozesse oder emotionale Zustände modifiziert werden kann. Untersuchungen an Patienten mit Phantomschmerz belegen zudem, dass das Schmerzerleben auch ohne periphere Reizung fortbestehen kann (Willoch 2001).

Es wird daher vielfach darauf verwiesen, dass es sich bei den Urteilen über das Schmerzerleben alter Menschen um Vorurteile handelt.

> **Vorurteile zum chronischen Schmerz alter Menschen**
> - Schmerz gehört zum Alter und muss daher schicksalhaft akzeptiert werden
> - Ältere Menschen haben im Vergleich zu jüngeren ein reduziertes Schmerzerleben und erleben chronische Schmerzen weniger intensiv.

Wenngleich chronische Schmerzzustände auch im jüngeren Lebensalter das Risiko psychischer und sozialer Beeinträchtigung erhöhen, so sind doch ältere Schmerzpatienten in besonderem Maße gefährdet, in der Folge eines Schmerzproblems ihre soziale Unabhängigkeit einzubüßen. Insbesondere die häufigen degenerativen Erkrankungen führen zu einer Einschränkung der Mobilität und dadurch zu einer Bedrohung der Selbständigkeit. Die erhöhte Prävalenz der Schmerzkrankheiten unter Heimbewohnern weist auf das gesteigerte Risiko der Hospitalisierung hin, wenn nämlich aufgrund des eingeschränkten sozialen Netzwerkes im Alter die schmerzbedingten Funktionsbeeinträchtigungen nicht mehr kompensiert werden können.

2 Klassifikation

Im **ICD-10** sind Schmerzdiagnosen nicht systematisch geordnet, sondern werden an unterschiedlichen Stellen aufgeführt. Da die Fülle unterschiedlicher Schmerzsyndrome, bzw. chronischer Schmerzkrankheiten in den einzelnen Hauptkapiteln des ICD verstreut vorliegt, ist dieses Klassifikationssystem für die Aufgaben in der Schmerztherapie wenig geeignet. Die Folge ist, dass innerhalb der verschiedenen mit Schmerz befassten Fachgesellschaften eigene Klassifikationssysteme entwickelt wurden, die allerdings nicht als allgemein verbindlicher Schlüssel zur Klassifikation dienen können.

In Deutschland hat das **multiaxiale Klassifikationssystem** (MASK) der Deutschen Gesellschaft zum Studium des Schmerzes (DGSS) weite Verbreitung gewonnen, das eine Weiterentwicklung des Klassifikationssystems darstellt, das von der International Association for the Study of Pain (IASP) vorgelegt wurde (Scholz und Gerber 1999).

Das Klassifikationssystem besteht aus drei Teilen

◆ ein **Diagnosekatalog** für einzelne Schmerzsyndrome mit fünf Ebenen (Tab. 9-1)

Tabelle 9-2: Die sechs Achsen des Achsensystems zur Verschlüsselung medizinisch-somatischer Informationen **(MASK-S).**

Nr.	Bezeichnung der Achse	Beispiel
1	Schmerzlokalisation	untere Rückenregion
2	primär betroffenes System (Topographie)	Muskulo-skelettales System und Bindegewebe
3	Zeitcharakteristik/ Phänomenologie	ununterbrochen und fast kontinuierlich ohne Schwankungen
4	Intensität/Dauer	starker Schmerz seit länger als sechs Monaten
5	Schmerzqualität	brennend, stechend
6	neurologisch relevante Zusatzbefunde	sensible Störungen

◆ ein Achsensystem zur Verschlüsselung weiterer medizinisch-somatischer Informationen **(MASK-S)** mit 6 Achsen (Tab. 9-2)

◆ ein Achsensystem zur Beschreibung psychosozialer Befunde **(MASK-P)** mit 11 Dimensionen (Tab. 9-3).

3 Epidemiologie

Epidemiologische Daten zum Auftreten chronischer Schmerzzustände im Alter liegen vorwiegend aus amerikanischen und skandinavischen Studien vor. Hiernach schwankt die Zahl älterer Menschen, die über ständig vorhandene oder rezidivierende Schmerzen klagen, zwischen 25 und 50 % (Basler 1999). Bei zahlreichen Schmerzzuständen wird ein Häufigkeitsgipfel im mittleren Lebensalter und dann im Alter ein rückläufiger Trend beobachtet:

Tabelle 9-1: Diagnosekatalog für einzelne Schmerzsyndrome.

Ebene Nr.	Angabe von	Beispiel
1	Schmerzlokalisation	Kopfschmerz
2	globale Diagnose	Spannungskopfschmerz, Migräne
3	Differenzialdiagnostik	ophthalmoplegische Migräne
4	Ätiologie	
5	anatomische Zuordnung	

Tabelle 9-3: Achsensystem zur Beschreibung und Diagnostik psychosozialer Befunde (**MASK-P**, Klinger et al. 2000).

Nr.	Bezeichnung	Beispiel
1	motorisch-verhaltensmäßige Schmerzverarbeitung	ausgeprägt verbales Schmerzverhalten
2	emotionale Schmerzverarbeitung	traurig-niedergeschlagene Stimmung
3	kognitive Schmerzverarbeitung	Resignation/Hoffnungslosigkeit
4	krankheitsbezogene Metakognitionen	ausgeprägtes somatisches Krankheitsmodell
5	aktuelle Stressoren	psychosoziale Belastungen am Arbeitsplatz
6	Traumata/Belastungen in der Lebensgeschichte	körperliche und/oder psychische Misshandlungen
7	habituelle Personenmerkmale	Abhängigkeitsverhalten
8	maladaptive Stressverarbeitung	mangelnde Wahrnehmung und Bagatellisierung von Stressreaktionen
9	psychophysiologische Dysregulation	situationsspezifisch erhöhte Aktivität symptomrelevanter Muskulatur
10	Konflikt-Verarbeitungsstil	depressiver Verarbeitungsstil
11	funktionale Zusammenhänge	bei klassischen Konditionierungsprozessen

Kopfschmerz, Migräne und unspezifischen Rückenschmerz, der durch eine Organpathologie nicht hinreichend zu erklären ist. Eine Zunahme mit steigendem Lebensalter wird dagegen bei Gelenkschmerzen, bei dem auf eine Organpathologie zurückzuführenden Rückenschmerz, bei der Fibro-

myalgie und bei schweren Dauerschmerzen beobachtet. Es ist allerdings zu kritisieren, dass die meisten epidemiologischen Studien nur Personen mit eigenem Haushalt einbeziehen. Schmerzkranke haben aber ein erhöhtes Risiko für eine Hospitalisierung und sind daher in solchen Studien unterrepräsentiert. Unbestritten ist, dass unter Heimbewohnern die Prävalenz chronischer Schmerzen deutlich höher liegt als in der Gemeinde. Die Schätzungen reichen von 45 bis 80 %. Von Pflegeheimbewohnern mit chronischen Schmerzen leiden zwei Drittel an intermittierenden und ein Drittel an Dauerschmerzen.

In nahezu allen Untersuchungen werden degenerative Gelenkerkrankungen (einschließlich der Wirbelgelenke) als häufigste Ursache chronischer Schmerzen im Alter genannt. Es folgen Karzinomschmerzen, Schmerzen bei Osteoporose, Herpes zoster, Arteriitis temporalis, rheumatische Schmerzen, Polyneuropathien sowie Schmerzen infolge zeitlich zurückliegender Knochenbrüche.

Sicher scheint zu sein, dass ältere chronische Schmerzpatienten nicht häufiger depressiv reagieren als jüngere. Insgesamt erfüllen mindestens 50 % der chronisch Schmerzkranken die diagnostischen Kriterien einer Depression (Hautzinger 1999).

4 Diagnostik

Die International Association for the Study of Pain (IASP) schlägt vor, das Ausmaß der Chronifizierung des Schmerzes über dessen Dauer zu bestimmen.

> Von chronischem Schmerz wird gesprochen, wenn er mindestens ein halbes Jahr andauert oder in diesem Zeitraum wiederholt auftritt.

Diese Definition hat den Nachteil, dass sie den Grad der schmerzbedingten Beeinträchtigung bzw. Behinderung nicht berücksichtigt. Zum einen können sich verschiedene Personen mit gleicher Schmerzdauer in ihrer Lebensqualität deutlich unterscheiden. Zum anderen können Personen mit langer Schmerzdauer wenig und Personen mit kurzer Schmerzdauer stark beeinträchtigt sein. Neuere Definitionen der Chronizität beziehen daher dessen Auswirkungen auf Erleben und Verhalten des Patienten ein (Gerbershagen 1996).

Diagnostik des chronischen Schmerzes bezieht sich nicht nur auf die Erfassung der Schmerzparameter im engeren Sinne (Intensität, Qualität, Lokalisation), sondern bezieht auch die Wechselwirkungen des Schmerzes mit der psychischen und sozialen Situation ein.

Die Schmerzdiagnostik in höherem Alter wird erschwert, weil viele ältere Menschen Schmerzen für ein normales Phänomen des Alters halten und daher den Arzt gar nicht darüber informieren (Nikolaus 1994). Sie stellen in ihren Äußerungen stärker die Folgen des Schmerzes, wie z. B. Schlafstörungen, Lustlosigkeit oder Beeinträchtigung der Alltagsfunktionen in den Vordergrund. Es ist daher wichtig, direkt nach dem Schmerz zu fragen. Die Angaben der Patienten sollten insbesondere dann, wenn bereits kognitive Leistungseinbußen vorliegen, durch Angaben von Angehörigen ergänzt werden.

Bei der **Schmerzanamnese** sind mögliche kognitive Leistungseinbußen oder sensorische Beeinträchtigungen zu beachten. Die bei jüngeren Patienten eingesetzten Fragebögen sind für viele ältere Schmerzpatienten ungeeignet. Hier hat sich ein strukturiertes Schmerzinterview bewährt, das die Bereiche Schmerzlokalisation, Schmerzintensität, Schmerzdauer und -persistenz, Beeinträchtigung sowie emotionale

und kognitive Reaktionen umfasst und auch bei mittelgradiger kognitiver Beeinträchtigung zuverlässige Angaben erlaubt (Basler et al. im Druck). Ergänzend wird eine Fremdanamnese zu Medikation, vorherigen Behandlungen und Wohnsituation vorgegeben. Große diagnostische Probleme stellen sich allerdings bei stark kognitiv beeinträchtigten, bzw. bei dementen Patienten. Hier gibt es Versuche, statt der Selbstbeschreibung die Beobachtung des Schmerzverhaltens zu berücksichtigen. Schonverhalten, Grimassieren und direkte Schmerzäußerungen können der Messung des Schmerzes zugrundegelegt werden. Überprüfte Messinstrumente hierzu liegen allerdings noch nicht vor.

Das am häufigsten auch im Alter eingesetzte Instrument zur Diagnostik der **Schmerzintensität** ist die **Visuelle Analogskala** (VAS). Hierbei handelt es sich um eine 10 cm lange Linie mit den Polen „kein Schmerz" und „schlimmster vorstellbarer Schmerz", wobei die Patienten gebeten werden, den Punkt zu markieren, der ihrer eigenen Schmerzerfahrung entspricht. Dieses Verfahren führt zu reliablen und validen Befunden, wenngleich die Anzahl falscher Selbsteinstufungen mit dem Alter zunimmt. Die Fehlerrate hängt allerdings auch ab von der Art der Präsentation der Skala. Eine Darbietung der VAS vertikal scheint günstiger zu sein als horizontal.

Viele ältere Menschen kommen mit einer **Verbalen Ratingskala** besser zurecht als mit der Visuellen Analogskala. Bei der Verbalen Ratingskala wird eine Abstufung in diskreten Schritten vorgenommen, wobei als Ankerreize Adjektive zur Beschreibung der Intensität verwendet werden, z. B. geringer, starker, unerträglicher Schmerz. Bei kognitiver Beeinträchtigung in höherem Lebensalter wird vorgeschlagen, wieder auf Messinstrumente zurückzugreifen, wie sie bei Kindern verwendet werden, so

z. B. auf „Smilies", d. h. auf Schablonen von Gesichtern, die durch die dargestellte Mimik unterschiedliche Ausmaße des Schmerzes kundtun (Gagliese und Melzack 1997).

Zur Erfassung der **Schmerzqualität** werden Adjektivlisten verwendet, mit denen der Patient den erlebten Schmerz kennzeichnet. Hierbei wird häufig eine sensorische (z. B. stechend, brennend, schneidend) von einer affektiven (quälend, zermürbend, unerträglich) Dimension unterschieden. In Deutschland ist die Schmerzempfindungsskala weit verbreitet (Geissner 1996).

Zur Dokumentation der **Schmerzlokalisation** wird im Regelfall ein Körperschema verwendet, wobei ältere Patienten die schmerzenden Stellen nicht selbst in dieses Schema einzeichnen sollten, sondern vom Untersucher aufgefordert werden, die schmerzenden Stellen mit dem Finger zu umfahren, wobei anschließend die Dokumentation durch den Untersucher vorgenommen wird.

Die heute in der Praxis häufig anzutreffende Schmerzdiagnostik, die nicht spezifisch auf die Bedürfnisse des älteren Patienten abgestimmt ist, scheint zu einem „Underreporting" tatsächlich vorhandener Schmerzzustände zu führen (Nikolaus 1994).

5 Therapie

In höherem Lebensalter ist, häufiger als bei jüngeren Menschen, die Ursache des Schmerzes gar nicht oder nur sehr schwierig zu beheben. Eine völlige Schmerzfreiheit als Therapieziel ist daher unrealistisch und würde bei Patienten und Therapeuten zu Frustrationen führen. Als **Therapieziel** tritt die Förderung der Lebensqualität trotz weiterhin vorhandener Schmerzen in den Vordergrund. Dieses Ziel kann erfolgreich durch einen multidisziplinären Behandlungsansatz erreicht werden, in dem neben pharmakologischen Maßnahmen auch bewegungstherapeutische, psychologische und sozialtherapeutische Interventionen vertreten sind (Kee et al. 1996).

> Schmerztherapie im Alter sollte stets multidisziplinär erfolgen, wobei die Koordination der Behandlung in den Händen des Hausarztes liegen sollte.

Unabhängig von der Art der Intervention muss deren Erfolg überprüft werden. Die in dem vorausgegangenen Abschnitt dargestellten Methoden des Schmerz-Assessment sollten daher auch zur Therapieüberprüfung eingesetzt werden. Hierbei sind **Schmerztagebücher**, die zu jedem Messzeitpunkt mindestens über eine Woche geführt werden sollten, deutlich zuverlässiger als einmalige Erhebungen der Schmerzintensität.

5.1 Pharmakologische Therapie

Obwohl Menschen über 65 Jahre die größte Konsumentengruppe verschreibungspflichtiger Arzneimittel sind, liegen kaum klinische Studien vor, die der Verordnung als Entscheidungsgrundlage dienen könnten. Im Regelfall werden ältere Personen aufgrund der häufig zu beobachtenden Multimorbidität und ihrer im Vergleich zu jüngeren Personen veränderten Stoffwechsellage aus klinischen Prüfstudien ausgeschlossen. Vielleicht ist das ein Grund, weshalb unerwünschte Arzneimittelwirkungen bei älteren Patienten öfter als bei jüngeren zu beobachten sind. Die aufgrund der Vielzahl der Diagnosen erforderliche Polymedikation macht es zudem notwendig, die Wechselwirkungen der Medikamente zu berücksichtigen und eine geeignete Galenik und Dosierung auszuwählen, durch die alterstypische Veränderungen der Pharmakokinetik und Pharmakodynamik berücksichtigt werden (Wilder-Smith, 1998; Tegeder et al. 1999).

Bei **hydrophilen Medikamenten**, wie z. B. Morphin, sollte im Alter beachtet werden:

- das Verteilungsvolumen nimmt aufgrund des verringerten Anteils des Gesamtkörperwassers ab
- die Einzelgabe führt somit zu höheren Spitzenkonzentrationen
- daher sollte die Initialdosis reduziert werden.

Für **lipophile Medikamente** gilt im Alter:

- Das Verteilungsvolumen steigt aufgrund der Zunahme des relativen Körperfettanteils an
- in der Dauertherapie müssen die Dosisintervalle verlängert und die Erhaltungsdosen reduziert werden.

Da mit zunehmendem Alter die Leistungsfähigkeit der **Leber** abnimmt, werden körperfremde Stoffe in geringerem Umfang enzymatisch metabolisiert. Das kann z. B. dazu führen, dass der Plasmaspiegel von Substanzen, die in der Leber metabolisiert werden (z. B. Benzodiazepine) ansteigt. In der Niere können renaler Blutfluss, glomeruläre Filtrationsrate, Tubulusfunktion und selbst die Zahl der Nephrone altersbedingt abnehmen, wodurch die Clearance sinkt. Das kann bei Metaboliten der Opioide mit langer Halbwertszeit zur Kumulation führen.

Auf **neuronaler Ebene** zeigen sich Veränderungen von Zahl, Bindungsfähigkeit und Empfindlichkeit der Rezeptoren, eine Entkoppelung der Rezeptoren von ihren nachgeschalteten Effektoren sowie eine verringerte Freisetzung von Neurotransmittern. Möglicherweise kann die erhöhte ZNS-Sensitivität gegenüber Opioiden hierdurch erklärt werden.

> Für die Titrierung der Schmerzmedikation im Alter gilt die Faustregel: Start low, go slow!

Unter Berücksichtigung des Wissens über Veränderungen der Pharmakokinetik und -dynamik im Alter können grundsätzlich alle Schmerzmedikamente, die sich in klinischen Studien als wirksam erwiesen haben, auch im Alter gegeben werden. Hierbei sollte unabhängig von der Schmerzdiagnose das **Stufenschema der WHO** berücksichtigt werden (Tab. 9-4). Dieses wurde ursprünglich für die Behandlung von Tumorschmerzen entwickelt, gewinnt aber zunehmend Anerkennung für die Behandlung chronischer Schmerzzustände. Auf der ersten Stufe stehen die nichtopioidhaltigen Analgetika. Sie werden bei unzureichender Schmerzlinderung in der Stufe 2 mit schwachen Opioiden kombiniert. Wird auch hierdurch der Schmerz nicht ausreichend gelindert, werden starke Opioide wie Morphin eingesetzt. Adjuvant werden bei entsprechender Indikation Antidepressiva und Antikonvulsiva verordnet (Tölle und Conrad 2001).

> Bei der Behandlung chronischer Schmerzen gilt es als Kunstfehler, Medikamente nach Bedarf, und nicht nach einem festen Zeitschema zu verordnen.

Als besonderes Problem der Schmerztherapie in Deutschland wird die zurückhaltende Verordnung opioidhaltiger Analgetika der Stufe 3 angesehen. Hierdurch besteht die Gefahr, dass den Betroffenen eine wirksame Schmerzlinderung vorenthalten wird. Nach Informationen des International Narcotic Control Board (INCB) in Wien nimmt Deutschland in Westeuropa einen eher unteren Platz in der Verordnung von Morphinen ein. Als Grund hierfür wird nach der Liberalisierung der Betäubungsmittel-Verschreibungsverordnung im Jahre 1998

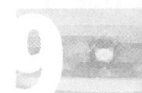

Tabelle 9-4: Stufenschema der WHO.

WHO-Stufe 1: Nichtopioid-Analgetika	
1.1 Antiphlogistisch wirkende Nichtopioid-Analgetika: Acetylsalizylsäure (ASS) Ibuprofen Diclofenac Piroxicam Meloxicam	Anmerkung: **ASS** sollte im Alter wegen der unerwünschten gastrointestinalen Wirkungen als Dauertherapie nur in seiner Funktion der Thrombozytenaggregationshemmung in niedriger Dosierung (bis 300 mg pro Tag) eingesetzt werden. **Antiphlogistika** sollten wegen der unerwünschten Wirkungen bei Arthrosen nur im aktivierten Stadium verwendet werden, anschließend sollte auf Medikamente der WHO-Stufe 2 übergegangen werden.
1.2 Wenig/nicht antiphlogistisch wirkende Nichtopioid-Analgetika: Paracetamol Metamizol	Anmerkung: Die Blutdruck-senkende Wirkung des **Metamizols** muss im Alter besonders beachtet werden.
WHO-Stufe 2: Schwach wirksame Opioid-Analgetika	
Tramadol Tilidin (+ Naloxon) Dihydrocodein	Anmerkung: Die Dosierung muss mit zunehmendem Alter abhängig gemacht werden von der Leber- und Nierenfunktion. Bei Leberfunktionsstörungen soll mit einer niedrigen Einzeldosis begonnen werden. **Tilidin** ist bei ausgeprägten Leberfunktionsstörungen nicht geeignet. Bei 10 % aller Patienten ist die hepatische Umwandlung von **Codein** zu Morphin nicht möglich, wodurch eine Analgesie nicht erreicht werden kann. Codein führt zu Müdigkeit und herabgesetzter Leistungsfähigkeit. Es besitzt als Kombinationspräparat ein erhöhtes Abhängigkeitspotential. Es gilt für ältere Menschen als weniger gut geeignet.
WHO-Stufe 3: Stark wirksame Opioid-Analgetika	
Morphin Oxycodon Hydromorphon Fentanyl Buprenorphin	Opioide dürfen niemals nach Bedarf, immer nur nach Zeitschema gegeben werden. Bei eingeschränkter Nierenfunktion ist eine Dosisreduktion, bzw. eine Verlängerung der Einnahmeintervalle erforderlich. Die zu erwartende Obstipation muss prophylaktisch durch Abführmaßnahmen behandelt werden. Hierbei sind auch Ernährungsempfehlungen zu geben. In der Einstellungsphase ist eine vorsichtige, individuell titrierende Gabe niedriger Einzeldosen von besonderer Bedeutung.

in erster Linie die Angst der Behandler vor der Abhängigkeit der Patienten angesehen.

> Die Angst vor Abhängigkeit ist dann unbegründet, wenn die Verordnung nach einem festen Zeitschema und nicht nach Bedarf erfolgt.

5.2 Physiotherapie, Trainingstherapie, physikalische Therapie

Die Bedeutung körperlicher Inaktivität für den Prozess der Chronifizierung des Schmerzes ist bekannt. Schmerz führt häufig zu Schonverhalten. Das Schonverhalten führt zu einem Funktionsdefizit, das die Gefahr von Verletzungen und damit weiteren Schmerzen erhöht. Hierdurch bildet sich ein **Circulus vitiosus**, der ein Dekonditionierungssyndrom begünstigt (Liebenson 1996). In der Literatur wird auf die Möglichkeiten der physiotherapeutischen Behandlung von Schmerzen im Alter noch wenig eingegangen. Dabei ist bekannt, dass der mangelnde Trainingszustand im Alter zur Reduktion der Muskelkraft, zu Haltungsschwäche, Muskeldysbalancen, zur leichten Ermüdbarkeit und auch zu Stimmungsschwankungen führen kann. Die Vorteile eines aeroben Krafttrainings werden bei älteren Patienten durch mehrere Untersuchungen belegt. Für Patienten mit chronischen Gelenk- und Muskelschmerzen ist eine Physiotherapie und aktive Trainingstherapie unerlässlich zur:

- Reduktion der Gelenkbelastung
- Erhalt bzw. Aufbau der Muskelkraft
- Verbesserung von Koordination und Stabilität
- Erhaltung der Mobilität (Flynn und Wigley 1995).

Diese Auffassungen werden bisher lediglich durch allgemeine Erfahrungswerte gestützt und erst jüngst durch die Erfolge einer Trainingstherapie bei Patienten mit chronischem Rückenschmerz auch in Deutschland bestätigt (Pfingsten 1998). Einschränkend ist zu sagen, dass sich die meisten Studien auf ein gemischtes Patientengut beziehen, d. h. auf jüngere wie auch ältere Patienten. Die wenigen Studien, die sich ausschließlich auf ältere Patienten beziehen, lassen es allerdings als wahrscheinlich erscheinen, dass eine den Bedürfnissen älterer Personen angepasste Trainingstherapie nicht nur zu einer verringerten Schmerzintensität, sondern auch zu einer Verbesserung von depressiven Verstimmungen sowie Angst- und Spannungszuständen führt, die den chronischen Schmerz häufig begleiten (DGSS 1998).

Bei physikalischen Maßnahmen im engeren Sinne wird der Organismus Reizen in Form von Druck und Zug, elektrischem Strom, ionisierenden Strahlen, Temperaturen, Licht, Luft und klimatischen Einflüssen ausgesetzt. Solche Maßnahmen können die Schmerzbehandlung unterstützen; sie sollten aber ausschließlich in **Kombination** mit Verfahren eingesetzt werden, die den Patienten aktivieren, also z. B. in Kombination mit einer Trainingstherapie oder den anschließend abgehandelten psychologischen Verfahren.

5.3 Psychologische Therapie

Psychologische Verfahren streben an, den Patienten von einer Fremdkontrolle zu einer **Selbstkontrolle des Schmerzes** zu führen. Sie sind ohne eine aktive Mitarbeit des Patienten nicht durchführbar. Er wird von einem Empfänger medizinischer Dienstleistungen zu einem aktiven Partner des Therapeuten. Schulungen der Patienten sowie Übungs- und Trainingsprogramme für die Umsetzung des Erlernten in den

Alltag sind unverzichtbare Bestandteile einer jeden Therapie (Basler 1993).

Operante schmerztherapeutische Verfahren sind den oben genannten trainingstherapeutischen Verfahren sehr ähnlich. Sie beziehen sich in erster Linie auf das Schmerzverhalten. Neben verbalen Deskriptionen sind dies vor allem Mimik und Gestik, so z. B. Grimassieren oder Schonbewegungen, aber auch die Reduktion von körperlicher Aktivität und Leistung sowie der soziale Rückzug bis hin zur sozialen Isolation. Operante Verfahren beruhen auf dem **Lernprinzip des operanten Konditionierens** und zielen auf eine zunehmende Aktivierung des Patienten hin, um den Circulus vitiosus von Schmerz, Schonverhalten, Dekonditionierung und Schmerz aufzubrechen.

Grundlagen bei der Schmerztherapie:

- **Schmerzmedikation** wird nicht nach Bedarf (schmerzkontingent), sondern nach einem festen Zeitschema (zeitkontingent) verabreicht. Eine angemessene und ausreichende Schmerzmedikation ist häufig erst die Voraussetzung dafür, dass die Patienten an einem Trainingsprogramm teilnehmen können. Daher darf bei geeigneter Indikation nicht gezögert werden, hochpotente Medikamente einzusetzen.
- Die Patienten werden in kleinen Schritten zunehmend körperlich aktiviert und für jeden Aktivitätsfortschritt unmittelbar verstärkt. Es werden überschaubare **Pläne** für zunehmende Aktivität ausgearbeitet (z. B. 10 Minuten stationäres Radfahren am 1. Tag, 15 Minuten am 2. Tag, etc.). Patienten führen Protokoll über ihre Aktivitäten, wobei häufig auch graphische Darstellungen verwendet werden, um den Übungsfortschritt zu dokumentieren.
- Ein **Training** darf erst dann beendet werden, wenn es nach Plan abgeschlossen ist, und nicht dann, wenn Schmerzen einsetzen oder stärker werden. Durch das Training wird dekonditionierte Muskulatur gestärkt und die Ausdauer gefördert. Schmerzbedingte Unterbrechungen sollen vermieden werden, indem rechtzeitig Pausen eingeplant („Pacing") und Steigerungen des Schwierigkeitsgrades in sehr kleinen Schritten vollzogen werden.
- Alles **Schmerzverhalten** wird systematisch übergangen. Die Patienten erhalten emotionale Zuwendung und Anerkennung durch das Personal ausschließlich für Fortschritte im Therapieplan, nicht aber für Verhaltensweisen, die diese Fortschritte behindern.
- Auch die **Angehörigen** werden über die Prinzipien der operanten Therapie informiert und ihnen Verhaltensregeln für den Umgang mit den Patienten empfohlen, um die Übertragung des neu erlernten Verhaltens in den Alltag zu ermöglichen.

Bei vielen Personen ist eine Schmerzursache, dass sie auf der Grundlage einer Diathese mit einem spezifischen muskulären Reaktionsmuster auf für sie bedeutsame Stressoren antworten. Eine erhöhte Muskelspannung führt zur Vasokonstriktion bis hin zur Ischämie, wodurch über die Ausschüttung schmerzverursachender Substanzen die Nozizeptoren im Muskelgewebe gereizt werden. Stressreaktionen sind allerdings nicht nur für die Genese spezifischer Schmerzzustände von Bedeutung, ist ein Schmerzzustand erst einmal ausgeprägt vorhanden, so wirkt auch er wiederum als Stressor. Um eine Gegenregulation zu bewirken, werden Entspannungs- und Imaginationsverfahren, häufig durch Biofeedback unterstützt, eingesetzt.

In einem weiteren Behandlungsansatz, der **kognitiv-behavioralen Therapie**, soll der Schmerzkranke dysfunktionale Gedanken, die die Bewältigung des Schmerzes behindern, erkennen und kontrollieren lernen. Zu beachten sind besonders Laienvorstellungen der Patienten, die einen Therapiefortschritt vereiteln können. Wenn sie z. B. der Überzeugung sind, der Schmerz werde durch körperliche Aktivität verursacht und erneute körperliche Aktivität werde zu einer Verschlimmerung des Schmerzes beitragen, sind alle Bemühungen erfolglos, mit diesen Patienten eine Trainingstherapie durchzuführen. Eine andere den Behandlungserfolg behindernde Überzeugung besteht darin, Schmerzlinderung sei ausschließlich die Sache von Experten, die betroffene Person aber selbst

könne dazu nichts beitragen. Solche, die Mitarbeit in der Therapie beeinträchtigenden Überzeugungen, müssen erkannt und verändert werden. Des weiteren lernen die Patienten, wie sie trotz bestehenden Schmerzes ihre Lebensqualität verbessern können. Sie werden mit Strategien der Aufmerksamkeitslenkung vertraut gemacht, ein Training des Genießens wird ihnen angeboten und sie werden ermuntert, sich all jenen Aktivitäten zuzuwenden, die die Lebensfreude steigern.

Die Befürchtung, ältere Patienten seien nicht motiviert oder nicht befähigt, erfolgreich in einer aktivierenden Therapie mit-

Tabelle 9-5: Modifikation des Übungsprogramms für ältere Patienten.

Instruktionen	• einfach • häufige Wiederholung • schriftlich festhalten (z.B. bei physiotherapeutischem Training oder bei Entspannungsverfahren)
Kontakt zwischen Therapeut und Patient	intensivieren durch: • geringen räumlichen Abstand • langsam sprechen • Hörbehinderung beachten dadurch: • Hörverständnis erleichtern
Sitzungen	• Anzahl erhöhen • kürzere Stunden dadurch: • einer verringerten Aufmerksamkeitsspanne entgegenwirken
Training	Steigerung des Schwierigkeitsgrades in kleineren Abstufungen, da es bei älteren Patienten bei zunehmender Beanspruchung leichter zu einem Aufflammen des Schmerzes kommt.
Medikation	Vor einer Übungsbehandlung überprüfen, wenn regelmäßig Benzodiazepine eingenommen werden. Durch diese Präparate wird die Lernfähigkeit beeinträchtigt, was eine Verhaltensänderung erschweren kann.

zuwirken, haben sich als grundlos herausgestellt. Voraussetzung für den Therapieerfolg ist es allerdings, dass die therapeutischen Strategien den Bedürfnissen der älteren Patienten angepasst werden (Tab. 9-5).

5.4 Pflege

Die häusliche Pflege des älteren chronischen Schmerzpatienten wird im Regelfall vom etwa gleich alten Partner oder den eigenen Kindern übernommen, wobei gegebenenfalls eine Unterstützung durch soziale Pflegedienste erfolgt. Um die Compliance in der Schmerztherapie zu fördern, ist eine eingehende Information der Pflegepersonen über das Therapieschema sowie über die für die Erfolgskontrolle benötigte Schmerzmessung erforderlich. Den Angehörigen müssen Schmerztagebücher, die zur Therapieüberwachung eingesetzt werden, ebenso wie die zur Schmerzdiagnostik verwendeten Rating-Skalen erklärt werden. Auch hier gilt die Regel, dass schriftliche Informationen die mündlich gegebenen ergänzen sollen. Das Therapieschema muss so verständlich dargestellt werden, dass die Gefahr einer Über- oder Untermedikation vermieden wird. Hilfreich sind zusätzlich Dosierungshilfen in Form von Tablettenschachteln, in denen der Wochenbedarf den Einnahmezeiten zugeordnet wird.

Es ist bekannt, dass die Bedenken, die Therapeuten über die unerwünschten Wirkungen von Antidepressiva, Antiepileptika und Opioiden vorbringen, auch von Patienten und Pflegepersonen geteilt werden. Gerade bei einer Opioid-Medikation ist die Gefahr groß, aus **Angst vor Abhängigkeit** eine Unterdosierung vorzunehmen, indem entweder die Menge der wirkenden Substanz zu niedrig oder die Einnahmeintervalle zu lang gewählt werden. Bei der Verordnung von Opioiden muss daher auf die zu erwartenden Befürchtungen der Angehörigen eingegangen werden. Es soll betont werden, dass bei zeitkontingenter Einnahme der Medikamente weder mit Abhängigkeits- noch Toleranzphänomenen zu rechnen ist.

Die Angehörigen sollten zudem darüber aufgeklärt werden, dass die häusliche Hilfe nicht zu einer Infantilisierung des Patienten führen darf. Aus laborexperimentellen Studien ist bekannt, dass eine selektive Zuwendung des Partners bei Schmerzäußerungen und Schonverhalten des Patienten zu einer Zunahme des Schmerzerlebens und einer Einschränkung der körperlichen Aktivität mit den oben genannten negativen Folgen führt (Fydrich und Flor 1999). Die Angehörigen sollten daher ermuntert werden, die Aktivität der Patienten und nicht deren Schonverhalten zu verstärken. Ablenkung vom Schmerz durch eine anregende häusliche Umgebung und Förderung sozialer Kontakte können die medikamentöse Schmerztherapie unterstützen.

Nicht zu kontrollierender Schmerz ist häufig eine Ursache dafür, dass Patienten ihre Selbständigkeit aufgeben und Alten- oder Pflegeheim aufsuchen müssen. Dieser Grund trägt dazu bei, dass, wie zuvor berichtet, die Prävalenz chronischer Schmerzzustände in diesen Einrichtungen erhöht ist. US-amerikanische Studien zeigen, dass jeder vierte Heimbewohner mit chronischen Schmerzen gar nicht oder nicht adäquat algesiologisch versorgt wird. Das betrifft auch die Versorgung dementer Patienten (Marzinski 1991). Ursache dieser Unterversorgung scheint zu sein, dass das Personal nicht ausreichend geschult ist, Schmerzzustände zu erkennen, und wegen des damit häufig verbundenen Aufwandes nicht ausreichend motiviert ist, eine adäquate Schmerztherapie zu veranlassen. Die betroffenen Patienten ergreifen selbst oft ebenfalls keine Initiative, da sie sich entweder hilflos fühlen, kognitiv beeinträchtigt sind oder die bereits zuvor zitierte Auffassung teilen, Schmerz gehöre zum Alter und müsse daher fatalistisch ertragen werden (Herr und Mobily 1996). Lösung ist eine verbesserte Ausbildung des Pflegepersonals.

6 Zusammenfassung

Im Alter ist von einem Underreporting des Schmerzes auszugehen. Die Ursache hierfür liegt in der von Therapeuten und Betroffenen geteilten Überzeugung, Schmerz gehöre zum Alter und müsse daher ertragen werden. Folglich soll der Behandler von sich aus den Schmerz ansprechen und dies nicht der Initiative des Patienten überlassen. Hierbei sollten standardisierte Messinstrumente – vorzugsweise Schmerztagebücher – eingesetzt werden. Allgemeine Behandlungsstrategie ist ein **multidisziplinärer Ansatz** unter Einbeziehung pharmakologischer, physikalisch-medizinischer und psychologischer Maßnahmen. Eine wirksame Schmerzmedikation unterbleibt oft, weil Fehlurteile über die Einsatzmöglichkeiten von Pharmaka wegen unterstellter eingeschränkter Organfunktionen bei Therapeuten und Patienten zu einer Unterdosierung oder gänzlichem Verzicht auf adäquate pharmakologische Maßnahmen führen. Der mangelnde Einsatz von hochpotenten Opiaten erfolgt insbesondere wegen des unterstellten Abhängigkeitspotenzials. Tatsächlich ist die Gefahr der Abhängigkeit bei einer Dauermedikation mit Opioiden gering, sofern ein zeitkontingentes Einnahmeschema gewählt wird. Bei der Verordnung von Opioiden gilt die Regel "Start low, gow slow", wodurch der veränderten Pharmakokinetik und -dynamik im Alter Rechnung getragen wird.

Auch im Alter ist eine multidisziplinäre Behandlung einer ausschließlichen medikamentösen Therapie überlegen. Die medikamentöse Schmerztherapie soll daher durch trainingstherapeutische und andere, den Patienten aktivierende Maßnahmen ergänzt werden. Die Steigerung der Übungsanforderungen muss in sehr kleinen Schritten erfolgen. Weiterhin ist zu beachten, dass viele Patienten Ängste haben, die Aktivität könne ihnen schaden und den Schmerz verstärken. Eine Aufklärung der Patienten und der pflegenden Angehörigen über den Zusammenhang zwischen Schmerz und Aktivität sowie über die Vor- und Nachteile einer effektiven Schmerztherapie sind unerläßlich, um die Mitarbeit in der Therapie zu sichern.

Literatur

Basler HD (1999) Schmerz und Alter. In: Psychologische Schmerztherapie (Hrsg. Basler HD, Franz C, Kröner-Herwig B, Rehfisch, HP, Seemann H). Springer, Heidelberg, 185–196

Basler HD (1993) Psychologische Methoden zur Behandlung chronisch Schmerzkranker. In Lehrbuch der Schmerztherapie (Hrsg. Zenz M, Jurna I). Wissenschaftliche Verlagsgesellschaft, Stuttgart

Basler HD, Bloem R, Casser HR et al. (im Druck) Das strukturierte Schmerzinterview für geriatrische Patienten. Schmerz

DGSS (1998) Schmerz und Alter – ein vernachlässigtes Gebiet? Stand der Forschung und offene Fragen. Deutsche Gesellschaft zum Studium des Schmerzes, Köln.

Flynn JA and Wigley FM (1995) Musculoskeletal and rheumatic diseases common in the elderly. In Care of the elderly: Clinical aspects of aging. (Hrsg. Reichel JJ, Gallo J, Busby-Whitehead et al.). Williams & Wilkins, Baltimore.

Fydrich T, Flor H (1999) Die Rolle der Familie bei chronischen Schmerzen. In: Psychologische Schmerztherapie (Hrsg. Basler HD, Franz C, Kröner-Herwig B, Rehfisch, HP, Seemann H). Springer, Heidelberg, 213–224

Gagliese L, Melzack R (1997) Chronic pain in the elderly. Pain 70: 3–14

Geissner E (1996) Die Schmerz-Empfindungs-Skala (SES). Hogrefe, Göttingen.

Gerbershagen HU (1996) Das Mainzer Stadienkonzept des Schmerzes. In: Antidepressiva als Analgetika (Hrsg. Klingler D, Morawetz RF, Thoden U). Arachne, Wien, 171–195.

Hautzinger M (1999) Behandlung von Depression und Angst bei Schmerzzuständen. In: Psychologische Schmerztherapie (Hrsg. Basler HD, Franz C, Kröner-Herwig B, Rehfisch, HP, Seemann H). Springer, Heidelberg, 749–758

Herr KA, Mobily PR (1996) Pain management for the elderly in alternate care settings. In: Pain in the elderly (Hrsg. Ferrell BR, Ferrell BA). IASP Press, Seattle

Interdisziplinärer Arbeitskreis Schmerz im Alter (1999) Schmerz im Alter – Ein Kompendium für Hausärzte. Lukon, Puchheim

Kee WG, Middaugh SJ, Pawlick KL (1996) Persistent pain in the older patient – Evaluation and treatment. In Psychological approaches to pain management. (Hrsg. Gatchel RJ, Turk DC). The Guilford Press, New York, 371– 402

Klinger R, Hasenbring M, Pfingsten M et al (2000) Die multiaxiale Schmerzklassifikation MASK, Band 1: Psychosoziale Dimension – MASK-P. Deutscher Schmerzverlag, Hamburg.

Lautenbacher S (1999) Die Klinik der Schmerzwahrnehmung – Normalität und Pathologie der Schmerzverarbeitung. Urban & Vogel, München.

Liebenson C (1996) Rehabilitation of the Spine. Williams & Wilkins, Baltimore

Marzinski LR (1991) The tragedy of dementia: clinically assessing pain in the confused, nonverbal elderly. J Gerontol Nurs 17: 25–28

Melzack, RA, Wall PD (1965) Pain mechanisms: A new theory. Science 50: 971–979.

Nikolaus T (1994) Chronischer Schmerz im Alter. Quelle & Meyer Verlag, Wiesbaden.

Pfingsten M (1999) Aktivierende Behandlung – Ergebnisse, Prognostik und Konsequenzen eines Wandels. In Chronischer Rückenschmerz – Wege aus dem Dilemma. (Hrsg. Pfingsten M, Hildebrandt J). Huber, Bern

Scholz OB, Gerber D (1999) Klassifikation chronischer Schmerzen. In: Psychologische Schmerztherapie (Hrsg. Basler HD, Franz C, Kröner-Herwig B, Rehfisch, HP, Seemann H). Springer, Heidelberg, 327–346

Tegeder I, Geisslinger G, Lötsch J (1999) Einsatz von Opioiden bei Leber- oder Niereninsuffizienz. Schmerz, 13, 183–195

Tölle TR, Berthele A (2001) Das Schmerzgedächtnis. In: Lehrbuch der Schmerztherapie (Hrsg. Zenz M, Jurna I), Wissenschaftliche Verlagsgesellschaft mbH, Stuttgart 89–108

Tölle TR, Conrad B (2001) Evidenz-basierte Therapie neuropathischer Schmerzen. Nervenheilkunde 20, 158–161

Wilder-Smith CH (1998) Pain treatment in multimorbid patients, the older population and other highrisk groups. Drug Safety, 18(6), 457–472

Willoch F, Rosen G, Tölle TR, Oye I, Wester HJ, Berner N, Schwaiger M, Bartenstein P (2001) Phantom limb pain in the human brain: unraveling neural circuitries of phantom limb sensation using positron emission tomography. Ann Neurol 48, 1–8

CHRONISCHER SCHMERZ

Sexualstörungen

Götz Kockott

1 Sexualität im Alter, normale Veränderungen

Die Sexualität unterliegt altersbedingten Veränderungen, die nicht pathologisch sind.

1.1 Reduzierte Aktivität

Die sexuelle Aktivität lässt mit zunehmendem Alter bei beiden Geschlechtern nach, aber sie kommt nicht zum Erliegen. Zärtliche Kontakte und auch Geschlechtsverkehr finden, bei Männern mehr als bei Frauen, durchaus noch statt. (Bretschneider und McCoy 1988). Das sexuelle Aktivitätsniveau ist vor allem abhängig vom Gesundheitszustand, aber auch vom Familienstand und dem früheren Aktivitätsniveau. Personen, die in einer festen Partnerschaft leben, sind deutlich häufiger sexuell aktiv als Alleinstehende (Newman und Nichols 1960). Männer mit geringer sexueller Aktivität in den früheren Lebensjahren sind auch im höheren Lebensalter die sexuell am wenigsten Aktiven, während die sexuell aktivsten Männer in früheren Jahren auch im Alter die aktivsten bleiben (Martin 1981). Bei Frauen ist das sexuelle Aktivitätsniveau im Alter sehr abhängig von der sexuellen Aktivität ihrer Partner (von Sydow 1994).

1.2 Veränderungen der Sexualphysiologie

Veränderungen der Sexualphysiologie sind vor allem durch altersabhängige vaskuläre und hormonelle Umstellungen bedingt. Im Vergleich zu Männern zwischen dem 20. und 50. Lebensjahr entwickeln sich beim **Mann** über 50 Jahren die Erektionen während der Erregungsphase erst nach längerer Stimulierung. In der Plateauphase sind sie länger zu halten, der Ejakulationsprozess ist besser kontrollierbar (Abb. 10-1). Das Orgasmuserleben ist wenig verändert. In der Rückbildungsphase klingt die Erektion viel rascher ab, und die Refraktärzeit wird wesentlich länger. Bei der älteren **Frau** (über 50 Jahre) tritt die Lubrikation während der Erregungsphase wesentlich später ein als bei der jungen Frau. Der Grund ist die beginnende Atrophie der Vaginalwand, so dass die Transsudation erschwert ist.

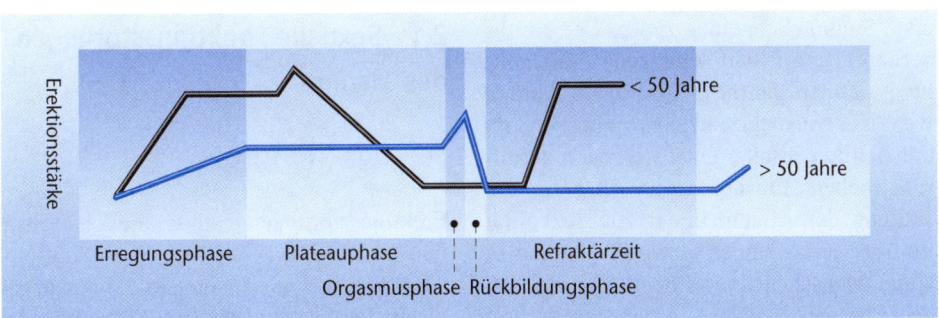

Abbildung 10-1: Stärke der Erektion im höheren Lebensalter während des sexuellen Reaktionszyklus (schematische Darstellung). Vergleich der Erektionskurve eines Jüngeren (schwarz) und eines Älteren (blau). Die Phaseneinteilung bezieht sich nur auf die Erektionskurve des älteren Mannes.

Durch diese beginnende Atrophie ist auch die Dehnbarkeit der Vagina eingeschränkt. Zudem können im höheren Lebensalter (über 60 Jahre) die Labia minora schrumpfen; dadurch ist die Klitoris weniger geschützt, sie kann schmerzempfindlich werden. Im übrigen bleibt die Sensibilität der Klitoris aber unverändert erhalten. Die Orgasmusphase ist in der Regel wesentlich kürzer als in jüngeren Jahren. Es können schmerzhafte spastische Kontraktionen während des Orgasmus auftreten; die Rückbildung der sexuellen Erregung tritt sehr rasch ein. Insgesamt verändert sich die Sexualphysiologie im höheren Lebensalter bei Mann und Frau parallel (Masters und Johnson 1967). Daten von hochbetagten Personen liegen nicht vor.

1.3 Veränderte Einstellung zur Sexualität

Im Vergleich zu 45- bis 64-Jährigen steht bei über 64-Jährigen für das Erleben von Sexualität die Zärtlichkeit an erster Stelle (jüngere Gruppe zweite Stelle), gefolgt von dem Gefühl der Zufriedenheit (jüngere Gruppe dritte Stelle) und an dritter Stelle der Geschlechtsverkehr (jüngere Gruppe erste Stelle) (Schneider 1980). Der Koitus verliert also im Alter seine zentrale Bedeutung, partnerschaftliche Qualitäten werden wichtiger. Sexuelles Erleben unterliegt im höheren Lebensalter erschwerenden gesellschaftlichen Einstellungen. Obwohl die Haltung der Allgemeinheit zur Sexualität im Alter „erlaubender" geworden ist, haben ältere Menschen immer noch mehrheitlich den Eindruck, dass sie in der Gesellschaft als asexuelle Wesen gelten. Zum Teil übernehmen sie diese Einstellung, besonders Hochbetagte. Hier spielen bei der heutigen älteren und alten Generation biographische

Aspekte hinein: Diese Menschen sind unter inzwischen überholten sexuellen Normen aufgewachsen, vor der sogenannten sexuellen Liberalisierung der 60er Jahre.

2 Sexuelle Funktionsstörungen

Definition: Sexuelle Funktionsstörungen sind Beeinträchtigungen der sexuellen Funktion, die ständig oder wiederholt eine für einen oder beide Partner befriedigende sexuelle Interaktion behindern oder unmöglich machen. Für die Diagnose einer Störung wird in der DSM-IV zusätzlich gefordert, dass die Beeinträchtigung eine erhebliche Belastung darstellt und/oder zwischenmenschliche Probleme verursacht. Dieser Zusatz ist sinnvoll, da es einer Anzahl von Personen gelingt, sich mit ihrer beeinträchtigten sexuellen Funktionsfähigkeit zu arrangieren und ihr Sexualleben trotzdem zufriedenstellend zu erleben. Die einzelnen Störungen sind in Tabelle 10-1 definiert und in der Reihenfolge der sexuellen Interaktion dargestellt.

2.1 Sexuelle Funktionsstörungen des Mannes

Erektionsstörungen

Erektionsstörungen sind die häufigste Funktionsbeeinträchtigung. Sie sind im Alter häufiger als in jungen Jahren **organisch bedingt:** vaskuläre Störungen im Rahmen eines Hypertonus, Diabetes mellitus und/oder Nikotinabusus. Auch im Alter gibt es ausschließlich psychisch bedingte Erektionsstörungen, vor allem verursacht

Tabelle 10-1: Sexuelle Funktionsstörungen in den verschiedenen Phasen der sexuellen Interaktion (mit Angabe der ICD-10- bzw. DSM-IV-Nummern).

Phasen	Störungen beim Mann	Störungen bei der Frau
1. Appetenz	Anhaltende und deutliche Minderung des sexuellen Verlangens (F 52.0; 302.71) Sexuelle Aversion, Ekel, Ängste (F 52.1; 302.79)	
2. Erregung	Erektionsstörungen: Erektion im Hinblick auf Dauer und Stärke nicht ausreichend für befriedigenden Geschlechtsverkehr (F 52.2; 302.72)	Erregungsstörungen: Erregung im Hinblick auf Dauer und Stärke nicht ausreichend für befriedigenden Geschlechtsverkehr (F 52.2; 302.72) Vaginismus (Scheidenkrampf): Einführung des Penis durch krampfartige Verengung des Scheideneinganges nicht oder nur unter Schmerzen möglich (F 52.5; 306.51)
3. Schmerzen	Schmerzhafter Geschlechtsverkehr (Dyspareunie): Schmerzen im Genitalbereich während oder unmittelbar nach dem Koitus (F 52.4; 302.76)	
4. Orgasmus	Vorzeitige Ejakulation: Samenerguss schon vor dem, beim oder unmittelbar nach Einführen des Penis in die Scheide (F 52.4; 302.75) Ausbleibende Ejakulation: Trotz voller Erektion und intensiver Reizung kein Samenerguss, Anorgasmie (F 52.3; 302.73) Ejakulation ohne Orgasmus: Samenerguss ohne Lust und Orgasmusgefühl	Orgasmusschwierigkeiten: Orgasmus nie oder nur selten (F 52.3; 302.73)

bzw. aufrechterhalten durch Ängste, eine von sich selbst erwartete Leistung nicht zu vollbringen. Der Anteil von Erektionsstörungen, die wahrscheinlich sowohl körperlich als auch psychisch bedingt sind, ist im höheren Lebensalter hoch, er wird in urologischen Spezialambulanzen auf ca. 50 % des Gesamtklientels geschätzt (Schwarzer et al. 1991). Eine nachgewiesene organische Störung muss nicht die (Haupt-)Ursache der Erektionsstörung sein: Erektionsgestörte Männer mit pathologischen Beckenarterienangiogrammen wurden erfolgreich psychotherapeutisch behandelt (Buvat et al. 1983). Eine Seltenheit sind schmerzhaft erlebte physiologische nächtliche Erektionen, die Ursache ist sehr wahrscheinlich eine psychisch bedingte Abwehr von Sexualität.

Sexuelle Appetenzstörungen

Sexuelle Appetenzstörungen werden in den letzten Jahren häufiger von Männern berichtet, auch von älteren Männern. Als Ursache kommen körperliche und psychische Faktoren in Betracht. Organische Ursachen sind z. B. unerwünschte Arzneimittelwirkungen, insbesondere bei Sedativa oder Antihypertensiva. Allerdings kann die

Ursache auch in der behandelten Grunderkrankung liegen (Bulpitt et al. 1976), die Abgrenzung ist oft nicht möglich. Psychische Ursachen sind u. a. Partnerprobleme. Libidoveränderungen sind oft ein führendes Symptom einer Depression.

Orgasmusstörungen

Orgasmusstörungen sind im Alter seltener als bei jüngeren Männern, insbesondere die Ejaculatio praecox (exakter: Orgasmus praecox). Die praxisorientierte Definition lautet: fehlende Fähigkeit, den Ejakulationsprozess zeitlich zu kontrollieren. Beim Orgasmus praecox ist in der Regel keine klare Verursachung eruierbar. Der verzögerte Orgasmus (Extremform: Anorgasmie) ist häufig eine unerwünschte Arzneimittelwirkung von Psychopharmaka, insbesondere von Thioridazin und den SSRI (Paroxetin). Die **retrograde Ejakulation** mit dem Symptom des „trockenen" Orgasmus (Ejakulation in die Harnblase) und die **Spermatorrhoe** (Herauströpfeln des Ejakulates ohne Orgasmus) sind seltene Krankheitsbilder, die fast ausschließlich organisch bedingt sind (z. B. retrograde Ejakulation bei Diabetes mellitus oder nach Prostata-Operation).

2.2 Sexuelle Funktionsstörungen der Frau

Der Stand der Forschung ist in diesem Bereich sehr unzureichend.

Sexuelle Appetenzstörungen

Sexuelle Appetenzstörungen sind häufig und nach unserem heutigen Wissensstand meistens psychisch bedingt. Psychische Ursachen können oft eine gesellschaftlich bedingte Grundhaltung („betagte Frauen sind asexuell", siehe Abschnitt 1), fehlendes Partnerinteresse oder Partnerprobleme sein. Als körperliche Verursachung kommt ein reduzierter Gesundheitszustand in Betracht. Viel häufiger sind durch körperliche Erkrankungen ausgelöste psychische Belastungen sexuellen Erlebens: Eine Hysterektomie und noch öfter eine Mastektomie können zu einer erheblichen Einbuße des weiblichen Selbstwertgefühles führen.

Dyspareunie, Algopareunie

Bei der Dys- und Algopareunie (schmerzhafter Koitus) sind die Beschwerden meistens organischer Ursache, so dass eine gynäkologische Abklärung erforderlich wird. Bei älteren Frauen ist vor allem an einen postmenopausalen Östrogenmangel zu denken, der zu einer Vaginalschleimhautatrophie und dadurch zu einer reduzierten Transsudation führt, so dass die Lubrikation herabgesetzt ist, was koitale Schmerzen verursacht. Eine erniedrigte Lubrikation kann auch Ausdruck einer sexuellen Erregungsstörung oder einer reduzierten sexuellen Appetenz aufgrund von Partnerproblemen oder einer depressiven Symptomatik sein.

Erregungs- und Orgasmusstörungen

Sind Erregungs- und Orgasmusstörungen erstmals im höheren Lebensalter aufgetreten, ist vor allem an ein Folgesymptom einer sexuellen Appetenzstörung oder an unerwünschte Arzneimittelwirkungen von Psychopharmaka, insbesondere an die Gruppe der SSRI zu denken.

2.3 Diagnostik

Empfohlenes diagnostisches Vorgehen bei sexuellen Funktionsstörungen:

- Problem-orientiertes Erfassen der aktuellen sexuellen (Tab. 10-2), medizinischen und psychosozialen Situation, möglichst gemeinsam mit dem Partner.
- Körperliche Untersuchung und Erhebung der Routine-Laborparameter.
- Erfragen einer vorwiegenden Organo- und/oder Psychogenese (Tab. 10-3).
- Bei Verdacht auf vorwiegende Organogenese genaue Medikamentenanamnese erheben (besonders bei verzögertem Orgasmus).
- Bei Verdacht auf vorwiegende Psychogenese vor allem an Partnerproblematik denken.
- Zusätzliche Diagnostik durch den zuständigen Facharzt veranlassen:
  - gynäkologisch, besonders bei Frauen mit Dyspareunie
  - andrologisch-urologisch, besonders bei Erektionsstörungen
  - endokrinologisch, besonders bei Appetenzstörungen.

Tabelle 10-2: Problemorientiertes Erfassen der aktuellen sexuellen Situation.

Appetenzphase:	Appetenz erniedrigt oder erhöht?
Erregungsphase:	Erektionen bzw. Erregung (Lubrikation) durchgängig oder „situativ" unzureichend? Verlängert?
Plateauphase/ koitale Phase:	Koitale Schmerzen? Vaginistische Symptomatik?
Orgasmusphase:	Vorzeitiger oder verzögerter Orgasmus? Anorgasmie? Retrograde Ejakulation („trockener" Orgasmus), Spermatorrhoe?

Tabelle 10-3: Erfragen einer vorwiegenden Organo- oder Psychogenese.

	Psychogenese	Organogenese
Situationsabhängigkeit der Störung	ja	Störung unabhängig von der Situation („durchgängig")
Beginn	akut	schleichender Beginn
Alter	< 50 Jahre	> 50 Jahre
Zusammenhang mit belastenden Lebensereignissen	ja	kein Zusammenhang
sonstige organisch bedingte Symptomatik	keine	ja
Medikamenten- bzw. Drogenanamnese	leer	positiv

2.4 Therapie

Therapeutisch ist bei sexuellen Funktionsstörungen oft eine **Sexualberatung** beider Partner ausreichend. Lässt sich die Problematik auf altersabhängige Veränderungen zurückführen, ist zu klären, warum sie zu einer psychischen Belastung geworden sind. Das Paar soll die Veränderungen akzeptieren können.

Die Menopause der Frau bedeutet nicht das Ende sexuell-erotischer Bedürfnisse. Ein Klimakterium virile („Wechseljahre des Mannes"), vergleichbar der hormonellen Umstellung bei der Frau, gibt es nicht, wohl aber bei beiden Geschlechtern lebensabschnittsbedingte kritische psychosoziale Belastungen (Midlife crisis) mit Auswirkungen auf die Sexualität. Diese können eine psychologische Beratung notwendig machen.

Organisch bedingte sexuelle Funktionsstörungen

Sind die sexuellen Funktionsstörungen **ausschließlich** organisch bedingt (selten), dann sollte die Behandlung durch den zuständigen Facharzt erfolgen: z. B. gynäkologische Behandlung bei organisch bedingter Dyspareunie der Frau, endokrinologische Therapie bei Östrogenmangelsymptomatik, urologisch-chirurgische Behandlung bei ausgeprägten Durchblutungsstörungen der Penisgefäße. Die Operationserfolge von Gefäßanastomosen sind allerdings sehr umstritten, Penisprothesenoperationen werden als ultima ratio angesehen. Ist die sexuelle Funktionsstörung Folge einer unerwünschten Arzneimittelwirkung, ist eine Umstellung der meist internistischen Medikation zu empfehlen.

Organisch und psychisch bedingte sexuelle Funktionsstörungen

Sind die sexuellen Funktionsstörungen sehr wahrscheinlich organisch **und** psychisch bedingt (häufig), empfiehlt sich eine **Somato-Psychotherapie,** d. h. eine pharmakologische Behandlung mit psychotherapeutischer Begleitung.

Hierfür stehen **beim Mann** zur Verfügung:

Sildenafil (Viagra®). Sildenafil ist ein selektiver Phosphodiesterasehemmer, es verbessert die Erektionsfähigkeit, aber nicht die Appetenz. Seine Wirksamkeit ist sehr gut bei erektionsgestörten Patienten mit traumatischen Rückenmarkschädigungen und psychisch bedingten Erektionsstörungen (70 bis 80 %) und gut bei Patienten mit diabetesbedingten Erektionsstörungen und Erektionsproblemen nach Prostataoperationen (ca. 50 %). Sildenafil wird in der Regel gut vertragen, vorübergehende Nebenwirkungen sind in einigen Fällen Errö-

ten, Kopfschmerzen, Dyspepsie und gelegentlich Rhinitis und Sehstörungen (Bläulichsehen im peripheren Gesichtsfeld).

> Bei kardiologisch Erkrankten wird zur Vorsicht geraten, da eine Kombination mit nitrathaltiger Medikation strikt kontraindiziert ist.

Die **Dosierung** von Sildenafil liegt zwischen 25 mg und 100 mg bei Bedarf (nicht mehr als einmal täglich). Der Wirkungseintritt erfolgt zwischen einer halben und vier Stunden nach Einnahme, aber nur unter sexueller Stimulation.

Yohimbin. Yohimbin ist ein Alpha-2-adrenerger Rezeptorblocker, als Yohimbin-HCl chemisch rein herstellbar. Seine begrenzte Wirksamkeit (Verbesserung der Erektionsfähigkeit und der Appetenz) ist in mehreren Studien gegenüber Placebo nachgewiesen worden. Als unerwünschte Arzneimittelwirkung kann Yohimbin den Blutdruck senken und innere Unruhe verursachen, gelegentlich kommt es zu gastrointestinalen Beschwerden. Die **Dosierung** von Yohimbin liegt bei 15 mg bis 30 mg pro Tag, der Wirkungseintritt beginnt frühestens nach zwei Wochen.

Schwellkörperautoinjektionstherapie (SKAT). Die (Selbst-)Injektion vasoaktiver Substanzen in den Penisschwellkörper (früher Papaverin/Phentolamin, jetzt vorwiegend Prostaglandin E1) erzeugt im Unterschied zu Sildenafil in jedem Fall eine Erektion, die unter normalen Penisgefäß-Verhältnissen nach ca. 10 bis 20 Minuten eintritt und ca. 20 bis 60 Minuten anhält. Pathologische Gefäßverhältnisse können den Eintritt und die Dauer der Wirkung verlängern (arterielle Störung) oder verkürzen (venöse Störung). Für die therapeutische Anwendung wurden Standards of Care entwickelt (Virag 1999). Unerwünschte Arzneimittelwirkungen sind vor allem ein Priapismus (besonders unter Papaverin/Phentolamin), der spätestens nach 6 Stunden ärztlicherseits beseitigt werden sollte, und Schmerzen an der Injektionsstelle (Prostaglandin). Die berichteten Abbruchraten sind hoch (bis zu 60 %), zum Teil wegen eines Wiederauftretens von Spontanerektionen, häufiger jedoch wegen der Unzufriedenheit mit der Applikationsart und wegen einer Ablehnung durch die Partnerin. Der **Vorteil** gegenüber Viagra® ist die fehlende strikte Kontraindikation der Anwendung, wenn Patienten Nitrate einnehmen, der **Nachteil** sind die Applikationsform und die weniger „natürlich" anmutende Wirkweise, da die Erektion in jedem Fall, unabhängig von der sexuellen Gestimmtheit des Patienten auftritt.

> Im Sinne einer Somato-Psychotherapie soll die medikamentöse Behandlung immer mit einer psychotherapeutischen Führung kombiniert sein.

Der Hauptinhalt der psychotherapeutischen Führung ist die Sexualberatung, die immer mit beiden Partnern gemeinsam erfolgen soll.

Für die Behandlung sexueller Funktionsstörungen der **Frau** ist bisher keine überzeugende pharmakologische Behandlung bekannt. Die **Östrogensubstitutionstherapie** wirkt indirekt auf die Sexualität, da sie die durch einen Östrogenmangel bedingten und koitale Schmerzen verursachenden atrophischen Vaginalveränderungen positiv beeinflussen kann.

Psychisch bedingte sexuelle Funktionsstörungen

Vorwiegend oder ausschließlich psychisch bedingte sexuelle Funktionsstörungen, die im höheren Lebensalter erstmals aufgetreten sind, lassen sich meistens auf Partnerprobleme oder psychische Belastungen, z. B. Versagensängste bei der Entwicklung einer neuen Partnerschaft, zurückführen. Sie bedürfen einer **Psychotherapie.**

Eine Besonderheit ist die Angst vor einem sogenannten Liebestod, einem Herzversagen bei Geschlechtsverkehr. Sie besteht besonders bei Herzinfarktpatienten und ihren Partnern. Der sogenannte Liebestod ist ein sehr seltenes Ereignis (unter 1 % aller plötzlichen Todesfälle). Er tritt in der Regel nur bei Männern höheren Lebensalters unter besonderer psychischer und körperlicher Belastung ein: bei sexuellem Kontakt mit einer unvertrauten, deutlich jüngeren Frau in ungewohnter Umgebung nach reichlichem Essen und Trinken. Die Herzkreislaufbelastung entspricht bei gewohntem sexuellen Kontakt einer fahrradergometrischen Belastung von ca. 75 Watt, das entspricht dem Treppensteigen über ein bis zwei Stockwerke (Hellerstein und Friedman 1970).

3 Sexuelle Devianz

Der Stand der Forschung ist in diesem Bereich als völlig unzureichend zu bezeichnen.

3.1 Diagnostik

Diagnostisch sind folgende Fragen zu klären: Ist das problematische Verhalten deviant? Ältere Menschen, auch hochbetagte, haben erotisch-sexuelle Bedürfnisse (Bretschneider und McCoy 1988, von Sydow 1994). Personen mit leichter hirnorganischer Symptomatik können Zuneigung zu einem Partner empfinden und den Wunsch haben, diese Zuneigung auszudrücken. Das muss keinesfalls ein Zeichen hirnorganisch bedingter Enthemmtheit sein (Landerer-Hock 1997).

Wie lange besteht das deviante Verhalten bereits?

Bei „alt" gewordenem devianten Verhalten, d. h. das Verhalten ist seit langem (Jahrzehnten) bekannt, handelt es sich meist um Symptome einer Paraphilie (z. B. Exhibitionismus, Pädophilie), die eventuell auch erst im höheren Lebensalter symptomatisch wird (Kockott 2000). Besteht die sexuelle Devianz erst seit kurzem, ist das deviante Verhalten also „neu", ist am ehesten an eine fehlende ausreichende Steuerungsfähigkeit kognitiver Impulse im Rahmen hirnorganischer Prozesse zu denken (z. B. Morbus Pick und andere Formen der frontotemporalen Hirnatrophie).

3.2 Therapie

Ist das Verhalten nicht deviant, so soll hierüber die betreuende Umgebung informiert, aufgeklärt, ggf. zu Akzeptanz und Toleranz geführt werden. In Altenheimen ist die Schaffung einer Privatsphäre zu fordern. Das betreuende (pflegende) Personal sollte darauf achten, dass die Zuneigung tatsächlich beiderseits vorhanden ist, damit z. B. nicht die durch einen hirnorganischen Prozess herabgesetzte Selbstbestimmung eines Partners „ausgenutzt" wird.

Besteht eine **Paraphilie,** so ist zu klären, warum sie jetzt aktuell geworden ist. Danach richtet sich der Inhalt einer psychagogisch-psychotherapeutischen Führung, in der Cyproteronazetat (Androcur®) unterstützend eingesetzt werden kann (Kockott und Fahrner 2000).

Ist das sexuell deviante Verhalten als Symptom **hirnorganisch bedingter Enthemmtheit** anzusehen, so soll neben der Behandlung der hirnorganischen Grunderkrankung eine psychagogische Führung mit Vermeiden „verführerischer" Situationen (Stimuluskontrolle) erfolgen, z. B. sollte kein junges weibliches Personal zur Pflege eines männlichen Patienten eingesetzt werden, zumindest nicht in der Einzelbetreuung. Ein Therapieversuch mit Cyproteronazetat kann die oft von verschiedenen Seiten „angeheizte" Situation entspannen helfen.

4 Zusammenfassung

Sexuelle Funktionsstörungen. Sie nehmen bei **Männern** im höheren Lebensalter zu und werden besonders in Form von Erektionsstörungen manifest. Diese Störungen sind öfter als bei jungen Männern organisch (mit-) verursacht, jedoch gibt es auch ausschließlich psychisch bedingte Funktionsstörungen mit Versagensängsten als entscheidendem aufrechterhaltenden Faktor. Bei **Frauen** sind Appetenzstörungen die häufigste Form der sexuellen Funktionsstörungen im Alter, oft mitverursacht durch eine gesellschaftlich bedingte negative Einstellung gegenüber der weiblichen Sexualität im Alter.

Die **Diagnostik** sollte möglichst gemeinsam mit dem Partner geschehen, da die gestörte Sexualität ein gemeinsames Problem der Partner ist. Differenzialdiagnostisch sind normale altersbedingte Veränderungen zu berücksichtigen. Ursächlich ist immer die meist bestehende Multimorbidität zu bedenken, die im höheren Lebensalter sehr oft organische (körperliche Erkrankung, Medikation) und psychische Faktoren (Ängste, Partnerprobleme) umfasst.

Empfohlenes therapeutisches Vorgehen bei sexuellen Funktionsstörungen:

♦ Zunächst sollte immer eine ausführliche Sexualberatung mit beiden Partnern erfolgen, die ausreichend sein kann.

- Sexuelle Funktionsstörungen sind fast immer multifaktoriell verursacht, sehr häufig körperlich und psychisch; sie bedürfen dann medizinischer und psychologischer Behandlung.
- Das Haupttherapieziel ist die sexuelle Zufriedenheit des Paares, nicht unbedingt die (vielleicht gar nicht mögliche) Wiederherstellung der sexuellen Funktion.
- Bei ausschließlich organischer Verursachung (das ist selten) sollte die Überweisung an den zuständigen Facharzt erfolgen.
- Ist eine organische und psychische Verursachung sehr wahrscheinlich, empfiehlt sich eine Somato-Psychotherapie, z. B. mit Sildenafil und intensiver psychotherapeutischer Führung.
- Bei vorwiegender Psychogenese ist eine Psychotherapie indiziert, deren Schwerpunkt von der Hauptursache abhängig ist (Partnertherapie oder Therapie nach Masters und Johnson 1973).

Sexuelle Devianz. Sie ist im Alter eher selten. Der Gipfel der Häufigkeit liegt im Alter des Heranwachsens (18.–22. Lebensjahr).

Empfohlenes diagnostisches und therapeutisches Vorgehen bei sexueller Devianz im Alter:

- Zunächst immer Aufklärung, ob das problematische Verhalten wirklich deviant ist (auch Hochbetagte haben sexuellerotische Bedürfnisse). Hier ist Verständnis und Akzeptanz gefragt.
- Wenn die Devianz Symptom einer schon lange bestehenden Paraphilie ist („alte" Devianz), aufklären, warum die Symptomatik jetzt aktuell wurde, ob sie tolerierbar ist, ob sie psychagogisch-psychotherapeutischer Führung und/oder einer Cyproteronazetat-Behandlung bedarf.

- Ist die Devianz „neu", so sind als Ursache sexuelle Enthemmungsprozesse im Rahmen einer hirnorganischen Erkrankung wahrscheinlich. Die Grundkrankheit und ihre Behandlungsfähigkeit sind aufzuklären. Eine psychagogische Führung mit Stimuluskontrolle (Vermeiden „verführerischer" Situationen) ist nötig, evtl. Behandlungsversuch mit Cyproteronazetat.

Literatur

Bretschneider JG, McCoy NL (1988) Sexual interest and behavior in healthy 80- to 102-year-olds. Arch Sex Behav 17: 109–129.

Bulpitt CJ, Dollery CT, Carne S (1976) Change in symptoms of hypertensive patients after referral to hospital clinic. Brit Heart J 38: 121–128.

Buvat J, Dehaene L, Lemaire A et al (1983) Arteriell bedingte erektile Impotenz. Sexualmedizin 12: 248–251.

Hellerstein HK, Friedman EH (1970) Sexual activity and the postcoronary patient. Arch Int Med 125: 987–999.

Kockott G (2000) Sexuelle Störungen. In: Psychiatrie der Gegenwart, Band 6 (Hrsg. Helmchen H et al) Springer, Heidelberg.

Kockott G, Fahrner EM (2000) Sexualstörungen des Mannes. Hogrefe, Göttingen.

Landerer-Hock Ch (1997) Sexualität in Altenheimen – ein Tabu thematisieren. In: Partnerschaft und Sexualität im höheren Lebensalter (Hrsg. Wiegand MH, Kockott G). Springer, Wien, 29–36.

Martin CE (1981) Factors affecting sexual functioning in 60–79 years old married males. Arch Sex Behav 10: 399–420.

Masters WH, Johnson VE (1967) Die sexuelle Reaktion. Akademische Verlagsgesellschaft, Frankfurt.

Masters WH, Johnson VE (1973) Impotenz und Anorgasmie. Goverts, Krüger und Stahlberg, Frankfurt.

Newman G, Nichols CR (1960) Sexual activities and attitudes in older persons. J Amer Med Ass 173: 33–35.

Schiavi RC (1999) Aging and male sexuality. Cambridge University Press, Cambridge.

Schneider HD (1980) Sexualverhalten in der zweiten Lebenshälfte. Kohlhammer, Stuttgart.

Schwarzer J, Kropp W, Kockott G et al (1991) Part-

nerinnenexploration bei der Abklärung der erekti-
len Dysfunktion. Z Urol poster 1: 57–58.

Virag R (1999) Local pharmacological treatment
modalities. In: First International Consultation on
erectile dysfunction, 1.–3.7.1999 in Paris (eds. Jar-
din A, Wagner G, Khoury S et al.) Plymbridge
Distrib. Ltd.

v. Sydow K (1994) Die Lust auf Liebe bei älteren
Menschen. 2. Auflage, E. Reinhardt, München.

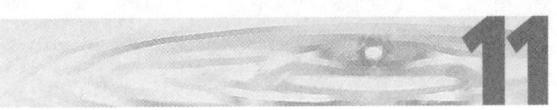

Sucht

MICHAEL SOYKA, MIRJAM BAHLMANN, GABRIELE KOLLER, TOBIAS RÜTHER

1 Alkoholabhängigkeit und Alkoholfolgekrankheiten

1.1 Alkoholabhängigkeit

Epidemiologie

Im Alter gibt es einige epidemiologische Besonderheiten hinsichtlich Missbrauch und Abhängigkeit von Alkohol: Der Alkoholkonsum insgesamt, aber auch die Inzidenz für Alkoholismus nehmen ab. So erkranken nach dem 65. Lebensjahr nur 1,2 % der Männer und 0,3 % der Frauen innerhalb eines Jahres neu an Alkoholismus. Zudem sind generationsspezifische Unterschiede des Trinkverhaltens zu berücksichtigen, so ein sehr geringer Alkoholkonsum bei älteren Frauen, relativ günstige Spontanverläufe und positive Therapieergebnisse bei Abhängigkeit, jedoch auch eine erhöhte Alkohol-bezogene Mortalität.

Früher wurden Alkoholmissbrauch und -abhängigkeit als eine „Self-Limiting-Disease" angesehen, da die in jüngeren Lebensjahren abhängig gewordenen Patienten aufgrund der hohen Mortalität der Begleit- und Folgeerkrankungen selten älter als 60 Jahre wurden. Aufgrund der verbesserten medizinischen Versorgung gilt diese Annahme heute nicht mehr. Insgesamt ist von einer 2,5- bis 4,7-fach erhöhten Sterblichkeit bei Alkoholkranken auszugehen (Feuerlein 1996), die jährliche Mortalität beträgt 1,6 bis 3,7 % (Finney und Moos 1991). Neuerkrankungen sind im höheren Lebensalter zwar deutlich seltener als in jüngeren Jahrgängen, zudem wird in der Altersgruppe der über 60-Jährigen im Mittel weniger Alkohol getrunken und der Anteil der vollständig Abstinenten ist höher. Dennoch weisen heute 3,3 % der über 64-jährigen Männer einen „behand-

lungsbedürftigen" Alkoholismus auf (Feuerlein et al. 1998, Fichter 1997).

Die **Behandlungsprävalenz** älterer Alkoholabhängiger liegt in Suchtfachkliniken bei unter 1 %. Dabei ist zu berücksichtigen, dass zumindest in Deutschland die klassischen Suchtfachkliniken überwiegend von Rentenversicherungsträgern unterhalten oder von diesen finanziert werden. Diese betonen bei Kostenzusagen für eine medizinische Rehabilitation den Aspekt der beruflichen Leistungsfähigkeit besonders, so dass häufig keine Kostenübernahme zu Lasten der Rentenversicherungsträger erfolgt. Befunde zur Altersverteilung alkoholkranker Patienten auf Stationen, die eine sogenannte qualifizierte Entgiftung anbieten, zeigen, dass immerhin 8 % der Patienten mit der Diagnose Alkoholabhängigkeit 60 Jahre oder älter sind (Abb. 11-1).

Untersuchungen an stationären Patienten im Allgemeinkrankenhaus ergaben, dass bei immerhin 7,2 % der 60- bis 69-Jährigen ein Alkoholmissbrauch oder Abhängigkeit besteht (Rumpf et al. 1998). In der Gruppe der Älteren von 70 bis 74 waren es immerhin noch 4,8 %, in der Gruppe der 75- bis 79-Jährigen noch 2,3 %, in der Gruppe der 80- bis 84-Jährigen 2,8 %. In einer anderen Untersuchung an über 65-jährigen Patienten eines Allgemeinkrankenhauses wurde

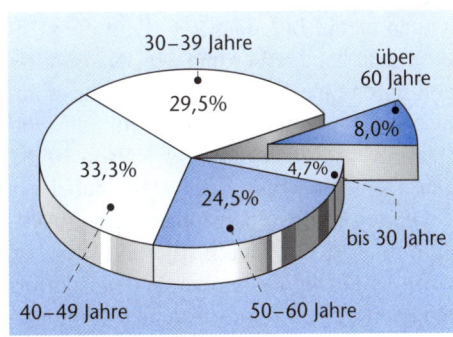

Abbildung 11-1: Altersverteilung bei stationär behandelten Alkoholabhängigen (Soyka 2000).

ebenfalls eine relativ hohe Prävalenzrate von 9 % für Alkoholabhängigkeit gefunden (Speckens et al. 1991). Bei diesen Angaben ist zu berücksichtigen, dass ältere Patienten, vor allem mit ausgeprägten kognitiven Defiziten, häufiger in Altenpflegeheimen betreut werden und in psychiatrischen oder Allgemeinkrankenhäusern nicht in Erscheinung treten.

Für Altenheime wurden Behandlungsprävalenzen von bis zu 44 % beschrieben (Fleischmann 1998), allerdings gibt es auch geringere Prävalenzschätzungen bis nur etwa 5 % (Schmitz-Moormann 1992).

Untersuchungen zur **Komorbidität** bei älteren Alkoholabhängigen zeigen, dass Nikotinabhängigkeit mit 67 % die häufigste komorbide psychische Störung ist, verbunden mit einem entsprechenden Risiko für kardiopulmonale Störungen. Danach folgen hirnorganisch bedingte psychische Störungen (30 %), affektive Störungen (12 %) sowie Missbrauch und Abhängigkeit von anderen psychotropen Substanzen (14 %). Auffallend niedrig ist die Prävalenzrate für Angststörungen (unter 1 %) sowie von Schizophrenie (0 %). In diesem Bereich unterscheiden sich ältere Alkoholabhängige erheblich von jüngeren Alkoholkranken (Finlayson et al. 1988).

Hintergrundinformation zu neurobiologischen Faktoren. Zahlreiche Befunde deuten darauf hin, dass vor allem die positiv verstärkende Wirkung von Rauschdrogen durch eine Stimulierung des mesolimbischen Dopaminsystems vermittelt wird (Havemann-Reinecke und v. Raison 1998). Der Dopamin-Transporter stellt dabei ein wichtiges Element der dopaminergen Aktivität im ZNS dar. Durch Alterungsprozesse wird die Dichte des Dopamin-Transporters reduziert und es kommt zu einer Verminderung dopaminerger Neurone. Dies mag die relativ geringe Inzidenz von Alkoholismus im Alter erklären, da offensichtlich Stoff-

wechselwege, die für die positive Verstärkung der Wirkung von Alkoholabhängigkeit von Bedeutung sind, nicht oder nicht mehr ausreichend stimuliert werden können. Die Interaktion von Alkohol mit der dopaminergen Neurotransmission zeigt sich auch darin, dass es eine relativ niedrige Rate von Alkoholkonsum bei Patienten mit Morbus Parkinson gibt. Neben anderen Faktoren ist das relative Fehlen dopaminerger Neurone, die die Alkoholwirkung vermitteln, hier von Bedeutung.

Diagnostik und Symptomatik

Typologisch lassen sich zwei Gruppen von Patienten mit Alkoholismus im Alter unterscheiden (Tab. 11-1):

- **Early Onset Alkoholismus:** Beginn des Alkoholismus in jüngeren Jahren. Die Patienten sind dann, oft mit Begleiterkrankungen, älter geworden.
- **Late Onset Alkoholismus:** Seltener. Die Patienten haben erst im Alter begonnen, zu trinken.

Tabelle 11-1: Klinische Typologie des Early Onset versus Late Onset Alkoholismus (nach Fleischmann 1999, modifiziert nach Mundle 1997).

Krankheits-beginn	früh, Early Onset (EO)	spät, Late Onset (LO)
Erkrankungs-alter	≤ 60 Jahre	≥ 55 bis ≥ 65 Jahre
Häufigkeits-verteilung	zwei Drittel	ein Drittel
Persönlichkeit	instabil, dissoziale Merkmale	stabil, angepasst
soziale Situation	instabil, desintegriert	integriert
Trinkstil	chaotisch, exzessiv	kontinuierlich, angepasst
Therapie-chancen	ungünstig	gut

Patienten mit Early Onset Alkoholismus zeigen gegenüber Patienten mit Late Onset Alkoholismus meistens einen schweren Krankheitsverlauf, vermehrt gesundheitliche, soziale und familiäre Probleme und aufgrund der länger bestehenden Alkoholbelastung in der Regel auch erheblich gravierendere körperliche oder neurologische Folgeschäden (Fleischmann, 1998). Eine ganz befriedigende allgemein akzeptierte Definition beider Typen gibt es nicht. Meist wird der sogenannte Late Onset ab dem 55. oder 60. Lebensjahr, manchmal auch ab dem 50. Lebensjahr angenommen.

Für Patienten mit langjährigem Alkoholismus, schwierigem Behandlungsverlauf und zahlreichen somatischen oder neurologischen Komplikationen wird heute in der deutschsprachigen Literatur auch der Begriff „chronisch Mehrfachgeschädigte" verwendet. Hier handelt es sich zum Teil um ältere Alkoholkranke, bei denen eine dauerhafte Abstinenz nicht zu erreichen ist.

Bekannte **Auslösefaktoren** oder „live events" für den Beginn eines Alkoholismus im höheren Lebensalter sind (Soyka 2000):
- Berentung
- Vereinsamung
- depressive Verstimmung oder andere psychische Probleme
- psychosoziale Stressoren, wie zum Beispiel Partnerverlust oder Fehlen von Bezugspersonen
- Fehlen sozialer Unterstützung und Verlust an sozialer Kompetenz
- Andere „Verlustereignisse" im Alter
- Zunehmende Immobilität
- Abnahme des Selbstwertgefühls
- Einbuße an geistiger und körperlicher Leistungsfähigkeit.

Neben der Belastung mit somatischen und psychiatrischen Erkrankungen ist bei älteren Patienten auch eine in der Regel verminderte Alkoholtoleranz zu beachten, die sowohl durch hirnorganische Faktoren, als auch durch die reduzierte Stoffwechselleistung der Leber zu erklären ist. Häufig führen bei Alkoholkranken im Alter schon relativ niedrige Blut-Alkohol-Konzentrationen zu recht massiven subjektiven und objektiven Ausfallserscheinungen. Dies ist für die persönliche Lebensführung, aber auch zum Beispiel für die Fahrtauglichkeit und die Unfallgefährdung insgesamt von großer Bedeutung.

Diagnostische Schwierigkeiten. Verfälschungs- und Verleugnungstendenzen von Alkoholkranken spielen auch im Alter eine Rolle, daher ist von einer hohen Dunkelziffer auszugehen. Häufig suchen Alkoholkranke den Haus- bzw. Allgemeinarzt wegen unspezifischer körperlicher oder psychischer Probleme auf. Sich dabei ergebende Hinweise für eine bestehende oder sich entwickelnde Alkoholkrankheit sind häufig recht unspezifisch: chronische Schmerzen, Schlaf- oder Gedächtnisstörungen, Angst oder Depression. Häufig stehen auch somatische Erkrankungen, vor allem Herz-Lungen-Erkrankungen, im Vordergrund. Diagnostische Schwierigkeiten bereiten neben der vieldeutigen unspezifischen Symptomatik auch eine Überlagerung durch die meist bestehende Multimorbidität, Interaktionen mit Nebenwirkungen der aktuellen Therapie, verstärkte Verleugnungstendenzen, eine geringere soziale Kontrolle durch Angehörige und Arbeitgeber und Fehldiagnosen durch einen Neglect aufgrund stereotyper, innerer Bilder und eingeschränkte Sensitivität der Testinstrumente, einschließlich der Laborparameter.

Klassische Diagnoseinstrumente wie Fragebogentests sind beim Screening älterer Patienten weniger geeignet. Sie beziehen sich vor allem auf die Trinkmenge, alkoholbedingte soziale Auffälligkeiten, Gesundheitsprobleme, Trunkenheits- und Abhängigkeitssymptome und fordern eine realitätsnahe Selbsteinschätzung. Da ältere

Alkoholkranke seltener sozial auffällig werden (Fehlen sozialer Kontrolle, zum Beispiel in Beruf oder Familie), greifen diese Diagnoseinstrumente entsprechend weniger scharf. Zudem wurden die meisten Fragebogentests nicht an älteren Alkoholabhängigen validiert, sondern sind speziell für den Einsatz bei jüngeren Patienten entwickelt worden.

Es gibt eine Fülle physiologischer Veränderungen im Alter, die für die Alkoholverteilung, -ausscheidung und -wirkung von Bedeutung sind (Tab. 11-2). Durch die veränderte Relation von Körperwasser zu Körperfett im Alter führen häufig bereits kleinere Dosen von Alkohol zu relativ höheren Blut-Alkohol-Spiegeln bzw. einer ausgeprägten Intoxikation. Daraus resultiert wiederum ein höheres Risiko für Unfälle etc. Diese Veränderungen sind auch für die Therapie von Relevanz (Trabert 1998). Eine Besonderheit ist die Interaktion von altersbedingten Veränderungen und Alkoholeinfluss auf die Leber (Tab. 11-3).

Interaktionen von Alkohol bestehen mit zahlreichen Medikamenten (Fleischmann 1999, Bahlmann und Soyka 2000, Tab. 11-4).

Entzugssymptome. Grundsätzlich ist auch bei Alkoholabhängigen im Alter bei Alkoholabstinenz mit dem Auftreten von Entzugssymptomen zu rechnen. Sie unterscheiden sich klinisch nicht von denen bei jüngeren Alkoholkranken, wobei allerdings zu berücksichtigen ist, dass sogenannte Early Onset Alkoholkranke im Alter bei entsprechend längerer Alkoholbelastung meist schwerere Entzugssyndrome entwickeln als Late Onset Alkoholabhängige.

Tabelle 11-2: Physiologische Veränderungen im Alter (Fleischmann, 1999).

erhöht	erniedrigt
• Plasmaspiegel bei gleicher Dosis • Eliminationshalbwertszeit • Bioverfügbarkeit	• Körperwasser und Verteilungsvolumen • Plasma und Proteinbildung • Kreatininclearance • Aktivität der Alkoholdehydrogenase im Magen • hepatische Elimination Aktivität des MEOS-Systems (microsomal ethanol oxidizing system) • First-Pass-Metabolismus

Weiterhin: Mitochondriale Transportstörung für NAD^+

Tabelle 11-3: Hepatische Veränderungen als Folge von Alter und von Alkohol (Seitz et al. 2000).

	Altersbedingte Veränderung	Alkoholbedingte Veränderung
Lebergröße	vermindert	vermehrt
Blutfluss durch die Leber	vermindert	vermehrt (akuter Effekt)
Hepatobiliärer Transport	vermindert	vermindert
Mikrosomaler Arzneimittelstoffwechsel	unverändert/vermindert	vermindert (akuter Effekt) gesteigert (chronischer Effekt)
Glucuronidierung	unverändert	vermindert
Leberglutathion	leicht vermindert	vermindert
Andere Routine-Lebertests	normal	eventuell normal

Tabelle 11-4: Kompetitive Hemmung und verlangsamter Metabolismus anderer Pharmaka durch akute Zufuhr von Alkohol.

Substanz	Präparat	Klinische Wirkung
Alkoholderivat	Chloralhydrat	Verstärkung, evtl. Potenzierung der sedierenden Effekte, Verlängerung der Wirkdauer
Non-Benzodiazepin-Anxiolytika	Buspiron Suriclon	Fragliche Beeinträchtigung der Fahrtauglichkeit, Verstärkte Sedierung
Benzodiazepine (v. a. solche mit langer Halbwertszeit)	Diazepam Chlordiazepoxid Clobazepam Clorazepat	Verstärkte zentral sedierende Wirkung, Beeinträchtigung der psychomotorischen Leistungsfähigkeit Gelegentlich paradoxe Wirkung
Carbaminsäurederivate	Meprobamat	Verstärkte Sedierung, Gefahr von Intoxikationen
Phenothiazine (v. a. mit alipathischer Seitenkette)	Levomepromazin Promethazin	Verstärkung der zentral dämpfenden Wirkung, Beeinträchtigung der psychomotorischen Leistungsfähigkeit und Fahrtauglichkeit, Gefahr von Intoxikationen
Nichttrizyklische Antidepressiva	Trazodon	Beeinträchtigung der psychomotorischen Leistungsfähigkeit
Tri-/Tetrazyklische Antidepressiva	Amitriptylin Doxepin Mianserin Maprotilin	Verstärkung der zentral dämpfenden Wirkung, Verstärkung der gastrointestinalen und kardialen Nebenwirkungen, erhöhte Gefahr der Intoxikation, Verstärkte Sedierung
Anticholinergika	Atropin Glycopyrrhonium	Verstärkte Beeinträchtigung der Aufmerksamkeit
Antihistaminika	Diphenhydramin Promethazin	Verstärkte Sedierung, Beeinträchtigung der psychomotorischen Leistungsfähigkeit, Gefahr der Intoxikation
Antikonvulsiva	allgemein	Verstärkte Sedierung
	Phenobarbital	Intoxikationsgefahr, verstärkte Sedierung, Beeinträchtigung der psychomotorischen Leistungsfähigkeit
	Carbamazepin	Verstärkte Sedierung
Anästhetika	allgemein	Zentral lähmende Wirkung
	Hexobarbital Thiobarbiturate	Steigerung der zentralen Wirkung von Alkohol bis 24 h nach der Narkose
Orale Antidiabetika	allgemein	Verstärkte hypoglykämische Wirkung
Analgetika	Opioide/Codein-/Morphinderivate	Verstärkung der sedierenden und atemdepressiven Wirkung, Gefahr der Polyintoxikation
	Indomethazin	Beeinträchtigung der psychomotorischen Leistungsfähigkeit
	Phenylbutazon	Wirkungsverlängerung, Beeinträchtigung der psychomotorischen Leistungsfähigkeit

SUCHT

Tabelle 11-4: (Fortsetzung).

Substanz	Präparat	Klinische Wirkung
Antikoagulantien	Phenprocoumon Warfarin	Erhöhtes Blutungsrisiko
Diuretika	allgemein	Orthostatische Dysregulation
Antihypertensiva	allgemein	Verstärkte Blutdrucksenkung
	Clonidin, Reserpin, Methyldopa Tolazolin, Propranolol	Zusätzlich Sedierung, Blutdrucksenkung, Gefahr orthostatischer Reaktionen
Nitrate	Glyceroldinitrat Pentaerythryltetranitrat Isosorbiddinitrat	Erhöhte blutdrucksenkende Wirkung

daraus folgt: → Höhere Plasmaspiegel dieser Pharmaka
→ Verstärkte Wirkung dieser Medikamente
→ Dosierung reduzieren bzw. Alkoholverbot

Dies gilt im Prinzip auch für die übrigen neuropsychiatrischen Folgeerkrankungen, speziell das Alkoholdelir. Beim Delir ist im Alter besondere Vorsicht geboten, da Alter generell ein Risikofaktor für die Entwicklung eines Delirs ist und im Alter eine Vielzahl anderer hirnorganischer Erkrankungen vorliegen können, wie Demenzen, vaskuläre zerebrale Schädigungen, metabolische Störungen (Diabetes), Medikamentenwirkungen, Zustand nach Schädel-Hirn-Trauma etc. (Wetterling, 1997).

Mitunter verlaufen die Entzugssymptome eher prolongiert. Typische klinische Symptome sind dabei:
- kognitive Defizite
- vermehrte Sedierng bzw. Tagesmüdigkeit
- Bluthochdruck oder andere kardiopulmonale Erkrankungen
- körperliche Schwäche
- Tremor und Schweißausbrüche.

Therapie

Ältere Alkoholkranke stellen eine relativ heterogene Patientengruppe dar. Therapeutischer Nihilismus ist keineswegs indiziert, im Gegenteil deuten einige Befunde auf eher bessere Behandlungsergebnisse bei älteren im Vergleich zu jüngeren Alkoholkranken hin (Küfner und Feuerlein, 1989). Allerdings sind bei der Definition der Therapieziele die niedrigere Lebenserwartung und spezielle Lebensumstände im Vergleich mit jüngeren Patienten zu berücksichtigen. Im Vordergrund steht häufig zunächst die Mitbehandlung körperlicher oder neurologischer Störungen, kognitiver Defizite sowie eine Steigerung der verbliebenen sozialen Kompetenz. Das bestehende soziale Hilfesystem wird älteren Alkoholkranken häufig nicht gerecht, da aufgrund der in Deutschland bestehenden versicherungsrechtlichen Bestimmungen (Entwöhnungstherapie als Rehabilitationsmaßnahme, Kostenübernahme durch Rentenversicherungsträger) „klassische" Entwöhnungsmaßnahmen in Fachkliniken für ältere Alkoholkranke häufig nicht zu erreichen sind. Ältere Alkoholkranke fühlen sich unter den im Mittel 40 bis 45 Jahre alten Patienten in entsprechenden Fachkliniken zudem oft isoliert. Anbindung an ambulante oder teilstationäre, gemeindenahe Einrichtungen der Suchtkrankenhilfe sind häufig aussichtsreicher.

Medikamentöse Therapie. Neben der Behandlung hirnorganischer Störungen und somatischer Begleiterkrankungen bietet sich im Einzelfall auch eine medikamentöse Behandlung der Alkoholabhängigkeit selbst an. Die Therapie mit **Disulfiram** (Antabus®) wird bei älteren Patienten als weniger günstig angesehen, da hier vermehrt Unverträglichkeitsreaktionen auftreten (Müdigkeit, Blutdruckabfall), wobei Patienten mit kardiovaskulären Vorerkrankungen besonders gefährdet sind (Atkinson 1997, Fleischmann 1999). Fraglich wird auch die Entwicklung eines hirnorganischen Psychosyndroms begünstigt. Zudem sind die zahlreichen Wechselwirkungen von Disulfiram mit anderen Medikamenten zu berücksichtigen. Besser geeignet zur Therapie der Alkoholabhängigkeit älterer Patienten ist der Einsatz moderner sogenannter Anti-Craving-Substanzen, speziell **Acamprosat** (Campral®) sowie **Naltrexon** (Nemexin®). Naltrexon ist bislang jedoch nur in Österreich, nicht aber in Deutschland zur Behandlung der Alkoholabhängigkeit zugelassen. Aufgrund geringer Nebenwirkungen und kaum vorhandener pharmakologisch relevanter Interaktionen ist Acamprosat zur Rückfallprophylaxe auch bei älteren Patienten gut geeignet (Soyka 2000). Die Dosis (1,3 bis 2 Gramm/die) kann gegebenenfalls reduziert werden. Eine Beeinträchtigung kognitiver Funktionen durch den NMDA-Modulator Acamprosat ist nicht zu erwarten. Der Einsatz von Hypnotika und Tranquilizern ist auch bei älteren Alkoholabhängigen häufig weniger günstig oder sogar kontraindiziert.

Psycho- und Soziotherapie. Die bewährten und modernen Konzepte der Suchtbehandlung sind auch im Alter gültig, jedoch ergibt sich aus der besonderen Lebenssituation alter Alkoholabhängiger mindestens die Gleichwertigkeit sozialer Maßnahmen gegenüber klassischen suchtspezifischen Maßnahmen. Ein weniger konfrontativer Therapiestil mit im Vordergrund stehenden emphatischen Elementen scheint bei Alkoholabhängigen im Alter wirksamer zu sein als das klassische konfrontative Konzept bei jüngeren Patienten. Prinzipiell kann nach sorgfältiger Indikationsstellung eine klassische Entwöhnungsbehandlung bei Alkoholkranken durchgeführt werden. An wichtigen Bereichen, Aspekten und Schlüsselerlebnissen haben sich dabei herauskristallisiert (Fleischmann 1999):

◆ Kriegserlebnisse wie Vertreibung
◆ Vergewaltigung
◆ Tod von Angehörigen
◆ Armut und Hunger
◆ schwere eigene körperliche Erkrankungen
◆ Anforderungen der Pensionierung (Verlust von Aufgaben und Tagesstruktur).

Dem Hausarzt kommt neben der Behandlung körperlicher Begleit- und Folgeerkrankungen häufig die Rolle eines „Case-Managers" zu, der auch das soziale Umfeld mit berücksichtigen sollte. Konkrete Hilfsmaßnahmen wie zum Beispiel „Essen auf Rädern", eine Sicherung der adäquaten Ernährung und Versorgung sowie eventuell die Einbeziehung sozialpsychiatrischer und sozialtherapeutischer Dienste sind dabei von besonderer Relevanz.

Entzug und Delir. Zumindest bei schwereren Verläufen sind stationäre Behandlungen häufig nötig. Grundsätzlich sind zur Therapie von Entzugssyndromen und Alkoholdelir dieselben Medikamente wie bei jungen Alkoholkranken indiziert, speziell Clomethiazol (Distraneurin®) sowie Benzodiazepine.

SUCHT

Cave! Überdosierung und Kumulation. Vor allem Benzodiazepine mit langer Halbwertszeit sind zu vermeiden.

Speziell bei eingeschränkter Leberfunktion sollten eher kurz wirksame Benzodiazepine möglichst ohne pharmakologisch aktive Metabolite eingesetzt werden (z. B. Oxazepam). Auch Neuroleptika, speziell Haloperidol werden bei älteren Alkoholkranken im Entzug empfohlen (Wetterling, 1997). Als Monotherapie ist Haloperidol aber meist nicht ausreichend. Großzügig sollte die Indikation für eine Vitaminsubstitution, speziell von Thiamin (Vit. B$_1$) gestellt werden. Elektrolytentgleisungen und Malnutrition sollten ausgeglichen werden.

1.2 Alkoholfolgekrankheiten

Prinzipiell unterscheiden sich die Begleit- und Folgeerkrankungen bei älteren Alkoholabhängigen nicht von denen jüngerer Alkoholkranker, meist sind sie aber stärker ausgeprägt. Chronischer Alkoholismus führt zu einer Vielzahl von typischen **Begleiterkrankungen**, gerade bei älteren Alkoholkranken gehören dazu:
- kardiopulmonale Erkrankungen
- chronisch obstruktive Lungenerkrankungen (gleichzeitiger Nikotinabusus)
- Infektionserkrankungen
- Hauterkrankungen (inkl. Psoriasis)
- Lebererkrankungen
- Diabetes mellitus
- Magengeschwüre.

Ein erhöhtes **Risiko** besteht für:
- Bluthochdruck
- Schlaganfälle
- Herzinfarkte
- Karzinom-Erkrankungen (Leber, Larynx, Pharynx, Lunge, Mamma)
- Unfälle.

Die Prävalenz für hirnorganische Psychosyndrome bei älteren Alkoholkranken wird mit 25 bis 46 % angegeben (Fleischmann 1999). Alkoholkranke nach dem 65. Lebensjahr leiden um den Faktor 4,6 häufiger an Demenzen als Nicht-Alkoholkranke, umgekehrt leiden etwa 24 % der Patienten mit Demenz an einem Alkoholismus (Atkinson 1997, Saunders et al. 1991). Möglicherweise entsteht die Demenz bei Alkoholkranken durch eine Beschleunigung normaler Alterungsprozesse (sog. premature-aging-Hypothese), auch eine verminderte Bioverfügbarkeit von Thiamin wird verantwortlich gemacht (Atkinson 1997). Generell lassen sich bei älteren Alkoholkranken Defizite im Bereich Lern- und Gedächtnisfunktionen nachweisen, die mit der Dauer des Alkoholkonsums korrelieren.

Von besonderer klinischer Relevanz sind als Alkoholfolgekrankheiten das Wernicke-Korsakow-Syndrom, die Alkoholdemenz sowie (seltener) die hepatische Enzephalopathie.

Wernicke-Korsakow-Syndrom

Die Wernicke-Enzephalopathie und das Korsakow-Syndrom werden heute als klinische Entität aufgefasst. **Morphologisch** finden sich beim Wernicke-Korsakow-Syndrom eine Schrumpfung und bräunliche Verfärbung der Corpora mamillaria und der subendymalen Bereiche rund um den dritten Ventrikel. Ferner liegen häufig Schädigungen im Bereich des Thalamus, des Aquädukts am Boden des vierten Ventrikels, im Kleinhirn-Vorderlappen sowie in basalen Anteilen des Vorderhirns vor.

Wernicke-Enzephalopathie. Charakteristisch für die Wernicke-Enzephalopathie, bei der häufig Prodomi, wie gastrointestinale Symptome und Fieber auftreten, ist die Symptomtrias
- Ophthalmoplegie
- Ataxie
- Bewußtseinsstörung.

Pathophysiologisch liegt der Entwicklung einer Wernicke-Enzephalopathie immer ein **Thiamin-Mangel** (Vitamin B_1-Mangel) zugrunde, zudem bestehen offensichtlich genetisch bedingte Varianten des Thiamin-Stoffwechsels. Wichtige Kofaktoren bei der Pathogenese sind die neurotoxische Wirkung von Alkohol, Leberfunktionsstörungen sowie andere alkoholassoziierte Stoffwechselentgleisungen. Molekularbiologisch konnte eine Dysfunktion vor allem am glutamatergen NMDA-Rezeptor nachgewiesen werden (Preuss und Soyka 1997).

Ursache für eine Wernicke-Enzephalopathie können neben dem chronischen Alkoholabusus auch andere Erkrankungen sein, die zu einem Thiamin-Mangel führen (Malnutrition, Urämie, Hämodialyse, Tuberkulose und Karzinome). Alkoholkranke in schlechtem Allgemeinzustand erhalten oft Glucose-Infusionen, wobei zu beachten ist, dass diese zu einem erhöhten Bedarf von Thiamin führen. Wenn nicht gleichzeitig Thiamin (Vit. B_1) gegeben wird, können dadurch iatrogene Wernicke-Enzephalopathien induziert werden.

Korsakow-Syndrom. Das Korsakow-Syndrom ist gekennzeichnet durch

- schwere Merkfähigkeitsstörung
- Störung des Langzeitgedächtnisses
- verminderte Auffassungsgabe
- Konzentrations- und Antriebsstörungen
- Verwirrtheit sowie (fakultativ) Konfabulationen.

Pathophysiologisch sind beim Korsakow-Syndrom neben einer glutamatergen Dysfunktion auch Veränderungen im Serotonin- und Noradrenalin-Stoffwechsel von Bedeutung.

Wichtige Kofaktoren für die Entwicklung des Korsakow-Syndroms sind, neben der neurotoxischen Wirkung von Alkohol, Erkrankungen, die zu Hypovitaminosen

führen, Leberfunktionsstörungen, Schädel-Hirn-Traumen, Vergiftungen.

Therapie. Die Therapie der *Wernicke-Enzephalopathie* besteht in einer raschen parenteralen Gabe von Vitamin B_1 und der Substitution anderer Vitamine. Häufig sind parenterale Ernährung und intensiv-medizinische Pflegemaßnahmen notwendig.

Die Therapie des *Korsakow-Syndroms* ist schwierig. Eine effektive Pharmakotherapie konnte bislang nicht etabliert werden. Einige kasuistische Behandlungsansätze mit Clonidin sowie mit Serotonin-Wiederaufnahmehemmern haben zu einer gewissen Verbesserung der Gedächtnisfunktionen geführt (Preuss und Soyka 1997), die Befunde sind aber insgesamt noch sehr lückenhaft und erlauben keine sichere Indikationsstellung. Kasuistisch konnte auch eine gewisse Effizienz des NMDA-Antagonisten Memantine gesichert werden (Preuss et al. 2001), auch diese Therapiemaßnahme trägt aber noch experimentellen Charakter. In der Regel stellen zumindest schwere Korsakow-Syndrome Dauerschäden dar. Die Patienten sind meist Pflegefälle, die entweder in der Familie, in Alters- bzw. Pflegeheimen oder in psychiatrischen Landeskrankenhäusern dauerbetreut werden müssen.

Alkoholdemenz

Leitsymptome der Alkoholdemenz sind:

- kognitive Beeinträchtigung mit kritiklosem und urteilsarmem Denken
- Persönlichkeitsveränderungen, häufig mit emotionaler und affektiver Verflachung
- Affektlabilität
- depressive, mitunter auch euphorische Verstimmungen.

‖ Die Alkoholdemenz ist eine Ausschlussdiagnose.

Bevor die Diagnose gestellt wird, müssen eine Vielzahl von anderen Erkrankungen ausgeschlossen werden (Tab. 11-5). Dazu müssen bildgebende Verfahren (CT oder NMR des Schädels), Liquoruntersuchungen und, je nach Indikationsstellung, Lues- und HIV-Serologie sowie klinisch-chemische Parameter erhoben werden. Zur Differenzialdiagnose gegenüber dem Morbus Alzheimer, der bei Alkoholkranken nicht gehäuft auftritt, tragen Verlaufskriterien bei: Bei der Alkoholdemenz sind die kognitiven Defizite bei Alkoholabstinenz typischerweise nicht progredient, mitunter teilweise sogar reversibel.

Tabelle 11-5: Differenzialdiagnose der Alkoholdemenz (Soyka 2000).

- Wernicke-Korsakow-Syndrom
- Hepatische Enzephalopathie
- bei akutem Beginn: Alkoholentzugsdelir
- Alkoholintoxikation
- andere Intoxikationen
- pathologischer Rausch
- sog. Alkoholepilepsie
- traumatische Hirnschädigung (subdurales Hämatom)
- Normaldruckhydrozephalus
- Vaskulopathien, Multiinfarkt-Demenz, Z. n. Apoplex/Hirnblutung
- M. Alzheimer
- andere Demenzformen (M. Pick, Chorea Huntington etc.)
- Neurologische Grunderkrankungen (MS, M. Parkinson etc.)
- Z. n. Enzephalitis und Meningitis
- rez. Hypoglykämien (bei Diabetes mellitus)
- Hypothyreose
- Nierenerkrankungen
- HIV-Enzephalopathie
- Schwere Hypovitaminosen, Malnutrition
- Marchiafava-Bignami-Syndrom (Corpus callosum-Atrophie)

Therapie. Sie ist symptomatisch. Wie auch bei anderen neuropsychiatrischen Folgeschäden wird die Gabe von B-Vitaminen empfohlen. Über die Effizienz klassischer Nootropika ist wenig bekannt. Der Einsatz von Cholinesterase-Hemmern kann (noch) nicht empfohlen werden. Eine frühere Untersuchung mit Piracetam lieferte ebenfalls keine überzeugenden Ergebnisse (Fleischhacker et al. 1986). Entscheidend für die Prognose ist die **Alkoholabstinenz**.

Hepatische Enzephalopathie

Zu unterscheiden sind hier die:
- akute hepatische Enzephalopathie mit der extremen Variante des Leberkomas
- chronische hepatische Enzephalopathie

Bei älteren Patienten klinisch relevanter ist die chronische Enzephalopathie.

Akute hepatische Enzephalopathie. Sie ist gekennzeichnet durch Bewusstseinsstörungen und andere Symptome des hirnorganischen Psychosyndroms. Das klinische Bild wird gekennzeichnet durch:
- Verwirrtheit
- paranoide Vorstellungen
- psychomotorische Unruhe
- neurologische Herdsymptome
- Hyperreflexie
- unwillkürliche Muskelkontraktion
- positive Pyramidenbahnzeichen
- primitive Reflexe
- epileptische Anfälle.

Die Mortalität der akuten hepatischen Enzephalopathie ist hoch, die Behandlung meist Aufgabe des Intensivmediziners.

Chronische hepatische Enzephalopathie. Sie entwickelt sich entweder als Folge eines hepatischen Komas oder einer bekannten Leberfunktionsstörung (Leberzirrhose). Sie ist in erster Linie gekennzeichnet durch:
- demenzielle oder pseudoneurasthene Syndrome

- Antriebs- und Konzentrationsstörungen
- Defizite im Bereich von Merkfähigkeit und Gedächtnis
- andere neuropsychopathologische Auffälligkeiten
- Tremor
- Ataxie
- Dysarthrien
- Primitivreflexe
- choreoathetotische Bewegungen

Diagnostisch wegweisend ist, neben der Leberdiagnostik (Oberbauchsonographie, ggf. Oberbauch-CT, Bestimmung der Transaminasen und Cholinesterase) das **EEG**. Hier finden sich je nach Schweregrad eine leicht- bis mäßiggradige Allgemeinveränderung bis hin zu hochamplitudigen Delta-Wellen. **Differenzialdiagnostisch** sind Hepatopathien anderer Genese, wie zum Beispiel Hämochromatose, Leberdystrophien, Morbus Wilson, Leberkarzinome und Virushepatitiden abzugrenzen.

Einen wichtigen Kofaktor in der Pathogenese der hepatischen Enzephalopathie scheint ein Zinkmangel darzustellen (Grüngreiff 1996). Weiterhin wurde eine komplexe Dysfunktion der gabaergen Neurotransmission gefunden (Cossar et al. 1997). Außerdem wird eine Störung der Blut-Hirn-Schranke für wahrscheinlich gehalten.

Therapie. Sie ist primär symptomatisch:

- Ausgleich eventueller Elektrolytstörungen
- Behandlung von Malnutrition, insbesondere Hypovitaminosen
- Alkoholabstinenz

Recht kontrovers wird der Einsatz von verzweigtkettigen Aminosäuren beurteilt. Interessant erscheint der, allerdings ebenfalls noch experimentelle Einsatz des Benzodiazepinantagonisten Flumazenil (Anexate®), der sich zumindest bei akuten hepatischen Enzephalopathien in einigen Untersuchun-

gen als recht aussichtsreich erwiesen hat (Cossar et al. 1997). Sinnvoll erscheint auch die Gabe von Zink, zumindest bei bestehendem Zinkmangel. Durch die Gabe von Zinkaspartat konnte eine Verminderung der Plasmaammoniak-Konzentration erreicht werden (Grüngreiff 1996).

2 Missbrauch und Abhängigkeit von anderen psychotropen Substanzen

2.1 Epidemiologie

Der Konsum illegaler Drogen stellt bei über 60-jährigen Patienten heute immer noch eine so große Rarität dar, dass darauf an dieser Stelle nicht weiter eingegangen wird. Anders stellt sich die Situation für Missbrauch und Abhängigkeit von Beruhigungs- und Schlafmitteln (Hypnotika und Tranquilizer) sowie von Analgetika dar. Im Gegensatz zur Alkoholabhängigkeit sind hier die Frauen häufiger betroffen.

Es ist davon auszugehen, dass 3,5 % der männlichen und 7,5 % der weiblichen Versicherten über 60 Jahre sowie 10 % der männlichen bzw. 14 % der weiblichen Versicherten über 70 Jahre wahrscheinlich medikamentenabhängig sind (Remien 1994). Dabei besteht eine hohe, oft schwer zu eruierende Komorbidität mit psychischen und psychosomatischen Erkrankungen.

Die Bedeutung von Medikamentenmissbrauch und -abhängigkeit bei Älteren, speziell von **Psychopharmaka**, zeigt sich darin, dass etwa ⅔ aller Psychopharmaka an Personen über 60 Jahre verschrieben werden, obwohl sie nur 23 % der Versicherten ausmachen (Glaeske 1993). Vor allem Frauen werden häufig Psychopharmaka verschrieben, insbesondere Tranquilizer.

Zwischen 62 und 82 % der Patienten nehmen Benzodiazepine länger als 6 Wochen ein, immerhin ⅕ der Patienten bekommen die Medikamente 6 Monate oder länger verordnet. Bei über ⅔ der Langzeitkonsumenten wird eine Abhängigkeit angenommen (Fleischmann 1999). Etwa 20–25 % der Bewohner von Alten- und Pflegeheimen werden mit Tranquilizern bzw. Hypnotika behandelt, häufig ohne ausreichende medizinische Diagnosestellung (Luderer und Rechling 1993, Weyerer und Zimber 1997).

Die chronische Einnahme von nichtopioidergen **Schmerzmitteln**, in der Regel sogenannte Mischanalgetika, stellt bei älteren Patienten ein häufig unterschätztes Problem dar. Zu den sogenannten Mischanalgetika zählt eine breite Gruppe von Kombinationspräparaten, die sowohl ein peripher wirksames Schmerzmittel als auch ein oder mehrere zentral wirksame Schmerzmittel enthalten. Typischerweise handelt es sich – sieht man von Substanzen ab, die Opioide enthalten – um Paracetamol, Propyphenazon, Kodein oder Acetylsalizylsäure, zum Teil auch in Kombination mit Koffein oder Ergotamin-Präparaten. Diese heterogene Substanzgruppe gehört zu den am häufigsten verkauften Medikamenten überhaupt. Unter den frei verkäuflichen Medikamenten haben diese Substanzen als sogenannte „Over-the-counter-Medikamente" quantitativ eine herausragende Bedeutung. Genaue Daten zur Abhängigkeit von Analgetika sowie anderen „Over-the-counter-Medikamenten" liegen nicht vor, die klinische Erfahrung spricht aber dafür, dass gerade ältere Patienten mit chronischen Schmerzsyndromen sehr häufig entsprechende Substanzen einnehmen (Atkinson 1997). Prädisponierend für die Entwicklung einer Medikamentenabhängigkeit sind Schlafstörungen und chronische Erkrankungen. Für eine Analgetika-Abhängigkeit besonders gefährdet sind Patienten mit chronischen Schmerzsyndromen, speziell Kopfschmerzen sowie rheumatischen oder nicht-rheumatischen Schmerzen.

2.2 Symptomatik und Therapie

Wie beim Alkohol müssen bei der Verstoffwechslung von Medikamenten altersassoziierte Veränderungen der Pharmakokinetik und Pharmakodynamik berücksichtigt werden. Dies gilt speziell für Substanzen, die in der Leber verstoffwechselt werden (Dealkylierung oder Hydroxylierung). So haben ältere Patienten zum Beispiel eine zum Teil erheblich verlängerte Eliminationshalbwertszeit für Benzodiazepine und daher ein erhöhtes Risiko für starke Sedierung oder hangover. Auch die Plasmaspiegel anderer Substanzen können im Alter höher sein als bei jüngeren Patienten. Ältere Patienten reagieren zudem oft stärker auf dieselbe Plasmaspiegelkonzentration, was zu entsprechender Beeinträchtigung der psychomotorischen Leistungsfähigkeit, der Kognition, der Konzentration und des Reaktionsvermögens führt.

Die eingeschränkte Nierenfunktion im Alter ist besonders bei chronischem Analgetika-Konsum zu beachten.

Hypnotika und Sedativa

Sich mehr oder weniger langsam entwickelnde Intoxikationen, vor allem aufgrund chronischer Einnahme von Hypnotika und Sedativa, sind im Alter häufig und führen nicht selten zur Fehldiagnose einer Demenz. Die Vigilanz kann aufgrund von Hang-Over-Effekten bei Substanzen mit langer Halbwertszeit beeinträchtigt sein. Typische Symptome einer mehr oder weniger schweren chronischen Überdosierung sind, neben Beeinträchtigung der kognitiven Leistungs- und Konzentrationsfähigkeit, vor allem Benommenheit und Schwindel. In schwereren Fällen können auch Ataxie und amnestische Syndrome auftreten. Trauma und Stürze sind Folge der genannten Symptome, bei Benzodiazepinen kommt eventuell zusätzlich eine muskelrelaxierende Wirkung hinzu (Ray et al. 1994).

Überdosierung und Intoxikation. Typische Symptome einer Überdosierung oder Intoxikation von Hypnotika und Sedativa sind:

- affektive Enthemmung
- Stimmungslabilität
- Beeinträchtigung von Urteilsvermögen und Kritikfähigkeit
- ausgeprägte Sedierung
- Beeinträchtigung der psychophysischen Leistungsfähigkeit

- verschiedenste Verhaltensauffälligkeiten
- Gang- und Standataxie
- Koordinationsstörungen
- verwaschene Sprache (häufig Frühsymptom)
- in extremen Fällen Atemdepression und Hyporeflexie

Differenzialdiagnostisch sind in jedem Fall andere Intoxikationen (Alkohol), eine Hypoglykämie, ein epileptisches Geschehen, eine zerebrale Blutung oder Ischämie, ein Herzinfarkt u. a. auszuschließen.

Entzug. Bei Sedativa und Hypnotika treten nach Langzeiteinnahme, insbesondere bei plötzlichem Absetzen, eine Fülle von klinisch vielfältigen, „bunten" Entzugssymptomen auf. Eine Besonderheit zeigen dabei die Benzodiazepine: Hier kann sich, anders als bei anderen psychotropen Substanzen, auch bei Fehlen einer Toleranz und

Tabelle 11-6: Entzugssymptome von Benzodiazepinen (Soyka 1998).

Psychische Entzugssymptome		Somatische und vegetative Entzugssymptome	
Mnestische Störungen Konzentrationsstörungen Gedächtnisstörungen Formale Denkstörungen (Verlangsamung)	**Ich-Störungen** Depersonalisation Derealisation **Andere psychische Störungen** Alp-, Angstträume Vermehrtes Träumen	**Allgemeine Symptome** Durchschlafstörungen Einschlafstörungen Vermehrtes Schwitzen Tremor Appetitlosigkeit Kopfschmerz	**Perzeptionsstörungen** Überempfindlichkeit für - akustische Reize - olfaktorische Reize - optische Reize Verschwommenes Sehen
Affekt-, Antriebsstörungen Agitiertheit Depressive Verstimmung Antriebsminderung Dysphorie/Reizbarkeit Stimmungsschwankungen Diffuse Angst Euphorie Weinerlichkeit Phobische Angst Panikartige Angst Affektlabilität	Nervosität Suizidalität Psychom. Störungen Müdigkeit	Herzklopfen Schwindelgefühle Motorische Unruhe Abdominelle Krämpfe Faszikulationen Übelkeit Schwächegefühl Allgemeines Unwohlsein Muskelschmerzen/ Verspannungen Gewichtsverlust Würgereiz Erbrechen Pruritus	Parästhesien Veränderter Geschmack Kinästhetische Beschwerden Verminderte Wahrnehmung von - Geschmack - Geruch Ohrendruck Optische Verzerrungen Körpergefühlsstörungen Illusionäre Verkennungen

bei einer Dosis, die im therapeutischen Bereich liegt, eine sogenannte **Low-Dose-Dependence** entwickeln. Im Vergleich zur sogenannten High-Dose-Dependence ist diese durch zwar schwächere, klinisch aber markantere Entzugserscheinungen gekennzeichnet. Die Entzugssymptome von Benzodiazepinen sind in der Tabelle 11-6 zusammengefasst.

> Wichtig ist eine schleichende Reduktion der Medikamente, häufig über mehrere Wochen oder Monate, um schwere Entzugserscheinungen, speziell Entzugspsychosen, zu vermindern.

Bei jahrelanger oder sogar jahrzehntelanger Einnahme ohne gravierende Beeinträchtigungen der psychischen und körperlichen Leistungsfähigkeit ist wegen der oft sehr langen und den Patienten belastenden Entzugssymptomatik die Indikation zum Absetzen der Langzeitmedikation im Einzelfall mitunter kritisch zu überdenken. Zu den typischen, auch nach schrittweisem Absetzen von Hypnotika und Sedativa häufig über sehr lange Zeit persistierenden Symptomen gehören Schlafstörungen, depressive Verstimmung und Antriebsschwäche. Hier können vor allem Antidepressiva sinnvoll sein neben anderen, neueren Nicht-Benzodiazepin-Hypnotika, die ein offensichtlich geringeres Suchtpotenial haben (Soyka 1998).

Analgetika

Zu den gefährlichen Folgen von **Mischanalgetika** gehören die Chronifizierung von Schmerzsyndromen und eine Fülle von körperlichen Erkrankungen. Psychische und auch körperliche Abhängigkeit können sich entwickeln. Zu den wichtigsten **körperlichen Folgeschäden** gehören:

- Nierenschädigungen (sog. Phenazetin-Niere)
- gastrointestinale Störungen (erhöhtes Risiko für Magen- und Darmulzera und -blutungen)
- Leberschäden
- Pankreatiden
- Hautveränderungen: ausgeprägte Blässe und Pigmentation
- bei Ergotaminpräparaten erhebliche Blutdruckspitzen
- Selten: Osteoporose, Anämie und Splenomegalie

Folgeschäden im psychischen Bereich sind, neben Schmerzen, eine verstärkte Ermüdbarkeit und auch Persönlichkeitsveränderung. Allgemein wirken die Patienten häufig krank und vorgealtert. (Soyka 1998).

Entzug. Der Entzug von Mischanalgetika stellt klinisch ein großes Problem dar, eine ambulante Behandlung reicht häufig nicht aus. Es kommt zu Schmerzen, wobei vor allem die als dumpf-drückend erlebten Entzugskopfschmerzen (speziell bei Koffein und Mutterkornalkaloiden) vom Patienten kaum toleriert werden. Entzugspsychosen oder Delire sind ausgesprochen selten.

Das Absetzen der Medikation sollte, anders als bei Sedativa und Hypnotika, eher abrupt erfolgen. Zur Unterstützung, vor allem bei Kopfschmerzen, können niedrig bis mittelhoch dosierte Antidepressiva, speziell trizyklische Antidepressiva (Amitriptylin oder Doxepin) gegeben werden (25 bis 50 mg/die). Bei Erbrechen, was häufig vorkommt, kann Metoclopramid oral, gegebenenfalls parenteral oder als Suppositorium gegeben werden. Schwerste Migräneanfälle, die im Entzug auftreten können, können gegebenenfalls durch neuere spezifische Migränemittel (z.B. Sumatriptan) behandelt werden. Ergotamin-Alkaloide oder Opioide sollten nicht gegeben werden.

Speziell bei Schmerzpatienten sollten zudem nicht-pharmakologische Strategien versucht werden:

- Biofeedback

♦ Muskelentspannungstechniken (progressive Muskelrelaxation nach Jacobsen)
♦ Selbsthilfegruppen.

Gegebenenfalls ist eine psychosomatische Behandlung, eventuell auch im stationären Rahmen, angebracht.

2.3 Prävention

Ältere Patienten mit Medikamentenmissbrauch und -abhängigkeit finden noch viel seltener den Weg in klassische Suchtfachkliniken als Alkoholkranke. Wenn eine stationäre Behandlung notwendig ist, sind diese Patienten in psychiatrischen und psychosomatischen Kliniken besser aufgehoben. Dies ist auch aufgrund der relativ hohen psychiatrischen Komorbidität mit affektiven Störungen, somatoformen Syndromen, Angsterkrankungen und Schlafstörungen zu befürworten. Kritisch ist in jedem Fall bei Langzeiteinnahme die Frage zu diskutieren, ob überhaupt eine Entzugsbehandlung initiiert werden sollte, zumal wenn keine gravierenden Nebenwirkungen, wie zum Beispiel eine Pseudodemenz vorliegen (Kapfhammer 1993). Der Entzug von Benzodiazepinen und Hypnotika sollte wie oben dargestellt schrittweise über einen längeren Zeitraum durchgeführt werden. Mischanalgetika sollten dagegen abrupt abgesetzt werden. Im Vordergrund steht in jedem Fall die Behandlung der körperlichen (z. B. Arthritis, Migräne) und der psychischen Grunderkrankung.

Besondere Bedeutung hat bei Medikamentenabhängigkeit in jedem Fall die Prävention. Die kritiklose Ausgabe von psychotropen Substanzen, wie sie in manchen Alten- und Pflegeheimen noch praktiziert wird, noch dazu in häufig dem Alter nicht angepassten Dosen, ist unbedingt zu vermeiden. Hier ist eine vertiefende Schulung von Ärzten, aber auch Pflegepersonal zur Vermeidung iatrogener Abhängigkeitsentwicklungen oder unerwünschter Intoxikationen unbedingt notwendig.

3 Zusammenfassung

Abschließend sollen einige zusammenfassende Empfehlungen zur Therapie älterer Patienten mit Abhängigkeit psychotroper Substanzen gemacht werden. Dabei ist zu berücksichtigen, dass relativ wenige empirische Untersuchungen zur Effizienz psycho- oder pharmakotherapeutischer Maßnahmen, gerade bei älteren Patienten, durchgeführt wurden.

Alkohol. Für die Therapie älterer Alkoholkranker ist zunächst die typologische **Differenzierung** in alt gewordene Alkoholkranke (sog. Early Onset-Alkoholismus) sowie spät mit dem Alkoholismus beginnende Patienten (sog. Late Onset-Alkoholismus) von Relevanz (s. Tab. 11-1). Es spricht im Prinzip nichts dagegen, ältere Alkoholkranke in üblichen Facheinrichtungen für Alkoholabhängige zu behandeln, einige Ergebnisse der Therapieforschung sprechen auch für zumindest gleich gute, wenn nicht sogar bessere Behandlungsergebnisse bei älteren als bei jüngeren Alkoholkranken. Dennoch sind für diese Patienten ambulante oder gemeindenahe Angebote häufig günstiger (soziale Reintegration, Tagesstrukturierung, umfassende psychosoziale Betreuung). **Therapieziel** ist auch bei älteren Alkoholkranken die dauerhafte Abstinenz, bei langen Krankheitsverläufen (Early Onset-Alkoholismus) mit häufigen stationären Behandlungen kann auch eine Trinkmengenreduktion zumindest Nahziel sein. Eine Therapie mit modernen Anticraving-Substanzen (Acamprosat, Naltrexon) bietet sich gerade bei älteren Alkoholkranken wegen der oft rela-

SUCHT

11

tiv günstigen Compliance an. Problematisch ist die Therapie vor allem bei Patienten mit ausgeprägten hirnorganischen Störungen, bei denen häufig der rehabilitative Ansatz zu Gunsten der kontinuierlichen Betreuung und Versorgung in speziellen Facheinrichtungen oder sogar Pflegeheimen zurücktreten muss.

Medikamente. Im Gegensatz zu Alkoholkranken, bei denen die Männer zahlenmäßig dominieren, sind bei Medikamentenmissbrauch und -abhängigkeit Frauen häufiger betroffen. Besondere Bedeutung haben hier zum einen Sedativa und Hypnotika, zum anderen Analgetika. Patienten mit chronischen Schlafstörungen oder affektiven Störungen, mit Schmerzsyndromen oder anderen psychosomatischen Störungen sind besonders gefährdet. Empirisch gesichert ist der zum Teil exzessive und kritiklose Einsatz von Psychopharmaka in Alten- und Pflegeheimen der unter präventiven Aspekten besonders bedenklich ist.

Typische Symptome einer chronischen Überdosierung oder Intoxikation von **Hypnotika und Sedativa** sind vor allem affektive Enthemmung, Beeinträchtigung kognitiver Fähigkeiten, Urteilsvermögen und Kritikfähigkeit oder sogar neurologische Ausfälle. Der Entzug ist in der Regel prolongiert. Selbst bei relativ niedriger Dosierung von Hypnotika kann es zu langen, zum Teil persistierenden Entzugserscheinungen mit chronischer Depressivität und Schlafstörungen kommen. Die Indikation zum Absetzen von Hypnotika und Sedativa bei chronischer Langzeiteinnahme ist im Einzelfall kritisch zu diskutieren, da bei jahrzehntelanger Einnahme und Fehlen von Ausfallserscheinungen die Fortführung der Therapie häufig sinnvoller ist, als Entzüge mit oft anhaltenden psychiatrischen und psychosomatischen Beschwerden mit entsprechendem Rückfallrisiko zu provozie-

ren. Notwendig ist eine Entzugsbehandlung in jedem Fall bei stark überhöhten Dosen sowie bei deutlicher Beeinträchtigung der psychischen Leistungsfähigkeit, des Reaktionsvermögens und bei gravierenden neurologisch-somatischen Symptomen. Eine Therapie mit Antidepressiva, eine psychosomatische Behandlung sowie Entspannungstechniken können sinnvolle Bausteine der weiteren Therapie sein.

Folgen von chronischem **Analgetikakonsum** sind rezidivierende Schmerzsyndrome, speziell Kopfschmerzen, auch spezielle Organschäden wie zum Beispiel Osteoporose und Anämie. Im Gegensatz zum Entzug von Hypnotika und Sedativa ist der Analgetikaentzug rascher. Ein abruptes Absetzen ist hier günstiger als langsames Reduzieren. Hier können Antidepressiva vor allem im Entzug helfen. Speziell bei sogenannten Schmerzpatienten sind Bio-Feedback, Muskelentspannungsübungen, psychosomatische Behandlung, Krankengymnastik oder physikalische Maßnahmen ausreichend. Im Einzelfall können auch neuere, spezifische Analgetika speziell im Bereich Migränebehandlung sinnvoller sein und als Alternative zu den bedenklichen Mischanalgetika eingesetzt werden.

Literatur

Atkinson RM, (1997): Alcohol and drug abuse in elderly. In: Jacoby R, Oppenheimer C (Hrsg.): Psychiatry in elderly. Oxford, New York.

Bahlmann M, Soyka M (2000): Alkohol und Arzneimittel – klinisch relevante Interaktionen. Suchtmed 2: 65–76.

Cossar JA, Hayes PC, O'Carroll RE (1997): Benzodiazepine-like Substances and Hepatic Encephalopathy. Implications for treatment. CNS Drugs 8: 91–101.

Feuerlein W, Küfner H, Soyka M (1998): Alkoholismus – Missbrauch und Abhängigkeit, 5. Auflage. Stuttgart: Thieme.

Feuerlein W (1996): Zur Mortalität von Suchtkranken. In: Mann K, Buchkremer G. (Hrsg.) Sucht. Grundlagen, Diagnostik, Therapie. Stuttgart: Gustav Fischer.

Fichter MM (1997): Epidemiologie von Alkoholmissbrauch und -abhängigkeit. In: Soyka M, Möller HJ (Hrsg.): Alkoholismus als psychische Störung. Berlin-Heidelberg-New York: Springer.

Finlayson RE, Davis LJ (1994): Prescriptive Drug Dependence in the Elderly Population: Demographic and Clinical Features of 100 Inpatients. Mayo Clin Proc 69: 1137–1145.

Finney JW, Moos TH (1991): The long-term course of treated alcoholism. Int J Stud Alco 52: 44–54.

Fleischhacker WW, Günter V, Barnas Ch, Lieder F, Miller C (1986): Piracetam in Alcoholic Organic Mental Disorders: A Placebo Controlled Study Comparing Two Dosages. Int J Psychopharmacol 1: 210–215.

Fleischmann H (1998): Therapiestrategien im Alter. In: Havemann-Reinecke U. Weyerer S, Fleischmann H. (Hrsg.): Alte Menschen – Substanzmissbrauch und Vorsorge. Freiburg: Lambertus.

Fleischmann H (1999): Suchtprobleme im Alter. In: Lehrbuch der Suchterkrankungen. Gastpar M, Mann K, Rommelspacher H (Hrsg.); Thieme, Stuttgart, 170–180.

Gastpar M, Schulz M (1998): Therapiestrategien bei Abhängigkeit im Alter. In: Havemann-Reinicke U, Weyerer S, Fleischmann H (Hrsg.) Alkohol und Medikamente, Missbrauch und Abhängigkeit im Alter. Freiburg Lambertus, pp. 117–127.

Glaeske G (1993): Der Arzneimittelverbrauch von älteren Menschen. In: Ortwein I (Hrsg.): Mensch und Medikament. Die Pharmaindustrie im Spannungsfeld der Gesellschaft. München.

Grüngreiff K (1996): Zinkmangel und hepatische Enzephalopathie. Med Welt 47: 23–27.

Havemann-Reinicke U, v. Raison F (1998): Können Altersungsprozesse bzw. degenerative Prozesse Sicht beeinflussen? In: Havemann-Reinicke U, Weyerer S, Fleischmann H (Hrsg.): Alkohol und Medikamente, Missbrauch und Abhängigkeit im Alter. Freiburg: Lambertus, 106–160.

Kapfhammer P (1993): Therapie mit Benzodiazepinen. In: Möller HJ (Hrsg.): Therapie psychiatrischer Erkrankungen. Stuttgart: Enke.

Küfner H, Feuerlein W (1989): In-Patient treatment for alcoholism. A mulitcenter evaluation study. Berlin-Heidelberg-New York: Springer.

Luderer HJ, Rechlin T (1993): Alkohol- und Medikamentenmissbrauch in Altenheimen. In: Meyer-Lindenberg J, Möller J, Rohde J (Hrsg.): Psychische Krankheit im Alter. Berlin-Heidelberg-New York: Springer.

Mundle G, Wormstall H, Mann K (1997): Die Alkoholabhängigkeit im Alter. Sucht 43: 201.

Preuss UW, Bahlmann M, Bartenstein P, Schütz CG, Soyka M (2001): Memantine treatment in alcohol dementia: rapid PET changes and clinical course. Eur Neurology 45: 57–58.

Preuß UW, Soyka M: Das Wernicke-Korsakow-Syndrom; Klinik, Pathophysiologie und therapeutische Ansätze. Fortschr Neurol Psychiatr 65: 413–420.

Ray WA (1994): Psychotropic drugs and unjuries among the elderly: a review. J Clin Psychopharmacol 1994, 12: 386–396.

Remien J (1994): Bestimmung der Arzneimittelabhängigkeit. IKK-Bundesverband. Bergisch-Gladbach.

Rumpf HJ, Bromisch M, Botzet M, Hill A, Hapke U, John U (1998): Epidemiologie des Alkoholmissbrauchs im höheren Alter. In: Havemann-Reinicke U, Weyerer S, Fleischmann H (Hrsg.): Alkohol und Medikamente, Missbrauch und Abhängigkeit im Alter. Freiburg Lambertus, pp. 29–37.

Saunders PA, Copeland RM, Dewey ME, Davidson JA, McWilliam C, Sharma V, Sullivan C (1991): Heavy Drinking as a Risk Factor for Depression and Dementia in Elderly Men. Brit J Psychiat 159: 213–216.

Schmitz-Moormann K (1992): Alkoholgebrauch und Alkoholismusgefährdung bei alten Menschen. Geesthacht: Neuland-Verlag.

Soyka M (1998): Medikamenten- und Drogenabhängigkeit. Stuttgart: Wissenschaftliche Verlagsgesellschaft.

Soyka M (2000): Praxisratgeber Alkoholabhängigkeit. Bremen: Unimed-Verlag.

Speckens AEM, Heeren TJ, Rooijmans HGM (1991): Alcohol abuse among elderly patients in a general hospital as identified by the Munich Alcoholism Test. Acta Psychiatr Scand 83: 460–461.

Trabert W (1998): Klinik der Alkoholabhängigkeit im Alter. In: Havemann-Reinicke U, Weyerer S, Fleischmann H (Hrsg.): Alkohol und Medikamente, Missbrauch und Abhängigkeit im Alter. Freiburg: Lambertus, pp. 97–105.

Wetterling T (1997): Delir bei älteren Patienten. In: Förstl H (Hrsg.): Lehrbuch der Gerontopsychiatrie. Stuttgart: Thieme.

Weyerer S, Zimber A (1997): Psychopharmakagebrauch und -Missbrauch im Alter. In: Förstl H (Hrsg.): Lehrbuch der Gerontopsychiatrie. Stuttgart: Thieme.

SUCHT

11

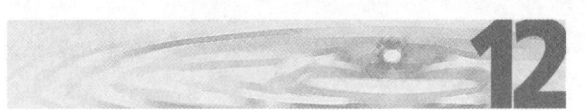
Suizidalität

MANFRED WOLFERSDORF, CHRISTIAN MAUERER, MICHAEL SCHÜLER

1 Einführung

Bei der Suizidprävention geht es nach heutiger Überzeugung nicht um die absolute Vermeidung von Selbsttötung, sondern es geht neben störungs- und situativ-bezogener Hilfe um die Erreichung eines subjektiv befriedigenden und für den Betroffenen mit Lebensqualität füllbaren Lebensabschnitts. Dies gilt gerade auch für Menschen im höheren Lebensalter.

Der heutige Wissensstand zur Suizidalität alter Menschen ist unbefriedigend. Eine breiter angelegte bzw. vor dem Hintergrund der Bevölkerungsentwicklung mit wachsendem Anteil älterer Menschen notwendige, vertieft altersbezogene suizidologische Forschung findet derzeit nicht statt. Dabei bewegt Selbsttötung seit Jahrhunderten die Menschen in ihrem Denken und ist Teil menschlichen Handelns in Ausnahme-, Belastungs- und Krankheitssituationen. Das heutige „medizinisch-psychosoziale Paradigma von Suizidalität" betont gegenüber einem früher eher philosophisch-religiösen Paradigma die Nähe zu psychischer Störung, die unterschiedlich verloren gegangene Eigenverantwortung und die Hilfsbedürftigkeit im Krankheits- bzw. Krisenkontext.

1.1 Epidemiologie

1997 verstarben in der Bundesrepublik Deutschland 12 256, im Jahre 1998 11 648 Personen durch Suizid. Die Gesamt-Suizidrate auf 100 000 Einwohner betrug 1998 14,2 (bei Männern 21,5, bei Frauen 7,3, Tab. 12-1). Nahezu weltweit steigt die **Suizidrate** mit zunehmenden Alter bei beiden Geschlechtern, insbesondere bei Männern, an (Tab. 12-1; Mauerer und Wolfersdorf 2000, Schmidtke 1995, 1999). Alte Men-

schen haben die höchste Suizidrate überhaupt (De Leo und Ormskerk 1991). Ebenso zeigt sich bei alten Menschen ein häufigeres Versterben im Rahmen suizidaler Handlungen, die häufigere Verwendung sogenannter harter Methoden und auch eine deutlich geringere Bereitschaft, suizidale Gedanken mitzuteilen. In der Berliner Altersstudie (Barnow und Linden, 1997) äußerten zum Zeitpunkt der Untersuchung ca. 15 % der 70 Jahre und älteren Menschen „Lebensüberdruss", ca. 5 % „Todeswünsche" und 0,5 bis 1 % konkrete Suizidideen. 75 % der untersuchten Personen mit Todeswünschen und konkreten Suizidideen wiesen eine psychiatrische Diagnose nach DSMIII-R auf, meist die einer Depression. Insgesamt gab es fast keine Personen mit Todeswünschen oder Suizidideen ohne gleichzeitige Depressionsdiagnose, was den engen Zusammenhang zwischen Suizidalität und Depression bestätigt und die Notwendigkeit der Verbesserung von Diagnostik und Therapie der Depression auch im höheren Lebensalter unterstreicht.

Tabelle 12-1: Suizide pro 100 000 Einwohner in der BRD 1997.

Anzahl Suizide/100 000 Einwohner 1997		
gesamt: 14,9	männlich	weiblich
gesamt nach Geschlecht:	22,1	8,1
nach Geschlecht und Alter:		
25–30 Jahre	17,8	5,4
55–60 Jahre	31,0	11,9
60–65 Jahre	25,5	10,5
65–70 Jahre	30,7	12,3
70–75 Jahre	34,3	14,2
75–80 Jahre	41,7	15,6
80–85 Jahre	88,6	26,9
85–90 Jahre	109,8	23,3
>90 Jahre	123,5	16,4

1.2 Begriffsbestimmung

Suizidalität wird definiert als Summe aller Denk- und Verhaltensweisen eines Menschen oder einer Gruppe, die in Gedanken oder durch Handlung, aktiv und passiv durch Unterlassen oder Handelnlassen, den eigenen Tod anstrebt bzw. diesen im Rahmen der entsprechenden Handlungen in Kauf nimmt (Wolfersdorf 1997, 2000, Wolfersdorf und Welz 1997).

Dabei gilt Suizidalität grundsätzlich nicht als Krankheit, sondern als menschliches Verhalten, das jedoch häufig in psychosozialen Krisen und bei psychischen Erkrankungen zu beobachten ist. Insbesondere bei psychischen Störungen liegt Suizidalität nahe. Diese Störungen gehen einher mit Depressivität, Hoffnungslosigkeit, mit wahnhaft-psychotischer Einengung des Denkens und Erlebens, mit ängstlichen Befürchtungen über die Gesundheit oder die Zukunft, mit Desorganisiertheit des Denkens, mit Verfolgungs- und Bedrohtheitserleben, mit Desintegrationsbefürchtungen bezüglich der eigenen Person usw.

|| Die klinische Diagnostik von Suizidalität unterscheidet suizidales Denken und suizidales Handeln.

Suizidales Denken umfasst die Entwicklungsschritte von Ruhe- und Todeswünschen über geäußerte Suizidideen bis hin zu erklärten Suizidabsichten. Aktive **suizidale Handlungen** sind dann der Suizidversuch (auch Parasuizid genannt) und der Suizid. Gründe für einen überlebten Suizidversuch können sein: Fehlbeurteilung der Toxizität einer Substanz, sogenannte weiche Methode, rasche Rettung, selbst oder durch Fremdeinfluss abgebrochener Suizidversuch. Bei abgebrochenem Suizidversuch muss die Gefahr weiterer Suizidalität

geklärt werden. Mit zunehmenden „**Handlungsdruck**", d. h. zunehmender Unfähigkeit oder Bereitschaft, die Umsetzung einer Suizidabsicht in eine suizidale Handlung zugunsten Hilfe aufzuschieben, steigt das akute Risiko der Durchführung einer erneuten suizidalen Handlung. Damit nimmt auch die fürsorgliche Fremdverantwortung des Umfeldes zu.

2 Ätiopathogenetische Modelle

Ätiopathogenetisch unterscheidet man:
* ein Krisenmodell und
* ein Krankheitsmodell.

Das **Krisenmodell** setzt bisherige psychische Gesundheit voraus und geht von der Notwendigkeit zahlreicher Anpassungsleistungen im Laufe des Lebens aus. Der alte Mensch muss zahlreiche Anpassungsleistungen erbringen, z. B. Bewältigung körperlicher Erkrankungen und Bewältigung des Nachlassens körperlicher Verfügbarkeit, Entstehung neuer Abhängigkeiten, die Einschränkung des Lebensradius, Partnerverlust durch Verwitwung, Veränderung des Umfeldes z. B. durch Umzug in ein Altenheim (Wolfersdorf 2000). Depression und süchtiges Verhalten fördern als Komplikationen den Prozess in die suizidale Krise (Clark und Clark 1991). Auch vitale Verluste, erhöhte Stressanfälligkeit, Depressivität und Alkoholmissbrauch können Vorläuferstufen zu einer suizidalen Handlung sein (Osgood und Thielman 1990). Wichtig scheint weiterhin das Zusammenwirken von körperlicher Störung, psychischer Symptomatik (z. B. Depressivität), sozialer Einschränkung und Verlust von Beweglichkeit mit unerwünschter Abhängigkeit (Summa 1986). Ein Suizidversuch kann als Ausdruck sensorischer Deprivation, sozialer Desintegration und narzisstischer Verletzungen verstanden werden (Heuft 1992).

Die Selbsttötung im sozialen Rückzug, in der Wechselwirkung von körperlichen Einschränkungen, schwieriger sozialer Situation, Vereinsamung und Angst um die Zukunft spielt bei alten Menschen eine große Rolle. So kann auch die Mortalität in gerontopsychiatrischen Einrichtungen oft als „Selbstaufgabe", als „Sich-sterben-lassen-Wollen" verstanden werden (Wolfersdorf und Kortus 1994).

Das **Krankheitsmodell** als Erklärungsweise suizidalen Verhaltens leitet sich im Wesentlichen ab von der Häufigkeit depressiver Störungen bei durch Suizid verstorbenen Patienten. Ein erhöhtes Suizidrisiko wird den Symptomen Hoffnungslosigkeit, Schuldgefühle, Schlafstörungen, Unruhezustände, vor allem depressiver Wahn zugewiesen.

Zusammenfassend lassen sich für Suizidalität im Alter folgende Faktoren als bedeutsam auflisten:

- **biologische Faktoren:** Alterungsprozess, vor allem körperliches Altern, starke bzw. chronische Schmerzen, Siechtum, erniedrigender Sterbeprozess
- **psychologische Faktoren:** Altern als Problem, Furcht vor schwerer Krankheit, vor Leiden, vor Abhängigkeit, Gefühle von Hilflosigkeit, Erleben von Auswegs- und Hoffnungslosigkeit, Gefühle von Zorn, Wut, Scham, verletzter Ehre, Enttäuschungen, Kränkungen, Verlust der Attraktivität für andere, Verlust und Tod eines subjektiv bedeutsamen Menschen, psychische Erkrankungen insbesondere Depressionen
- **soziale Faktoren:** unerwünschte Abhängigkeit, verlorene Selbstbestimmung und Freiheit, erniedrigende Armut und Not, schwierige Wohnverhältnisse, soziale Vereinsamung und Isolation (Tab. 12-2).

Tabelle 12-2: Faktoren, die beim Suizid im Alter eine Rolle spielen.

- Alterungsprozess, körperliches Altern
- Furcht vor schwerer Krankheit
- chronische starke Schmerzen
- als ausweglos erlebtes Unglück
- Zorn und Wut, Scham, verletzte Ehre
- verlorene Freiheit, unerwünschte Abhängigkeit
- enttäuschte Liebe
- Eifersucht
- Armut
- erniedrigender Todeskampf und Sterbeprozess, drohendes Siechtum
- psychische Erkrankung, insbesondere Depression
- beginnender und subjektiv wahrgenommener demenzieller Prozess
- Einsamkeit und Isolation
- Tod, endgültiger Verlust eines subjektiv bedeutsamen, nahen Menschen
- Missachtung wichtiger ärztlicher Verordnungen
- sich selbst gefährdendes Verhalten
- Verweigerung von Essen und Trinken, unangemessenes Essen
- Alkoholmissbrauch, Medikamentenmissbrauch
- Verlust von Attraktivität für andere

SUIZIDALITÄT

3 Diagnostik

Der Patient soll sich als Individuum mit seiner eigenen Lebensgeschichte und -situation verstanden und angenommen fühlen. Kontinuität, d. h. regelmäßige Kontakte, und Erreichbarkeit, zuverlässige Verfügbarkeit von Hilfe, Therapie und Fürsorge sind protektive Faktoren. Direktes und häufiges Nachfragen und Erfragen von Suizidalität sind nötig, da viele Suizidgefährdete nicht spontan oder direkt über ihre Suizidalität sprechen. Risikofaktoren der ätiopathogenetischen Modelle (s. o.), insbesondere psychische Erkrankungen, müssen erfragt werden. Für die Einleitung entsprechender therapeutischer Schritte sind zu erkennen:

- depressive Symptomatik
- Hoffnungslosigkeit
- psychotische Symptome (z. B. paranoide Befürchtungen mit Bedrohtheitserleben)
- Untergangsängste
- bedrohliche Halluzinationen
- Gestimmtheit des „Abgeschlossenhabens mit dem Leben" und des „Sich-sterben-lassen-Wollens"
- Diagnostik quälend schmerzhafter körperlicher Einschränkungen (z. B. Tumorschmerz, schmerzhafte Gehbehinderungen, chronische Herz-Kreislaufsymptomatik mit Atemnot, Gehunfähigkeit etc.).

4   Therapie

Die **Grundzüge der Suizidprävention** im höheren Lebensalter unterscheiden sich nicht von denen des mittleren oder jüngeren Lebensalters. Sie basieren auf den obigen Modellen der Entstehung suizidalen Verhaltens im Alter, sozialer Einbettung und dem Vorhandensein depressiver Störungen.

Die **Hauptaspekte** (Tab. 12-3) sind:
- Beziehungs- und Hilfsangebot (Kontaktaufnahme, Gespräch, Einbeziehung von psychosozialen Hilfen, Management der aktuellen Notsituation)
- Diagnostik der akuten Krise und der damit einhergehenden Symptomatik
- Diagnostik einer möglicherweise zugrunde liegenden psychischen Störung, z. B. Depression
- Diagnostik des Ausmaßes und des Handlungsdruckes von Suizidalität
- daraus folgend ein realitäts- und situationsbezogenes Management

- Entscheidung über ambulante oder stationäre Behandlungsbedürftigkeit
- Bestimmung des Ausmaßes an nötiger Fürsorge, Betreuung und persönlicher Begleitung/Kontrolle.

Schließlich muss die **Basistherapie** der jeweiligen Störung überlegt werden. Diese umfasst sowohl somatische, z. B. internistische, wie auch psychiatrisch-psychotherapeutische und soziotherapeutische Aspekte:

- Psychopharmakotherapie der Grunderkrankung, meist einer depressiven Erkrankung
- Überlegung einer zusätzlichen Sedierung, Anxiolyse und Schlafregulation (drängende Suizidalität)
- Beginn von Einzel- und Gruppenpsychotherapie
- psychiatrisch-psychotherapeutisches Handlungsangebot unter Einbeziehung von Partner, Familie
- soziotherapeutische Notwendigkeiten (Umfeld).

In der **akuten Krisenintervention** ist das Ziel die Verhütung der Umsetzung von Suizidideen in suizidale Handlungen. Hauptmethoden der Krisenintervention sind:

- „Sicherung durch Menschen und Kommunikation" (im Einzelfall bis zur mechanischen Sicherung bei dranghafter psychotischer und raptusartiger Suizidalität)
- Beziehungsarbeit/Psychotherapie
- medikamentöse Entspannung des suizidalen Handlungsdruckes durch Benzodiazepine oder sedierende Neuroleptika
- sofortige adäquate Basistherapie mit Therapie einer möglichen Grunderkrankung (Depression, wahnhafte Erkrankung, s. o.)

Am Beispiel der Depressionsbehandlung bei Suizidalität sei dies verdeutlicht (Tab. 12-4). Ähnliches gilt für die neuroleptische Therapie einer Psychose mit Suizidalität, bei der neben der Neurolepsie die Kombi-

Tabelle 12-3: Grundprinzipien von Krisenintervention bzw. Notfall-psychiatrischer Intervention bei Suizidalität (SV=Suizidversuch).

Gesprächs- und Beziehungsangebot

- Zeit und Raum zur Verfügung stellen (→ Zuwendungsangebot)
- beruhigende Versicherung (→ Entspannung)
- offenes, direktes, ernstnehmendes Ansprechen von Suizidalität (→ Diagnostik)
- ausführliches Besprechen und Vermeiden von Bagatellisierung oder Dramatisierung (→ Klärung und Distanzierung)
- Fragen nach bindenden äußeren (Familie, Kinder, Religion usw.) und inneren Faktoren (Hoffnung auf Hilfe, frühere Erfahrungen, Vertrauen, Religion usw.) (→ Stabilisierung)
- Vermittlung von Hoffnung, Hilfe und Veränderungschance (→ Zukunftsorientierung)
- Angebot für weitere Therapie (selbst oder Vermittlung) und Planung (→ Hilfsangebot)

Diagnostik von

- Suizidalität:
  - Vorhanden/nicht vorhanden
  - Form der Suizidalität (Todes-, Ruhewunsch, Suizidideen, Spielen damit, sich aufdrängend konkrete Suizidabsicht, Zustand nach SV, frühere SV)
- Abschätzung von aktuellem Handlungsdruck:
  - aktuell drohende Umsetzung der Idee in Handlung?
  - Gefahr trotz Therapie hoch?
  - Jetzt Entspannung?
  - verneint der Patient glaubhaft weitere Suizidabsichten?
  - Impulshafte Suizidalität?
  - Zusätzliche Risikofaktoren? (Psychopathologie, z. B. Wahn, Hilflosigkeit, Kontrollverlust und Panik)
- psychische Störung (psychische Krankheit, psychosoziale Krise, d. h. Anpassungs- oder Belastungsreaktion u.ä.)

Krisenmanagement/Intervention

- Management:
  - Beziehung herstellen
  - Gefährlichkeit der Situation entspannen
  - aktuellen Anlass klären
  - akute pharmakotherapeutische Maßnahme
  - sichernde Fürsorge klären (Alleinsein vermeiden, positiv erlebte Bezugsperson als konstanter Begleiter durch aktuelle Krise, Kommunikation und aktuelle Versorgung regeln)
  - ambulante oder stationäre Behandlung klären
  - weitere Hilfsmöglichkeiten planen und aktiv klären
- psychotherapeutisch orientierte Krisenintervention:
  - Beginn sofort (Gespräch/Beziehung)
  - kränkenden Anlass bzw. Auslöser erkennen
  - Trauer, Verzweiflung, Wut oder Angst ansprechen und zulassen (vorsichtig zunächst Trauer, Verzweiflung, Enttäuschung, Verlust, später Wut, Ärger)
  - Angebot der therapeutischen Begleitung (Verbündung gegen Existenzangst, Basis-Verlust-Angst, Hilflosigkeitsgefühle, Panik)
  - gemeinsamen „Nenner" („Grundproblematik") erkennen (Wiederholung, psychische Störung, biographische Einbettung usw.)

Therapieplanung (nach Akutsituation)

- Klärung der weiteren Therapie (freiwillig, Unterbringung) ambulant/stationär
- Behandlung der Grundstörung (psychische Krankheit/Krise) nach entsprechenden Regeln
- Planung und Beginn von Psychopharmakotherapie unter Berücksichtigung von Suizidalität
- Planung und Beginn von Psychotherapie/Soziotherapie

Tabelle 12-4: Grundregeln der Psychopharmakotherapie bei Depression mit Suizidalität. (AD=Antidepressiva).

Behandlung der Depression nach heutigem Standard:
- Antidepressiva: SSRI, Trizyklische AD, Tetrazyklische A, sog. duale AD u. a.
- evtl. Neuroleptika bzw. Tranquilizer/Anxiolytika
- bei Bedarf Hypnotika
- nebenwirkungsorientiert
- syndrombezogen
- Einbeziehung weiterer Kriterien wie Alter, Sexualität, körperliche Verfassung, Berufstätigkeit, Trinkgewohnheiten usw.

Mitbehandlung der Suizidalität
Psychopharmakotherapie der Suizidalität:
- Benzodiazepin-Tranquilizer, Anxiolytika, nieder- bis mittelpotente sedierend-anxiologische Neuroleptika, Hypnotika
  insbesondere z. B. bei drängenden, impulshaften Suizidideen, wie Angst vor Kontrollverlust, überflutender Angst/Panik/Verzweiflung oder fehlender Offenheit/„Undurchsichtigkeit", Vorliegen von Risikopsychopathologie
- Ziel: Sedierung, Anxiolyse, Herbeiführung von Entspannung und Schlaf, emotionale Distanzierung, Reduktion von Handlungsdruck

nation mit Tranquilizern zu bedenken ist. Auch die Therapie einer körperlichen Grunderkrankung und eines quälenden Schmerzes als wesentliche, die Suizidalität fördernde Faktoren muss umgehend begonnen werden.

> Die akute Therapie von Suizidalität hat die Verhütung eines Suizids zum Ziel. Die weiteren therapeutischen Maßnahmen haben den Zweck, das aktuell bestehende suizidale Niveau zu senken und zukünftige suizidale Krisen überflüssig zu machen.

Die Einbeziehung der Angehörigen, sofern vorhanden auch bei alten Menschen des Partners, die Betrachtung des Umfeldes und der sozialen Einbindung sind notwendig, um allgemein Suizidalität fördernde Faktoren zu klären.

5 Zusammenfassung

Die ätiopathogenetischen Konzepte für die Entstehung und Entwicklung von Suizidalität, Krisenmodell, Krankheitsmodell, gelten für alle Lebensalter. Bei der Suizidalität alter Menschen handelt es sich meistens um ein komplexes Motivbündel, ein Zusammenwirken somatischer, psychopathologischer sowie sozialer Faktoren. Auch bei alten Menschen ist Suizidalität in der Regel Ausdruck einer aktuellen Krise, welche durch Psychopathologie, interaktionelle und soziale Problematik gekennzeichnet ist. Sehr häufig ist die Suizidalität im höheren Lebensalter an eine depressive Störung gekoppelt, so dass neben der akuten Krisenintervention und notfallpsychiatrischen Suizidprävention immer auch die Basistherapie der Depression nach den hierfür gegebenen Regeln biologischer, psychotherapeutischer und soziotherapeutischer Ansätze stehen muss. Daraus leitet sich auch der heutige ambulante und stationäre allgemeinmedizinisch-psychiatrische und psychotherapeutische Behandlungs- und Hilfsauftrag ab.

Die Suizidalität alter Menschen ist häufig durch eine größere Eindeutigkeit mit stärkerem Todeswunsch gekennzeichnet. Bei Jüngeren überwiegen dagegen appellativ-intentionale und manipulative Motivationen. Suizidalität im Alter ist oft gekoppelt mit der körperlichen Befindlichkeit und der sozialen Situation, sodass quälend kranke und isolierte alte Menschen neben depressiv Kranken besonders suizidgefährdet sind. Therapie der akuten Suizidalität bedeutet: Erkennen/Diagnostik, fürsorgliches Handeln, psychotherapeutisch orientierte Krisenintervention sowie adäquate Psychopharmakotherapie der Suizidalität (sedierende, anxiolytische Substanzen, die den Handlungsdruck dämpfen) und der Grundkrankheit.

Literatur

Clark, D, Clark, S (1991) A psychological autopsy study of elderly suicide. In: Suicidal behavior (eds. Böhme et al.). Roderer, Regensburg, 161–164.

De Leo D, Diekstra RFW (1990) Depression and suicide in late life. Hogrefe & Huber, Toronto.

Erlemeier N (1992) Suizidalität im Alter. Kohlhammer, Stuttgart Berlin Köln.

Etzersdorfer E (1994) Einige Bemerkungen zum Konzept des „Rationalen Suizids". Suizidprophylaxe 3: 93–98.

Heuft G (1992) Suizidale Krisen bei alten Menschen. TW Neurologie Psychiatrie 10: 645–651.

Mauerer C, Wolfersdorf M (2000) Suizide in der Bundesrepublik Deutschland. Psycho 26: 315–318.

Osgood M J, Thielman S (1990) Geriatric suicidal behavior assessments and treatment. In: Suicide over the life cycle (eds. Blumenthal, S. J., Kupfer, D. J.). Am Psychiatric Press, Washington DC, London, England, 341–379.

Schmidtke A (1999) Verlauf der Suizidzahlen und -raten in der 2. Hälfte des 20. Jahrhunderts. Vortrag im Rahmen der Jahrestagung der Deutschen Gesellschaft für Suizidprävention, Oktober 1999 in Bayreuth, Manuskript im Tagungsband.

Schmidtke A, Weinacker B, Fricke, S (1998) Epidemiologie von Suizidversuchen in Deutschland. Suizidprophylaxe Sonderheft 37–49.

Teising M (1992) Alt und Lebensmüde. Reinhardt, München Basel.

Wolfersdorf M (1997) Suizidalität. In: Altersmedizin (Hrsg. Platt, D.) Schattauer, New York, 574–585.

Wolfersdorf M (2000) Der suizidale Patienten in Klinik und Praxis. Wissenschaftliche Verlagsgesellschaft, Stuttgart.

Wolfersdorf M (2000) Suizidalität. Begriffsbestimmung und Grundzüge der notfallpsychiatrischen Suizidprävention. Psycho 26: 319–321.

Wolfersdorf M, Mauerer C (1999) Suizid im Alter. Med Welt 50, 486–490.

Wolfersdorf M, Welz R (1997) Suizidalität im höheren Lebensalter. In: Lehrbuch der Gerontopsychiatrie (Hrsg. Förstl, H.). Enke, Stuttgart, 419–426.

SUIZIDALITÄT

Zwangs- und Angststörungen

SIBYLLE KRAEMER, REINHILDE ZIMMER

1 Angststörungen

1.1 Einführung

Angstgefühle begleiten unser Leben. Angst kann wichtig werden, um Leben zu retten oder zu Flucht oder Angriff zu aktivieren. Andererseits können sie unser Leben einengen oder quälendes Leitsymptom verschiedenster organisch oder psychisch bedingter krankhafter Zustandsbilder sein. Im Unterschied zu Zwangsstörungen, die ab dem 40. Lebensjahr sehr selten entstehen, treten Angststörungen auch im Alter sehr häufig auf und belasten die Betroffenen stark. Sie werden aber als solche wenig erkannt oder ziehen dysfunktionale Behandlungen nach sich.

Klassifikation

Nach ICD-10 werden unterschieden:
- Phobische Störungen:
  - Agoraphobie mit und ohne Panikstörung
  - Soziale Phobie
  - Spezifische (isolierte) Phobie
- sonstige Angststörungen:
  - Panikstörungen
  - Generalisierte Angststörung
  - Angst und Depression gemischt
  - Sonstige gemischte Angststörungen

Mit den beiden letzten Diagnosen wurde in ICD-10, nicht dagegen in DSM-IV, der häufigen Vermischung von Depression und Angst ein besonderes Gewicht gegeben. Die Klassifikation „Sonstige gemischte Angststörungen" kann gewählt werden, wenn die Kriterien einer generalisierten Angststörung erfüllt sind und gleichzeitig ausreichende Merkmale einer anderen Störung vorliegen, wie Reaktionen auf schwere Belastungen und Anpassungsstörungen, Zwangsstörungen oder dissozia-

tive, somatoforme bzw. sonstige neurotische Störungen.

Epidemiologie

Die **Prävalenzraten** der Angststörungen sind im Alter niedriger als im jüngeren Erwachsenenalter. Über 65 Jahren liegen sie dennoch bei etwa 6 % bei Frauen und 3 % bei Männern. Bedingt durch die hohe Multimorbidität im Alter gehören die durch körperliche Störungen verursachten Formen zu den häufigsten Angststörungen (Karlbauer-Helgenberger et al. 2000, Krasucki et al. 1998, Weiss 1996). Das Verteilungsmuster der primären Angststörungen im Alter weicht deutlich von dem im jüngeren Erwachsenenalter ab. In absteigender Häufigkeit treten auf:
- Agoraphobie
- Isolierte Phobie
- Generalisierte Angststörung
- Soziale Phobie
- Panikstörung.

1.2 Ätiologie

Für die Angststörungen im Alter gelten die gleichen ätiologischen Störungskonzepte wie im jüngeren Erwachsenenalter. Eine Phobie tritt beim älteren Menschen im Gegensatz zu den anderen primären Angststörungen häufiger neu auf. Bei dieser ist von einem bio-psycho-sozialen Modell im Sinne eines Vulnerabilitäts-Stress-Modells auszugehen (s. Abb. 6-2 S. 109), wobei die Stressoren aus altersspezifischen Lebensumständen herrühren. So sind beispielsweise Risikofaktoren für Ängste im Alter: chronische körperliche Erkrankungen, funktionelle Beeinträchtigungen, geringere Bildung, geringeres soziales Netzwerk, Kriegserlebnisse, Verluste von Personen oder vertrauter Umgebung.

ZWANGS- UND ANGSTSTÖRUNGEN

Vulnerabilitätsfaktoren können kognitive Beeinträchtigungen oder auch Persönlichkeitsfaktoren, insbesondere externe Kontrollüberzeugungen sein (das Gefühl der Abhängigkeit von anderen Personen oder vom Schicksal) (Beekman et al. 2000).

1.3 Klinik und Diagnostik

Besonderheiten im Alter

Das klinische Erscheinungsbild der Angststörung äußert sich häufig in vegetativen Symptomen wie Zittern, Schwitzen, Schwächegefühl, Atembeklemmungen, Herzrasen. Dies ist im Alter wegen der hohen Wahrscheinlichkeit des Vorliegens einer körperlichen Krankheit häufig Anlass, den Notarzt zu rufen. Gedankliche Prozesse spielen eine große Rolle; es bestehen häufig Katastrophenphantasien, die mit Todesangst verknüpft sind. Wenn eine Schlüsselsituation (beispielsweise eine öffentliche Veranstaltung) zu eruieren ist, wird zunächst nur diese gemieden, dann auf andere ähnliche Situationen generalisiert, schließlich löst allein der Gedanke an eine solche Herausforderung die Angst aus.

Man unterscheidet primäre und sekundäre Angststörungen. Sekundäre Angststörungen sind auf eine körperliche Grunderkrankung oder eine andere psychische Erkrankung zurückzuführen.

Ältere Patienten versuchen meist, ihre Ängste auch bei primären Angststörungen organisch zu begründen. Sie haben Scheu vor psychologischen Erklärungen, entweder, weil sie entprechend einseitig vorinformiert worden sind oder weil sie ihre Gefühle mit persönlicher Schwäche verbinden und peinlich finden. Deshalb und zur Sicherheit, wie bei jüngeren Patienten auch, sollten zunächst organische Erkran-

kungen als potenzielle Ursachen für ein Angstsyndrom im Alter abgeklärt werden (Tab. 13-1)

Tabelle 13-1: Differenzialdiagnose der Angststörungen im Alter.

Psychiatrisch
- Affektive Störungen
- Reaktionen auf schwere Belastungs- und Anpassungsstörungen (z. B. posttraumatische Belastungsstörung)
- Zwangsstörungen
- Somatoforme Störungen
- Depersonalisation
- Persönlichkeitsstörungen (z. B. ängstlich vermeidende Persönlichkeitsstörung)
- Schizophrenie (sehr selten)

Somatisch
- Kardiovaskulär (z. B. kardiale Arrhythmien, Myokardinfarkt, arterielle Hypertonie)
- Respiratorisch (z. B. Emphysem, pulmonale Embolie, Asthma, Hypoxie)
- Neurologisch (z. B. Epilepsie, Störung des Gleichgewichtsorgans, Subarachnoidalblutung, zerebrale Tumoren, Demenz)
- Endokrinologisch (z. B. Hyperthyreose, Hypoglykämie, Karzinoidsyndrom)
- Medikamenteninduziert (z. B. Koffein, Medikamentenentzug, insbesondere Benzodiazepine, Sympathikomimetika)

Primäre Angststörungen

Primäre Angststörungen haben selten ihren Beginn im Alter: Der Beginn der **Generalisierten Angststörung** ist meistens im jüngeren Erwachsenenalter zu suchen. Die **Agoraphobie** dagegen kann im höheren Lebensalter beginnen, ebenso die **Soziale Phobie**. Die Phobie im Alter weist eine niedrige Inzidenz für begleitende Panikstörungen auf und tritt häufig im Zusammenhang mit körperlichen Krankheiten, aber auch mit Stürzen oder erlebter körperlicher Bedrohung auf (Flint 1994). Die **Panikstö-**

rung wird meistens als sekundäre Angststörung bei Depression und organischen
Krankheiten beobachtet (s. u.). In seltenen
Fällen können aber auch Stressoren wie
finanzielle Notlage und persönliche Verluste Auslöser sein. Symptome wie Kurzat-
migkeit und Brustschmerz können die
Abgrenzung der Panikstörung von der Depression als auch von körperlichen Erkrankungen erschweren.

Sekundäre Angststörungen

Bei im Alter neu aufgetretenen Angststörungen handelt es sich meistens um sekundäre Erkrankungen (Weiß 1996).

║ Die häufigsten Ursachen für sekundäre
║ Angststörungen sind körperliche Erkrankun-
║ gen und Depressionen.

Depression und Angst. Bei psychischen
Störungen ist Angst generell ein häufiges
Symptom. Im Alter sind insbesondere Depressionen häufig angstvoll getönt. Für die
oft schwierige **Differenzialdiagnose** ist die
genaue zeitliche Entwicklung zu berücksichtigen, denn vor allem längerfristige
Angststörungen sind oft sekundär von depressiven Verstimmungen gefolgt. Wenn
eine depressive Verstimmung mit Angst
einhergeht und auch von vitalen Symptomen wie Gewichtsverlust, Tagesschwan-
kungen oder Konzentrationsstörungen begleitet ist, also Kriterien für eine depressive
Störung erfüllt sind, klingt die Angststörung meist mit dem Ende der Depression
auch wieder ab. Die **Komorbidität** von
Angst und Depression im Alter ist hoch:
etwa 50 % der Personen mit einer Major-
Depression erfüllten auch die Kriterien für
eine Angststörung, während 25 % der Menschen mit einer Angststörung auch eine
Major-Depression aufweisen (Beekman et
al. 2000).

**Körperliche Krankheiten und Angst-
störungen.** Etwa 15 % älterer Menschen,
die körperliche Krankheiten aufweisen, leiden unter klinisch bedeutsamen Angststörungen. Den größten Anteil haben in dieser
Gruppe Patienten mit frühzeitigem Beginn
einer Demenz, Patienten mit Parkinson-
krankheit oder Brustschmerz (Hocking und
Koenig 1995). Bei der Häufigkeit dieser
sekundären Angststörungen muss daher vor
der Therapie ihre Erkennung und die Behandlung der körperlichen oder psychiatrischen Störung stehen.

1.4 Therapie

Allgemeine Pharmakotherapie

Die pharmakologische Behandlung der
Angststörungen setzt eine gründliche
Kenntnis des Patienten und die Berücksichtigung der veränderten psychophysiologischen Bedingungen im Alter voraus.
Hierbei sind eine genaue Diagnose, die
Erfassung des körperlichen und sonstigen
psychiatrischen Zustandes sowie spezielle
Kenntnisse der Pharmakotherapie im Alter
wesentlich. Die physiologischen Veränderungen im Alter beeinflussen den Medikamenten-Metabolismus, das Auftreten
von Nebenwirkungen und die Wirksamkeit der Medikamente (Sadavoy et al.
1997).

Psychopharmaka sind nur dann als primäre oder begleitende Intervention indiziert, wenn die Angst schwer und anhaltend
ist. Eine Ausnahme bilden die Panikstörungen, bei denen immer die Behandlung mit
Psychopharmaka die Therapie der ersten
Wahl darstellt.

Benzodiazepine. Sie sind die effektivsten anxiolytischen Substanzen und werden
am häufigsten zur Therapie der Angst bei
älteren Menschen eingesetzt. Trizyklika

ZWANGS- UND ANGSTSTÖRUNGEN

wurden durch die selektiven Serotonin-Reuptake-Hemmer (SSRI) teilweise verdrängt, nicht aber die Benzodiazepine (Uhlenhuth et al. 1999). Bevorzugt werden sollten die kürzer wirksamen Formen der Benzodiazepine, die über Glukuronisierung metabolisiert werden:

* Lorazepam
* Oxazepam.

Im Alter ist eine niedrige Dosierung der Benzodiazepine wichtig. Bei der Behandlung von **Panikattacken** hat sich Alprazolam bewährt.

Extrem kurzwirksame Benzodiazepine, wie z. B. Triazolam, sind wegen multipler Nebenwirkungen (häufigere anterograde Amnesie, Konfusion, Halluzination und Erregtheit) bei älteren Menschen im allgemeinen kontraindiziert.

Azaspirone. Buspiron hat für ältere Menschen wichtige therapeutische Vorteile (Baughman, 1994): So werden unter Buspiron keine Alkohol potenzierenden Wirkungen, keine psychomotorische Unruhe, keine kognitive Verschlechterung und keine Abhängigkeit beobachtet. Allerdings ist der Wirkungseintritt verzögert. Buspiron wird gewöhnlich in einer **Dosierung** von 15–30 mg bis 60 mg pro Tag verordnet. Aufgrund des günstigen Nebenwirkungsprofils könnte Buspiron zur Therapie der ersten Wahl bei Angststörungen im Alter werden. Allerdings fehlen noch Erfahrungen einer breiten Anwendung im Alter.

Beta-Blocker. Die Nützlichkeit der Beta-Blocker in der Behandlung der Angst bei älteren Menschen wird zurückhaltend bewertet. Wenn Beta-Blocker bei älteren Menschen gegeben werden, sollten niedrige Dosen verabreicht werden. Die Anwendung von nicht-selektiven Beta-Blockern wie Propranolol ist bei Vorliegen von chronisch obstruktiven Lungenerkrankungen, Diabetes mellitus und Herzinsuffizienz kontraindiziert.

Antidepressiva. Alle Antidepressiva sind bei der Behandlung der Angst ebenso effektiv wie Anxiolytika. Dies gilt vor allem für die Behandlung von Panikstörungen und Angst bei Depression. Selektive **Serotonin-Reuptake-Hemmer** (SSRI) sind wegen ihres günstigen Nebenwirkungsprofils zur Zeit die Substanzen der ersten Wahl. Dennoch haben auch SSRIs störende Nebenwirkungen beim älteren Menschen: gastrointestinale Störungen, Anorexie, Gewichtsverlust, Erregung, Schlaflosigkeit und Kopfschmerz. Bei Unverträglichkeit können **trizyklische Antidepressiva** mit gutem Erfolg bei älteren Menschen mit Angstsyndromen eingesetzt werden. Unter den Trizyklika sind Nortriptylin und Desipramin zu bevorzugen, da sie weniger autonome und kardiotoxische Nebenwirkungen aufweisen. Reversible **MAO-Hemmer,** wie Moclobemid, werden ebenfalls von älteren Menschen gut vertragen, aber ihre Wirksamkeit bei der Angstbehandlung muss erst noch bewiesen werden. **Trazodon,** ein sedierendes serotonerges Medikament, ist wirksam bei nächtlichen Ängsten (z. B. bei dementen Patienten); die Nebenwirkungen (Störungen der Orthostase und Priapismus) müssen jedoch berücksichtigt werden. Die neueren Substanzen wie **Venlafaxin** und **Nefazodon** sind hinsichtlich ihrer anxiolytischen Eigenschaften bisher nicht untersucht.

Neuroleptika. Klinische Erfahrungen haben gezeigt, dass Neuroleptika bei schweren Angstsyndromen, bei Demenz, Delirium oder Schizophrenie sehr wirksam sind. Im akuten Stadium sind die hochpotenten Butyrophenone (z. B. Haloperidol) wegen ihres günstigen Nebenwirkungsprofils ohne kardiotoxische und kreislauftoxische Wirkungen indiziert. Die neueren atypischen Neuroleptika weisen wegen der geringen extrapyramidalmotorischen Nebenwirkungen im Senium besondere Vorteile auf. Inwieweit sie für akute Behandlungen geeignet sind, wird noch untersucht.

Spezielle Therapie der verschiedenen Störungen

Generalisierte Angststörung. Die generalisierte Angststörung gilt sowohl verhaltenstherapeutisch als auch psychopharmakologisch als schwer zu behandelndes Störungsbild. Die Therapie der ersten Wahl ist die Psychotherapie (kognitive Verhaltenstherapie bzw. tiefenpsychologisch orientierte Therapie). Wenn dies nicht ausreicht, empfiehlt sich eine zusätzliche Pharmakotherapie (Hocking und Koenig 1995). Geeignet sind in niedriger Dosierung Lorazepam und Oxazepam, eventuell auch Buspirone.

Soziale Phobie und spezifische Phobie. Auch die soziale und spezifische Phobie können primär mittels **kognitiver Verhaltenstherapie** behandelt werden. Da der Phobie meistens ein stressbezogenes Ereignis vorausgeht, ist die Störung für psychotherapeutische Interventionen besonders gut geeignet (Hocking und Koenig 1995).

Panikstörung. Spezielle Studien zur pharmakologischen Behandlung der Panikstörungen bei älteren Menschen liegen nicht vor. Es muss daher auf die Erfahrungen bei jüngeren Erwachsenen zurückgegriffen werden. In der akuten Phase sind **Benzodiazepine** indiziert. Gleichzeitig werden **Antidepressiva** verordnet. Im Prinzip sind alle Antidepressiva bei Panikstörungen gleich wirksam (Feighner 1999), sodass die Wahl des Antidepressivums nach dem Nebenwirkungsprofil getroffen werden kann. Es wird eine Therapie über einen **Behandlungszeitraum** von 6 Monaten empfohlen. Bei der isolierten Panikstörung wird die Pharmakotherapie unterstützt durch **kognitive Verhaltenstherapie**. Bei Panikstörungen mit Agoraphobie können beide Therapieverfahren in gleicher Gewichtung eingesetzt werden. Unter der genannten Therapie reagieren 80–90 % mit Besserung oder Vollremission. Bei **Therapieresistenz:**

- Überprüfung der Diagnose
- Wechsel des Antidepressivums
- Zugabe von Buspiron
- Intensivierung der Verhaltenstherapie.

Angst und Depression. Die Behandlung der Depression mit Antidepressiva ist die Therapie der Wahl. Die zusätzliche Gabe eines Anxiolytikums wirkt sich meistens günstig aus. Da der ängstlich-depressive Patient häufig nach neuen Therapiemaßnahmen drängt, weil er sich nicht sofort erleichtert fühlt, werden leider häufig Behandlungsstrategien vor dem Eintreten des Erfolges geändert (Flint 1998). Wenn psychotische Merkmale vorliegen, sind niedrige Dosen von Antipsychotika gerechtfertigt.

Angst bei organischen Erkrankungen. Bei der Behandlung der Angst und der Aggression bei Demenz können Thymoleptika wie Buspiron, Carbamazepin und auch Neuroleptika erfolgreich eingesetzt werden. Für die Behandlung der Angst bei anderen körperlichen Krankheiten gelten im Prinzip die Behandlungsregeln der primären Angststörungen, falls das Nebenwirkungsspektrum die Grundkrankheit nicht ungünstig beeinflusst.

Psycho- und Soziotherapie

Psycho- und Soziotherapien bei älteren und alten Menschen sind bisher sowohl in stationären als auch in ambulanten Settings deutlich unterrepräsentiert (Hirsch 1997). Hautzinger (2000) beklagte diesbezüglich eine „Indikationszensur": Die Ursache der psychischen Erkrankungen bei älteren Patienten werde eher in organischen und irreversiblen Faktoren gesucht, eine Abkehr vom „Defizitmodell" gelinge nur schwer. Nicht nur die Ärzte hängen den überholten Vorurteilen an. Auch viele ältere Menschen selbst wissen von den psycho- und soziotherapeutischen Möglichkeiten nichts oder wagen nicht, sie zu nutzen und dies trotz vorhandener Bereitschaft von Psychotherapeuten (vor allem Verhaltenstherapeuten), ältere Patienten zu behandeln (Kemper 1993).

Voraussetzungen für psychotherapeutische Verfahren können sein:

Therapeutische Beziehung. Die therapeutische Beziehung als „menschliche Begegnung und Arbeitsbeziehung" zugleich (Zimmer 1983) ist der Boden, auf dem die psychotherapeutische Behandlung gedeihen kann. Sie manifestiert sich in Verständnis, in der Bestätigung der Gefühlswelt der Patienten, d. h. in Einfühlung, in erklärenden Informationen, in viel Verstärkung und Ermunterung. Auf der Seite der Patienten folgt daraus – idealerweise bereits vorhanden – Initiative und Kooperation. Sie sollten das Gefühl vermittelt bekommen, Behandlungspartner und nicht dummer Schüler zu sein. Dieses Zusammenspiel ermöglicht eine fruchtbare Therapie.

Vermittlung und Bildung eines rationalen Krankheitskonzeptes. Hierfür ist gerade bei älteren Menschen Zeit, Geduld und Einfühlungsvermögen wichtig. Bestehende Krankheitsmodelle sollten akzeptiert bzw. vorsichtig ergänzt werden. Die Vermittlung eines mehrfunktionalen Konzepts im Sinne eines Vulnerabilitäts-Stress-Modells (s. Abb. 6-2 S. 109) ist eine Grundvoraussetzung für die Akzeptanz und Inanspruchnahme verschiedener jeweils indizierter Maßnahmen. Dazu gehört auch die genaue Erklärung, welche **Ziele** die zusätzlich zur eventuell erforderlichen Medikation vorgeschlagenen psychologischen Verfahren verfolgen. Die Sprache sollte an die Gewohnheiten der Patienten angepasst sein. Fremdwörter sind zu vermeiden oder sollten verständlich erklärt werden. Dennoch sollten die fachlichen Kenntnisse genauestens beschrieben werden. Die Patienten sollten Zeit und Raum für Klärung und Fragen haben.

Integration in biographische und lebensweltliche Zusammenhänge. Die Angststörung soll gemeinsam mit den Patienten in deren Lebenszusammenhang eingeordnet werden. Auch weit zurückliegende Ereignisse (wie etwa der 2. Weltkrieg, Verlust der Heimat) können wieder starke Bedeutung durch die Vorstellungswelt und durch die Erinnerungen der Patienten erhalten. Solche Ereignisse können aktualisiert sein durch den Verlust der Wohnung oder einer vertrauten Person. Die meist jüngeren Therapeuten sollen ihre Fachkompetenz mit der Lebenserfahrung ihrer älteren Anvertrauten zusammenspielen lassen.

Psychologische Verhaltensdiagnostik. Für die verschiedenen therapeutischen Konzepte, verhaltenstheoretisch oder tiefenpsychologisch fundiert, ist eine Analyse des aktuellen Verhaltens gleichermaßen notwendig. Die daraus abgeleiteten Interpretationen können sich allerdings unterscheiden.

Es ist notwendig, auch in Richtung einer Behandlungspartnerschaft, gemeinsam mit den Patienten eine **Analyse** der Angstreaktion, der Auslöser und der Konsequenzen durchzuführen. Die Angstreaktion ist auf folgenden Ebenen zu beschreiben:

- Gefühle (z.B. Angst, Panik, Verzweiflung, Wut, Hilflosigkeit)
- Gedanken und Vorstellungen (z.B. „das ist gefährlich und bedrohlich, ich bekomme einen Herzinfarkt, ich falle um, ich brauche Hilfe, ich bin allein und hilflos")

- Handlungen (z. B. zu Hause bleiben, Hilfe rufen, klagen)
- Psychophysiologie (z. B. Schwitzen, Herzrasen, Zittern).

Wichtig sind anschließend die aktuellen spezifischen äußeren und inneren Situationen, die die Angst und eventuelles Vermeidungsverhalten aus Angst vor der Angst bedingen. Die kurz- und längerfristigen Konsequenzen sind ausführlich zu besprechen. Was handeln sie sich ein mit Vermeidung? Was kann passieren, wenn sie in die Angstsituation gehen?

Diese Analyse gibt nicht nur dem Diagnostiker Informationen, sondern vermittelt auch den Patienten selbst eine Klärung. Die Patienten können so ihre Angstgefühle besser ein- und zuordnen. Was vorher nur unklar und bedrohlich war, wird fassbarer und als Angstreaktion deutbar und benennbar. Dies bewirkt oft bereits eine erhebliche Entlastung und Perspektivenänderung. Der Weg zur Behandlung ist damit geöffnet.

Die **Behandlungsschritte** selbst ergeben sich aus der gemeinsamen Analyse des Störungsbildes. Den Patienten werden grundlegende Informationen über die Behandlungsmöglichkeiten gegeben und Mitbestimmung in der Auswahl der Verfahren eingeräumt. Mit diesen Wahlmöglichkeiten wird ihnen das Gefühl der Kontrolle gegeben.

Leider gibt es nur wenige kontrollierte Studien zur Behandlung von Angststörungen bei älteren Menschen (Karlbauer-Helgenberger 2000).

Auch schon recht einfache Verfahren wie Entspannungstechniken zeigten gute Erfolge. Das Erlernen einer Entspannungstechnik (Progressive Relaxation oder Autogenes Training) sollte bei älteren Menschen ein Basisbaustein der Therapie sein (Ohm 1994). Bei Hypertonus wirken Entspannungsverfahren ebenfalls sehr gut, bei gleichzeitigem Auftreten von Angst und Hypertonus könnten mit diesen Techniken gleichermaßen zwei sinnvolle und wichtige Ziele angestrebt werden.

Im Folgenden werden einige bewährte Interventionen beschrieben, die bei älteren Patienten noch zu überprüfen sind, aber sicher wichtige und sinnvolle Ansätze bieten (Kraemer 1991):

Ein älteres Standardverfahren der Verhaltenstherapie, das sich bei diesen Störungsbildern gut bewährt hat und das nach klinischer Erfahrung gerade für ältere Patienten gut geeignet erscheint, ist die **Systematische Desensibilisierung.** Hierbei werden angstbesetzte Situationen in einer aufsteigenden Hierarchie neutral in entspanntem Zustand in sensu (in der Vorstellung) vorgegeben. Erst nach einigen Sitzungen sollte begonnen werden, die Situationen in der Realität aufzusuchen, auch hier möglichst schonungsvoll gestuft.

Wenn die Patienten körperlich gesund und kooperativ sind, können nach entsprechender Vorbereitung und Aufklärung über die Behandlungsschritte und zu erwartenden Effekte die **Exposition in der Realität** trainiert werden. Dieses Verfahren ist das Mittel der Wahl und zumindest bei jüngeren Patienten gut untersucht. Das Prinzip dabei ist die Gewöhnung an die Angstgefühle, ihre Toleranz sowie die Erkenntnis, dass nichts außer Angst passiert. Die Patienten können auch die Erfahrung machen, dass die Angst nicht, wie erwartet, bis ins Unermessliche steigt, sondern sich allmählich oder auch plötzlich reduziert. Deshalb soll die Situation so lange ausgehalten werden, bis die Angstgefühle wieder sinken. Dieses Verfahren ist in den ersten Sitzungen allerdings aufwendig, da, speziell bei älteren Personen, ein professioneller Begleiter zugegen sein muss, um Ermunterung und Hilfestellung zu geben und erforderlichenfalls als Modell dienen zu können. Auch solche Situationen können als **Imagi-**

nationsverfahren (in der Vorstellung) vorbereitet werden.

Auch für ältere Menschen sinnvolle Behandlungsmöglichkeiten sind **kognitive Verfahren** (Bizzini et al. 2000). Dabei werden automatische Gedanken in der Angstsituation erkundet, auf Realität geprüft, und zugunsten konstruktiver alternativer Denkweisen umformuliert. Oft kommen hierbei auch wichtige Grundeinstellungen (wie z. B. „ich darf keine Fehler machen, ich muss perfekt sein, ich darf keine Schwächen zeigen") zum Vorschein. Auch diese sollen im Zusammenhang mit der Lebensgeschichte verständlich gemacht werden und Verständnis nach sich ziehen, dann aber auch modifiziert werden, um den inneren und äußeren Verhaltensspielraum zu erweitern.

Die **tiefenpsychologischen Ansätze** bevorzugen eher ein Symptom-unspezifisches Vorgehen, sind konfliktzentriert und haben klinisch gute, auch symptomorientierte Effekte (Kemper 1993, Radebold 1992). Anscheinend spielen hier, gerade in Gruppentherapien, das gemeinsame emotionale Erleben, Problemlösen und die beziehungsstiftenden Kontaktmöglichkeiten eine entscheidende Rolle.

Wenn die Patienten sich gerne selbst informieren, kann ihnen verständliche Literatur zur Selbsthilfe gegeben werden, mit der sie und eventuell ihre Angehörigen ihr Wissen in Ruhe vertiefen können (z. B. Butollo 2000, Matthews et al. 1988, Wittchen 1999).

Insgesamt steht eine Fülle von Maßnahmen für die Angstbehandlung zur Verfügung, die sich bei älteren Patienten sicherlich bewähren könnten, wenn sie angewendet würden.

Pflege

In der stationären Behandlung oder im Heim kommt der Pflege eine ganz entscheidende Rolle in der Behandlung älterer Patienten mit Angststörungen zu. Wichtige Gesichtspunkte eines Behandlungsprojektes sind eine ganzheitliche Pflege, die körperliche Betreuung und die Förderung psychologischer und sozialer Bedürfnisse und Handlungen einschließt (Korintenberg 1993).

> Das Pflegepersonal sollte Kenntnisse darüber haben und sich dessen bewusst sein, dass Altern nicht Stillstand bedeutet, sondern dass Lernfähigkeit bis ins hohe Alter gegeben ist.

Wesentlich ist auch die Berücksichtigung von altersrelevanten Themen wie Abschied, Trauer, Hilflosigkeit und Angst vor dem Tod oder Sterben.

Die in die Pflegeplanung gut einzubeziehenden wichtigsten Behandlungsmöglichkeiten sind folgende (Korintenberg 1993):

- Vermittlung gezielter und ausführlicher Informationen zur Korrektur irrationaler, angsterzeugender Gedanken und Vorstellungen.
- Ausgleich von Unsicherheiten und Ängsten durch Neu- bzw. Wiedererwerb von Fähigkeiten und Fertigkeiten und durch den Aufbau alternativer Verhaltensweisen, die das Selbstbild und die soziale Kompetenz verbessern (mit Hilfe operanter Methoden).
- Angstauslösende Bedingungen können verändert werden, bzw. durch Übungen und Training kann ein möglichst angstfreier Umgang erreicht werden (sukzessive Annäherung und Einsatz von Modelllernen).

Wichtige Stützpfeiler sind **Information** und **Transparenz** zur Förderung einer Behandlungspartnerschaft. Wesentliche Grundhaltung ist eine **Ressourcenorientierung**, damit die Aufmerksamkeit von Betreuern bzw. Pflegekräften auf die Aktiva und die verbleibenden Kräfte der alten Menschen gelenkt werden und diese gefördert, bestätigt und gefestigt werden können. Weiterhin sind auch kleinste Aktivitäten zu wecken und zu gestalten, um Passivität und Rückzug zu vermindern. Dadurch soll auch die ängstliche **Selbstaufmerksamkeit** und das Abtasten der Umgebung auf Gefahrensignale reduziert werden. Schließlich wird auf **übende Verfahren** großer Wert gelegt. Sie vermitteln den Menschen neue Erfahrungen mit ihrem Körper, ihren Handlungen, ihren Emotionen und ihren Vorstellungen. So wird insgesamt Selbstwirksamkeit und weitgehende Selbstbestimmung, ein grundsätzlich wichtiges Lebensgefühl, angezielt.

Mit den Pflegekräften müssen dafür qualitätssichernde Standards und Maßnahmen entwickelt werden. Entsprechende Schulungen und Fortbildungen müssen ermöglicht werden. Ein Training verhaltenstherapeutischer Methoden gibt dem Pflegepersonal Möglichkeiten an die Hand, problematisches Verhalten positiv zu verändern, was nicht nur die Effektivität der Behandlung, sondern auch die Berufszufriedenheit erhöht (Heuft et al. 2000).

2   Zwangsstörungen

2.1   Einführung

Klassifikation

Zwangsstörungen sind nach ICD-10 ebenso wie Angststörungen eine Untergruppe der neurotischen, Belastungs- und somatoformen Störungen. Nach psychopathologischen Gesichtspunkten werden im Wesentlichen folgende Störungen unterschieden:
Störungen mit vorwiegenden

* Zwangsgedanken
* Grübelzwang
* Zwangshandlungen
* Mischformen (Zwangsgedanken und Grübelzwang).

Epidemiologie

Zwangsstörungen kommen bei älteren Menschen seltener als im jüngeren Erwachsenenalter vor. Trotzdem sind sie ein klinisch relevantes Problem bei einer geschätzten **Prävalenz** von ca. 1 % bei Menschen über 65 Jahren (Zaudig und Niedermeir 1998, Krasucki et al. 2000, Beekman et al. 2000). Bei institutionalisierten Patienten ist die Prävalenz sogar höher (Flint, 1994).

2.2   Ätiologie

Wie bei den Angststörungen gibt es auch bei den Zwangsstörungen kein altersspezifisches ätiologisches Konzept. Auch hier ist von einem multifaktoriellen Geschehen im Sinne eines Vulnerabilitäts-Stress-Modells auszugehen (s. Abb. 6-2 S. 109). Neurobiologisch wird ein gesteigerter Metabolismus orbifrontal, im Nucleus caudatus und manchmal auch im vorderen Gyrus cingulum festgestellt, der sich nach Medikation mit SSRI, aber auch nach kognitiver Verhaltenstherapie deutlich bessert (Kordon und Hohagen 1998). **Risikofaktoren** sind starre Normen und Standards, genussfeindliche und depressive Grundhaltungen – diese sind gerade bei älteren Personen besonders ausgeprägt – und ein „chronisches Gefühl mangelnder Sicherheit" (Röper 1998).

ZWANGS- UND ANGSTSTÖRUNGEN

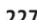

2.3 Klinik und Diagnostik

Besonderheiten im Alter

Zwangsstörungen sind im Vergleich zu Angststörungen meist sehr viel problematischer für die Betroffenen und schwieriger in der Behandlung (geringe Motivation, hohe Rückfallraten). Zwangsstörungen sind zudem enger mit Depressionen als mit Angststörungen verknüpft. Die **Komorbidität** zwischen Zwang und Depression beträgt 45 % (Beekman et al. 2000). Es ist ungewöhnlich, dass Zwangsstörungen zum ersten Mal im höheren Lebensalter auftreten (Karno et al. 1998). Wenn sie im Alter über 65 Jahre erstmalig auftreten, handelt es sich nicht um primäre Zwangsstörungen, sondern um Zwangsstörungen als Begleitsymptome anderer Erkrankungen.

Die für Zwangsstörungen **wesentlichen Merkmale** sind folgende (Lakatos und Reinecker 1999):

- Eine Person erlebt einen inneren, subjektiven Drang, bestimmte Inhalte zu denken (Zwangsgedanken) bzw. zu tun (Zwangshandlungen)
- Die Person leistet einen Widerstand, den Impuls auszuführen
- Der Inhalt der Gedanken und Handlungen wird von der Person als sinnlos, als nicht zielführend gesehen
- Zwangsgedanken und Zwangshandlungen führen zu einer deutlichen Beeinträchtigung des Lebensvollzugs der Person.

Noch als wesentlich hinzugefügt werden muss die Beobachtung, dass die Erkrankten, wenn sie an der Ausübung ihrer Rituale gehindert werden, eine starke Erregung und Anspannung verspüren, die ihre Qual verdeutlichen und auch häufig mit Aggressionen einhergehen.

Unter den verschiedenen Zwängen finden sich:

- Kontrollzwänge (42 %)
- Wasch- und Kontrollzwänge (25 %)
- Waschzwänge (21 %)
- Zwangsgedanken (12 %).

Differenzialdiagnose

Zwangsstörungen sind oft mit **Depression** verbunden und können nach deren Auflösung persistieren. Die Abgrenzung zur Depression ist besonders schwierig, da bei anankastischen Depressionen Zwangssymptome auftreten können und bei Zwangsstörungen depressive Symptome wie Stimmungstief, Konzentrationsstörungen, Antriebsverlust und Genussunfähigkeit.

Die Zwangsstörung kann aber auch mit **Angststörungen** wie Panikstörung, generalisierte Angststörung oder Phobie vermischt sein.

Es besteht keine signifikante Verbindung zu zwanghaften **Persönlichkeitsstörungen**, eher zu selbstunsicheren und dependenten Strukturen. Viele Zwangspatienten, sicher auch ältere Menschen, zeigen aber ausgeprochen problematische Interaktionsmuster bzw. Persönlichkeitszüge, die sich im therapeutischen Kontext als schwierig erweisen können (Lakatos und Reinecker 2000).

Im Gegensatz zu zwangsähnlichen Wahnsymptomen einer **Schizophrenie** bewerten Patienten mit Zwangskrankheiten ihre Gedanken und Rituale subjektiv als unsinnig.

2.4 Therapie

Pharmakotherapie

Die pharmakologische Therapie muss sich nach den Richtlinien bei jüngeren Patienten richten, da es keine speziellen Studien für ältere Menschen gibt. Zwangsstörungen sprechen selektiv auf SSRI und Clomipramin an, wobei Clomipramin den SSRIs gering überlegen sein soll (Greist und Jefferson, 1998). Unter den SSRI kann zwischen den verschiedenen Substanzen ausgewählt werden. Die SSRIs werden selbst in hohen Dosen gut von Patienten mit Zwangsstörungen vertragen. Das hoch selektive Ansprechen auf Serotonin-Reuptake-Hemmer, das weitgehende Fehlen eines therapeutischen Effektes unter Noradrenalin-Reuptake-Hemmung und Dopaminantagonismus weisen auf die Bedeutung des Serotoninstoffwechsels im Pathomechanismus der Zwangsstörungen hin. Ergänzend zur Pharmakotherapie ist immer eine kognitive Verhaltenstherapie indiziert.

Psycho- und Soziotherapie

Die **Voraussetzungen** für psychotherapeutisches Vorgehen wurden oben bereits beschrieben.

Empirische Studien mit jüngeren Patienten und die klinischen Erfahrungen mit älteren Menschen lassen die Schlussfolgerung zu, dass die kognitiv-verhaltenstherapeutischen Verfahren effektiv sind. Zwangspatienten (Durchschnittsalter 35 Jahre) profitieren sowohl von kognitiver Verhaltenstherapie alleine als auch von kognitiver Verhaltenstherapie in Kombination mit Fluvoxamin (Hohagen et al. 1998). Allerdings bezieht sich dieses Ergebnis auf Zwangshandlungen. Wenn Zwangsgedanken dominieren und/oder eine sekundäre Depression vorliegt, ist die Kombination mit Fluvoxamin der alleinigen kognitiven Verhaltenstherapie überlegen.

Kognitiv-verhaltenstherapeutische Verfahren beinhalten als Kern:
- Exposition (z. B. Berühren von schmutzigen Gegenständen)
- Reaktionsverhinderung (z. B. danach die Hände nicht waschen).

Allerdings setzen diese Interventionen eine gute Kooperation und Motivation voraus, da sie zunächst mit sehr unangenehmen Gefühlen wie Anspannung, Erregung, starker Angst und Wut oder Abwehr verbunden sind. Durch eine intensive Vorbereitung darauf und mit gründlicher Aufklärung über das Wesen der Zwangssymptome sowie mit vielfältigen kognitiven Techniken kann aber eine Änderungsmotivation aufgebaut werden.

Im Unterschied zu Ängsten hat die Exposition bei Zwängen eine andere Funktion: Die Katastrophenbefürchtungen liegen ja zum Teil weit in der Zukunft. Deshalb kommt es durch diese Verfahren oft nicht zu einer Verminderung der Unruhe.

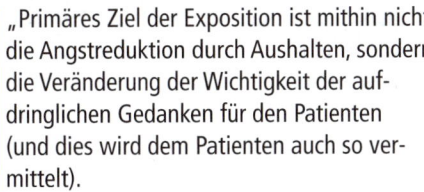

„Primäres Ziel der Exposition ist mithin nicht die Angstreduktion durch Aushalten, sondern die Veränderung der Wichtigkeit der aufdringlichen Gedanken für den Patienten (und dies wird dem Patienten auch so vermittelt).

Letztlich wird natürlich dadurch auch eine Angstreduktion angestrebt, jedoch erst sekundär. Voraussetzung der Wirksamkeit der Exposition in diesem Sinne ist allerdings, dass die übertriebene Gefahreneinschätzung des Patienten auf anderen Wegen modifiziert wird und dies größtenteils schon im Vorfeld der Exposition ..."(Lakatos und Reinecker 1998).

Für Zwangspatienten sind die **tiefenpsychologischen** Verfahren wahrscheinlich erst dann angebracht, wenn zumindest eine Reduktion der Zwangssymptomatik vorab bereits erzielt wurde.

Zur Unterstützung ist auch für Zwangskranke die Aufklärung durch Selbsthilfeliteratur möglich (Hoffmann 1996).

Zusammenfassend sollen noch einmal allgemeine **altersrelevante Bedingungen** für die Psychotherapie dieser Klientel beschrieben werden (Helgenberger und Wittchen 1991):

- älttere Personen profitieren stärker, wenn der Gesamtzusammenhang übersehbar ist
- da diese Menschen oft ungeeignete Lerntechniken benutzen, sollten ihnen sinnvolle und adäquate Möglichkeiten vermittelt werden
- ältere Patienten benötigen mehr Zeit zum Erwerb neuer Inhalte und sollten deshalb unterstützt werden durch schriftliches Material, kleine Einheiten und Wiederholungen
- Wenn ein Bezug zu den eigenen Erfahrungen hergestellt werden kann, profitieren ältere Patienten mehr von der Behandlung. Deshalb ist es wichtig, die therapeutischen Maßnahmen zu individualisieren und auf die Lebenswelt der Patienten abzustimmen.

Pflege

Hier bestehen dieselben Bedingungen wie bei Angststörungen. Bei Zwangskranken ist aber noch besonders auf die schwierigen Interaktionsstile zu achten und das Pflegepersonal sollte immer wieder die eigenen und die Aggressionen der Patienten reflektieren.

3 Zusammenfassung

Die **Prävalenzraten** der Angst- und Zwangsstörungen sind im Alter niedriger als im jüngeren Erwachsenenalter, primäre Angst- und Zwangsstörungen haben selten ihren Beginn im Alter. Bei den im Alter aufgetretenen Angst- bzw. Zwangsstörungen handelt es sich meist um sekundäre Angststörungen bei körperlichen, psychiatrischen oder demenziellen Störungen.

Sowohl für Angst- als auch für Zwangsstörungen besteht eine hohe Korrelation mit Depression.

Weder für Angst- noch für Zwangsstörungen liegen ausreichend spezifische Untersuchungen zur psychopharmakologischen Behandlung vor. Für die **psychopharmakologische Akut-Therapie der Angst** sind Benzodiazepine die effektivsten Anxiolytika. In der längerfristigen Behandlung sind Antidepressiva gleichwertig. Unerwünschte Nebenwirkung von Anxiolytika und Antidepressiva sind im Alter stärker zu beachten. Viele ältere Menschen weisen eine psychische Abhängigkeit von Anxiolytika auf.

Die **psychopharmakologische Behandlung der Zwangsstörung** mit Clomipramin und SSRIs stellt eine spezifische Therapie dar und gehört somit zu den Ausnahmen in der Psychopharmakotherapie.

Im Unterschied zu jüngeren sind bei älteren Angst- und Zwangspatienten die häufigsten störungsbezogenen Probleme eine mögliche Fokussierung auf rein medizinische Behandlung sowie bestehende zusätzliche Krankheiten (Multimorbidität). Dies sollte zweiseitig berücksichtigt werden, d. h. sowohl aus der Patienten-, als auch aus der Arzt- bzw. Therapeutensicht.

Die häufigsten **diagnostischen und therapeutischen Fehler** sind eine Unterschätzung des psychischen Anteils der Störung, eine Unterschätzung der Entwicklungs- und Veränderungsmöglichkeiten im Alter, d. h. ein Defizitmodell des Alters, sowie eine zu starre oder zu rasche Handhabung therapeutischer Standards, ohne die Patienten genügend kennengelernt und informiert zu haben.

Wichtig dagegen ist, genügend Zeit für Diagnose und Therapie anzuberaumen. Weiterhin ist wesentlich, den Blickpunkt der Aufmerksamkeit auf die Wirksamkeit auch psychotherapeutischer Verfahren zu richten und die Therapie auf die individuellen Stärken und Schwächen abzustimmen.

Zu berücksichtigen sind eventuelle kognitive und sensorische (Visusminderung, Hörfähigkeit) Einbußen, das persönliche Tempo dieser Menschen, ihre Lebenswelt sowie die Einbeziehung von Angehörigen.

Unerwünschte Nebenwirkungen wie etwa Misserfolgserlebnisse, verstärkte Ängste und Demoralisierung mit Depression können sich bei zu stark konfrontierenden, überfordernden Interventionen einstellen.

Alle Patienten mit Angst- und Zwangsstörungen sollen eine zusätzliche psychotherapeutische Unterstützung erhalten. Dies stärkt eventuell sogar bereits im Vorfeld ihre Selbstwirksamkeit.

Literatur

Baughman O (1994). The safety record of buspirone in generalized anxiety disorder. J Clin Psychiatry Monograph 12: 37–43.

Beekman Aartjan TF, de Beurs E, van Bolkom Anton JL, Deeg Dorly JH, van Dyck R und van Tilburg W (2000): Anxiety and Depression in Later Life: Co-Occurrence and Communality of Risk Factors. Am J Psychiatry 157:1, 89–95.

Bizzini L, Favre Ch, Bäurle (2000): Kognitive Therapie in kleinen Gruppen mit älteren Menschen: Das CTDS Programm. In: Bäurle P, Radebold H, Hirsch R D, Studer K, Furstoss-Schmid U, Struwe B (Hrsg.), Klinische Psychotherapie mit älteren Menschen, Verlag Hans Huber, 90–94.

Boerner RJ (1993): Differenzialdiagnose und differentielle Therapiestrategien bei Angststörungen im Alter. In: Kurz A (Hrsg.), Angst im Alter, MMV Medizinverlag, Vieweg, 46–62.

Butollo W (Hrsg.) (2000): Die Angst ist eine Kraft. Beltz Taschenbuch.

Feighner JP (1999). Overview of antidepressants currently used to treat anxiety disorders. J Clin Psychiatry 60 (Suppl 22): 18–22.

Flint A (1994). Epidemiology and comorbidity of anxiety disorders in the elderly. Am J Psychiatry 151:640–649.

Frommberger U, Angenendt J und Berger M (1995). Die Behandlung von Panikstörungen und Agoraphobien. Nervenarzt 66: 173–186.

Greist JH and Jefferson JW (1998). Pharmacotherapy for obsessive-compulsive disorder. Brit J Psychiatry 173 (suppl 35): 6470.

Handlungsleitlinie-Therapie von Angst- und Zwangsstörungen. Empfehlung zur Therapie von Angst- und Zwangsstörungen der Arzneimittelkommission der deutschen Ärzteschaft.

Hautzinger M (2000): Psychische Störungen im höheren Lebensalter. In: Hautzinger M (Hrsg.), Kognitive Verhaltenstherapie bei psychischen Störungen, Beltz Psychologie Verlags Union, 726–755.

Helgenberger F und Wittchen HU (1991): Ist Verhaltenstherapie bei Depressionen im Alter erfolgreich? Vortrag auf der 65. Jahrestagung der Bayerischen Nervenärzte München, Klinikum Grosshadern 16. November.

Heuft G, Haag G, Bayen UJ (2000): Psychoanalytische Psychotherapie und Verhaltenstherapie. In: Senf W und Broda M (Hrsg.), Praxis der Psychotherapie, Georg Thieme Verlag Stuttgart, New York 2000, 625–633.

Hirsch RD (1997): Beratung und Psychotherapie alter Menschen in der Bundesrepublik Deutschland. In: Buijssen HPJ, Hirsch RD (Hrsg.), Probleme im Alter, Beltz Psychologie Verlags Union, 1–10.

Hocking LB, Koenig HG (1995). Anxiety in medically older patients: a review and update. Int J Psychiatry Med 25: 221–238.

Hoffmann N (1993): Zwangsstörungen. In: M Linden und M Hautzinger (Hrsg.), Verhaltenstherapie, Springer Verlag, Berlin, Heidelberg, New York, London, Paris, Tokio, 361–367.

Hoffmann N (Hrsg.) (1996): Wenn Zwänge das Leben einengen. PAL Verlagsgesellschaften, Mannheim.

Hofmann E (Hrsg.) (1999): Progressive Muskelentspannung. Hogrefe, Verlag für Psychologie, Göttingen, Bern, Toronto, Seattle.

Hohagen F, Winkelmann G, Rasche-Räuchle H, Hand I, König A, Münchau N, Hiss H, Geiger-Kabisch C, Käppler C, Schramm P, Rey E, Aldenhoff J und Berger M (1998): Combination of behaviour therapy with fluvoxamine in comparision with behaviour therapy and placebo. British Journal of Psychiatry, 172 (suppl. 35) 71–78.

Karlbauer-Helgenberger F, Zulley J und Buttner P (1999): Altersprobleme. In Jürgen Margraf (Hrsg.): Lehrbuch der Verhaltenstherapie, Band 2, Springer Verlag, 517–549.

Kemper J (1993): Angst und psychodynamische Gruppenarbeit. In: Kurz A (Hrsg.), Angst im Alter, MMV Medizinverlag, Vieweg, 63–72.

Kordon A & Hohagen F (1998): Die Neurobiologie der Zwangsstörung. Psychotherapie 3. Jahrgang, Bd. 3, Heft 2, 177–185.

ZWANGS- UND ANGSTSTÖRUNGEN

Literatur

Korintenberg I (1993): Behandlung von Angststörungen im Heim. In: Kurz A (Hrsg.), Angst im Alter. MMV Medizinverlag, Vieweg, 73–84.

Kraemer S (1991): Angststörungen und Angstanfälle: Diagnostik und Behandlung aus verhaltenstherapeutischer Sicht. Zeitschrift für Klinische Psychologie, Psychopathologie und Psychotherapie, 125–147.

Krasucki Ch, Howard R, Mann A (1998): The Relationship Between Anxiety Disorders and Age. International Journal of Geriatric Psychiatry, Vol. 13: 79–99.

Lakatos A & Reinecker H (1998): Kognitive Verhaltenstherapie bei Zwängen. Psychotherapie 3. Jahrgang, Bd. 3, Heft 2, 201–214.

Lakatos A & Reinecker H (Hrsg.) (1999): Kognitive Verhaltenstherapie bei Zwangsstörungen. Hogrefe, Verlag für Psychologie, Göttingen, Bern, Toronto, Seattle.

Mathews A, Gelder M, Johnston D (Hrsg.) (1988): Agoraphobie, Springer Verlag, Berlin, Heidelberg, New York, London, Paris, Tokio.

Ohm D (1994): Entspannungstraining: Forschungsergebnisse und praktische Erfahrungen zu Autogenem Training, Progressiver Muskelrelaxation und Anwendungskombinationen. In: Zielke M, Sturm J (Hrsg.), Handbuch Stationäre Verhaltenstherapie, Beltz Psychologie Verlags Union, 378–394.

Radebold H (1992): Psychodynamik und Psychotherapie Älterer. Springer Verlag Berlin.

Röper G (1998): Auf der Suche nach Sicherheit. Psychotherapie 3. Jahrgang, Bd. 3, Heft 2, 263–280.

Sadavoy JS, Leclair JK (1997) Treatment of anxiety disorders in late life. Can J Psychiatry 42 (suppl. 1): 28 S–34 S.

Uhlenhuth EH, Balter MB, Ban TA and Yang K (1999) Trends in recommendations for the pharmacotherapy of anxiety disorders by an international expert panel, 1992-1997, European Neuropsychopharmacology 9 (Suppl. 6): S. 393–398.

Weiss KJ (1996) Optimal management of Anxiety in older patients. Drug Therapy 9(3) 191–201 Z ärztl Fortbild Qual Sich 94: 241–244.

Zaudig M & Niedermeir N (1998): Diagnose, Differenzialdiagnose, Komorbidität und andere Grundlagen der Zwangsstörung. Psychotherapie 3. Jahrgang, Bd. 3, Heft 2, 186-188.

Zimmer D (Hrsg.) (1983): Die therapeutische Beziehung. Edition Psychologie, Weinheim, Deerfield Beach Florida, Basel.

TEIL **B**

SPEZIELLE ASPEKTE

Multimorbidität

ANDREAS SCHREINER, WALTER HEWER

1   Einführung

Mit steigendem Lebensalter des Menschen nimmt die Prävalenz zahlreicher Erkrankungen zu. Etwa ab der siebten Lebensdekade stellt die Multimorbidität, das Vorliegen mehrerer Erkrankungen bei einer Person, eher den Regelfall denn die Ausnahme dar (van den Akker et al. 1998). Dementsprechend finden sich auch bei psychisch Kranken im höheren Lebensalter mit hoher Frequenz komorbide somatische Erkrankungen. So wurden in Gruppen stationär behandelter Patienten mit gerontopsychiatrischen Störungen im Mittel zwei bis fünf Begleiterkrankungen diagnostiziert, wobei diese zu etwa zwei Dritteln dem internistischen Fachgebiet zuzuordnen waren. In absteigender Häufigkeit fanden sich Erkrankungen von (Hewer und Förstl 1998, Zubenko et al. 1997):

- Herz und Kreislauf
- Stoffwechsel und Endokrinium
- Respirationstrakt
- Magen-Darm-Trakt.

Aber auch die Inzidenz zahlreicher neurologischer Erkrankungen steigt mit zunehmendem Alter an. Hierzu gehören:

- ischämische Erkrankungen (Schlaganfall, subkortikale arteriosklerotische Enzephalopathie)
- degenerative Erkrankungen (Alzheimer Demenz, Morbus Parkinson)
- neoplastische Erkrankungen (Hirntumore, Metastasen)
- symptomatische Epilepsien.

Von klinisch praktischer Bedeutung ist die Tatsache, dass komorbide somatische Erkrankungen zu dem Zeitpunkt des Eintritts der Patienten in die gerontopsychiatrische Versorgung häufig noch undiagnostiziert geblieben sind. Es wird geschätzt, dass dies bei ca. 30–60 % der in stationäre Behandlung aufgenommenen Patienten der Fall ist

(Hewer und Förstl 1998, Nagga und Marcusson 1998, Perry et al. 1995). Bevölkerungsstudien zeigen, dass psychisch auffällige ältere Personen im Vergleich zu psychisch Gesunden gehäuft von körperlichen Erkrankungen und Beeinträchtigungen betroffen sind (Linden et al. 1998, Weyerer et al. 1989).

Die Beachtung des Phänomens Multimorbidität ist deshalb von hoher Bedeutung für die Behandlung und Betreuung älterer Menschen, da diese meist von chronischen Erkrankungen betroffen sind, die in komplexer Weise miteinander interagieren, und in der Regel zu einer kombinierten Beeinträchtigung sowohl des physischen als auch des psychischen Funktionsniveaus führen. Insoweit ist es unverzichtbar, bei der Versorgung alter Menschen sowohl diagnostisch als auch therapeutisch mögliche Einflüsse komorbider medizinischer Erkrankungen zu bedenken (Hewer 1999, Marsh 1997). Dies schließt die gerade im höheren Lebensalter außerordentlich häufigen und vielgestaltigen unerwünschten Arzneimittelwirkungen (Müller-Oerlinghausen et al. 1999) und Medikamenteninteraktionen (König und Kaschka 2000) mit ein.

Gegenstand der folgenden Ausführungen sind ausgewählte Erkrankungen und Syndrome, die auf Grund ihrer Häufigkeit im Alltag der gerontopsychiatrischen und gerontoneurologischen Krankenversorgung eine wichtige Rolle spielen.

2   Häufige medizinische Probleme

2.1   Sensorische Funktionsstörungen

Die Leistungsfähigkeit sensorischer Funktionen, insbesondere des Seh- und Hörvermögens, lässt aufgrund physiologischer und pathologischer Prozesse in höherem Alter nach (Tab. 14-1). Auditive Funktionen sind dabei im Durchschnitt häufiger betroffen als visuelle Beeinträchtigungen. Etwa 30 % der Menschen über 65 Jahren müssen auf Grund einer Minderung ihres Hörvermögens mit Hörgeräten versorgt werden. Kombinationen eingeschränkter visueller und auditiver Sinnesfunktionen sind nicht selten. Diese Einschränkungen sind die Grundlage vielfältiger Probleme älterer Menschen und stellen auch Risikofaktoren für verschiedene psychische Störungen im Alter wie paranoide und depressive Syndrome oder kognitive Einschränkungen dar.

Tabelle 14-1: Wichtige Erkrankungen des Sensoriums im Alter.	
Visuelles System	**Auditorisches System**
• Katarakt	• Altersschwerhörigkeit (Presbyakusis)
• Makuladegeneration	• Verschluss des Meatus externus
• Retinopathie, besonders diabetisch	• Tinnitus
• Glaukom	
• Durchblutungsstörungen des Sehnervs	

Diagnostik und Therapie

Die Untersuchung sensorischer Funktionen sollte regelmäßig, im Sinne wiederholter Vosorgeuntersuchungen, durchgeführt werden. Zur Vermeidung von Folgeerkrankungen sensorischer Defizite sollte je nach Krankheitsbild symptomatisch oder kausal, in jedem Falle aber rasch und effektiv therapiert werden.

2.2 Sturz und Sturzgefährdung

Mehr als 80 % der Unfälle im Alter sind auf Stürze zurückzuführen. Über 30 % der 65-Jährigen stürzen mindestens einmal pro Jahr. Diese Zahl steigt pro Lebensjahrzehnt um jeweils ca. 10 % an. Bei nahezu allen Stürzen handelt es sich um ein multifaktorielles Geschehen. Risikofaktoren sind:

• weibliches Geschlecht
• Lebensalter über 80 Jahre
• vorausgegangene Stürze und Frakturen
• Untergewicht
• Parkinson-Syndrom
• Schlaganfall mit persistierenden Defiziten
• Demenz, Alkoholabhängigkeit
• depressive Störungen.

Medikamente, die zu einem erhöhten Sturzrisiko beitragen, sind Neuroleptika, Benzodiazepine und Antidepressiva. Widersprüchliche Daten gibt es für Antihypertensiva und Diuretika (Leipzig et al. 1999a,b).

Diagnostik

Da die möglichen Ursachen vielfältig, die möglichen funktionellen, psychologischen oder sozialen Folgen aber gravierend sind, ist eine umfassende Diagnostik anzustreben. Es existieren verschiedene Algorithmen zur Erfassung des individuellen Sturzrisikos. Sinn und Zweck dieser Algorithmen sollte die zuverlässige Einschätzung von Risikopatienten mit einem überschaubaren und in der Relation sinnvollen Aufwand sein. Eine Möglichkeit stellt die Tabelle 14-2 dar (Tinetti et al. 1988).

Falls zwei oder mehr der genannten Sturzrisikofaktoren vorliegen, sollten spezifische prophylaktische bzw. therapeutische Maßnahmen durchgeführt werden.

Tabelle 14-2: Checkliste Sturzrisikofaktoren (Tinetti et al. 1988).

◆ weibliches Geschlecht	◆ Einnahme von Psychopharmaka (Neuroleptika oder Antidepressiva)
◆ Untergewicht	
◆ Alter > 80 Jahre	
◆ Hypotonie (<90 mmHg systolisch)	◆ Ermittlung häuslicher Gefahrenquellen, z. B. Türschwellen, lose Teppiche etc.
◆ Fraktur in den letzten 5 Jahren	
	◆ neurologisches Defizit nach Schlaganfall
◆ Mobilitätstest nach Tinetti <18 Punkte (Prüfung von Gang und Stand, Beurteilung des Gangbildes)	◆ Balancetest: Semitandem- oder Tandemstand nicht möglich
◆ Hilfs- und Pflegebedürftigkeit (Hilfsbedarf für Aktivitäten des täglichen Lebens)	◆ Timed-up-and-go-Test (>20 sec.): Aus einem Stuhl mit Armlehne aufstehen, 3 m gehen und wieder hinsetzen
◆ Visusminderung	
◆ Demenz (Mini-Mental-Test <21 Punkte)	◆ Einbeinstand >5 sec. nicht möglich (3 Versuche erlaubt)
◆ Morbus Parkinson, Parkinson-Syndrom	

Therapie

Neben der Behandlung der Sturzfolgen kommt der Primär- und Sekundärprävention eine wichtige Rolle in der Versorgung geriatrischer Patienten zu. Hierzu gehören vor allem die Beratung über körperliche Aktivität, Ernährung, gezieltes Training von Muskelkraft oder auch die medikamentöse Behandlung der Osteoporose. Daneben sollte auch großer Wert auf eine rationelle Pharmakotherapie mit strenger Indikationsstellung für Psychopharmaka und Beschränkung einer Polytherapie gelegt werden (siehe auch Abschnitt „Arterielle Hypertonie"). Ein Hilfsmittel sind Hüftprotektoren. Diese bestehen aus vorgeformten Kissen, die über dem Trochanter major platziert werden und im Falle eines Sturzes die Kräfte auf den Trochanter reduzieren und durch eine Umverteilung der einwirkenden Kräfte zur Vermeidung proximaler Femurfrakturen dienen (Kannus et al. 2000).

2.3 Immobilität

Immobilität und ihre Sekundärkomplikationen gehen mit erheblichen medizinischen und pflegerischen Problemen einher und bewirken eine Abnahme der Lebensqualität älterer Menschen. Gravierend ist, dass die Sekundärkomplikationen häufig schwerer wiegen als die Erkrankung, die ursprünglich die Ursache für die Immobilität darstellte. Aus der Beeinträchtigung einer Organfunktion entwickeln sich durch Immobilisation im Verlauf progrediente Einschränkungen mehrerer Organe oder Organsysteme.

Häufigste, oft additive **Ursachen** für eine Immobilität älterer Menschen sind Organveränderungen (Muskeln, Gelenke und Knochen, Lunge und Kreislauf, zentrales Nervensystem oder Stoffwechsel, besonders Diabetes mellitus mit Sekundärkomplikationen wie Katarakt oder Polyneuropathie). Weitere Faktoren, die zur Entwicklung oder Verstärkung einer Immobilität beitragen, sind Schmerzen, depressive Störungen, Demenz oder psychosoziale Faktoren (z. B. Isolation). Zu den Medikamenten, die eine Immobilität begünstigen, gehören besonders solche mit sedierender Wirkung, mit extrapyramidalmotorischen Nebenwirkungen oder Gleichgewichts- und Akkommodationsstörungen (z. B. Anticholinergika).

Komplikationen, die sich direkt oder indirekt aus Immobilisierung und Inaktivität ergeben, sind:

MULTIMORBIDITÄT

14

- fokale oder generalisierte Muskelatrophien
- Gelenk- und Muskelkontrakturen
- Dekubiti
- Osteoporose
- Schenkelhals- oder andere Frakturen
- tiefe Beinvenenthrombosen und Lungenembolien
- Verschlechterung psychischer Funktionen (Zunahme kognitiver Defizite, depressive Symptome, delirante Syndrome)
- metabolische Veränderungen (Hyperkalzämie, katabole Stoffwechsellage oder Obstipation).

Therapie

Im Vordergrund steht eine konsequente frühzeitige und regelmäßige Mobilisation, um die Dauer der Inaktivität möglichst gering zu halten. Regelmäßiges Umbetten, Lagewechsel und passives Durchbewegen sind auch beim komplett immobilisierten Patienten möglich. Weiterhin bewährt haben sich die Frühmobilisation mit physiotherapeutischer Behandlung, Steh- und Gehtraining. Grundlegende Voraussetzung hierfür ist die Nutzung aller verfügbarer Ressourcen (z. B. Physiotherapeuten, Pflegepersonal) zur Umsetzung der erforderlichen Maßnahmen (Rousseau 1993).

2.4 Dekubitus

Dekubitalulzera entstehen bei Überschreitung des Kapillardrucks durch den Auflagedruck über einen Zeitraum von mehr als zwei Stunden. Ihre Häufigkeit in der geriatrischen Population wird in der Literatur mit bis zu 33 % angegeben. Mögliche Risikofaktoren sind vielfältig und gleichzeitig die besten und frühesten Hinweise für ein drohendes Dekubitalgeschwür. Plötzlich auftretende Risikofaktoren sind u. a. nächt-

liches Fieber über 39 °C, Schlaganfall mit Lähmungen, Bewußtlosigkeit jeglicher Ursache und Stürze mit unentdecktem Liegenbleiben. Dekubitalulzera können in 4 Stadien eingeteilt werden (Tabelle 14-3).

Tabelle 14-3: Gradeinteilung der Dekubitalulzera.

Grad	Lokalbefund
Grad I	Haut intakt. Nicht wegdrückbare Rötung, evtl. Ödem, schmerzhafte Schwellung oder Überwärmung.
Grad II	Kleinere bis größere Hautläsion. Hautdefekte von kleinen Exkoriationen bis zu großen, zur Basalmembran reichenden Defekten. Blasenbildung wie bei Verbrennungen Grad II.
Grad III	Alle Hautschichten betroffen. Nekrose des Subkutangewebes. Oft Nekrosen benachbarter Strukturen (Fettgewebe, Muskeln, Bänder, Sehnen). Fakultativ Gelenke betroffen.
Grad IV	Wie Grad III. Zusätzlich Osteomyelitis, Fistelgänge.

Diagnostik und Prophylaxe

Bei Vorliegen von Risikofaktoren sollte zunächst das Dekubitusrisiko erfasst werden. Eine Möglichkeit ist die modifizierte Norton-Skala (Tab. 14-4) (Norton 1989, Bienstein et al. 1997). Bei einem Gesamtscore unter 26 besteht ein erhöhtes Dekubitusrisiko, und eine Prophylaxe sollte einsetzen. Diese besteht in einer möglichst kompletten Druckentlastung, d. h. einer signifikanten Reduktion von Verweildauer und Größe des Auflagedrucks. Sinnvolle Maßnahmen sind regelmäßiges Umlagern in zweistündigen Abständen, Einsatz von weichen Matratzen und Verbesserung des Allgemeinzustandes des Patienten durch Behandlung von Malnutrition, Anämie oder Infektionen.

Tabelle 14-4: Modifizierte Norton-Skala zur Einschätzung des Dekubitusrisikos (Bienstein et al.).

Bereitschaft zur Kooperation (Motivation)	Alter	Haut-zustand	Zusatz-erkran-kungen	Körper-licher Zustand	Geis-tiger Zustand	Akti-vität	Beweg-lichkeit	Inkon-tinenz	Score
voll	<10		keine	gut	klar	geht ohne Hilfe	voll	keine	4
wenig	<30	schuppig, trocken	Abwehr-schwäche, Fieber, Diabetes, Anämie	leidlich	apa-thisch, teil-nahmslos	geht mit Hilfe	kaum einge-schränkt	manch-mal	3
teilweise	<60	feucht	MS, Karzinom, erhöhter Hämatokrit, Adipositas	schlecht	verwirrt	roll-stuhl-be-dürftig	sehr einge-schränkt	meis-tens Urin	2
keine	>60	Wunden, Allergien, Risse	AVK	sehr schlecht	stuporös	bett-lägerig	voll einge-schränkt	Urin und Stuhl	1
		(je nach Ausprä-gungs-grad!)	(je nach Aus-prägungs-grad!)						

Bei dieser Skala werden die zutreffenden Beschreibungen (= Punkte) notiert. Zum Beispiel: Alter >60 Jahre = 1 Punkt, Körperlicher Zustand leidlich = 3 Punkte usw. Anschließend werden alle Punkte addiert. Eine **Dekubitusgefahr besteht bei 25 Punkten** und weniger. Hier müssen prophylaktische Maßnahmen geplant und durchgeführt werden.

Therapie

Bei Vorliegen eines Dekubitalulkus besteht das Therapieziel in der Wiederherstellung physiologischer Wundverhältnisse durch
- komplette Druckentlastung
- Abtragung von Nekrosen: chirurgisch oder enzymatisch, z.B. mit bakteriellen Kollagenasen (Varidase®)
- Behandlung der Lokalinfektion und Sepsis
- permanent feuchter Wundverband z.B. mit Ringerlösung und häufigen Verbandswechseln (4- bis 5-mal täglich)
- Erkennung und Therapie weiterer Dekubitusrisikofaktoren und anderen Störfaktoren der Wundheilung, z.B. Malnutrition mit Vitamin-, Eiweiß- oder Elektrolytmangel
- Seltener angewandte, optionale therapeutische Interventionen sind plastisch-chirurgische Eingriffe bei Dekubitalulzera Grad III und IV. Unter der Voraussetzung einer nachgewiesenen Wirksamkeit könnten zukünftig auch Wachstumsfaktoren, z.B. TGF-β, eine Rolle spielen (Cox et al. 1992).

MULTIMORBIDITÄT

14

2.5 Osteoporose

Etwa 30 % der Bevölkerung über 50 Jahre ist von einer Osteoporose betroffen. Das Risiko für Frauen liegt dabei deutlich über dem von Männern, was sich unter anderem in einem Lebensfrakturrisiko von 39 % gg. 13 % zeigt (Melton et al. 1992). Diese Zahl steigt signifikant bei immobilisierten Patienten durch Veränderungen des Knochenstoffwechsels mit einem Ungleichgewicht zwischen Knochenanbau und -resorption. Man unterscheidet eine lokale und generalisierte Osteoporose. Realisationsfaktoren sind neben der idiopathischen Form endokrine, entzündliche oder iatrogene Ursachen. Zu den **Risikofaktoren** für eine Osteoporose gehören neben unzureichender Kalziumzufuhr und unzureichender Bewegung eine Langzeittherapie mit Kortikosteroiden, Rauchen und starker Alkoholkonsum.

Diagnostik

Der allmähliche Knochenverlust bleibt klinisch lange stumm und wird in der Routinediagnostik erst nach Abnahme der Knochendichte um 40 % ersichtlich. Frakturen nach Bagatelltraumen sind oft der erste Hinweis auf eine klinisch manifeste Osteoporose. Differenzialdiagnostisch müssen maligne, andere Knochenstoffwechsel- und hereditäre Erkrankungen ausgeschlossen werden. Neben der klinischen Untersuchung sind Röntgenaufnahmen, Laboruntersuchungen und bei bestimmten Indikationen Knochendichtemessungen notwendig.

Therapie

Die Basistherapie besteht aus einer hoch dosierten Kalziumzufuhr (z.B. 1000 bis 1500 mg Calciumcarbonat pro Tag) und gezielter Bewegung mit Muskelaufbau. Bei der spezifischen Pharmakotherapie kommen Östrogene, Kalzitonin, Vitamin D, Fluoride und Bisphosphonate zum Einsatz. Bei immobilisierten Patienten sollte eine regelmäßige physiotherapeutische Behandlung, mindestens aber tägliches passives Durchbewegen erfolgen. Ein neuer therapeutischer Ansatz hat sich durch die kürzlich entdeckte biologische Wirkung von Vitamin K (ca. 45 mg/Tag) auf Natriumfluorid ergeben, wodurch eine nebenwirkungsarme und kostengünstige Therapiealternative zur Verfügung steht (Shiraki et al. 2000).

2.6 Urologische Erkrankungen

Häufige Symptome urologischer Erkrankungen sind Pollakisurie, imperativer Harndrang, Nykturie, Blasenentleerungsstörungen mit oder ohne Restharnbildung und Inkontinenz. Neben dem Harnwegsinfekt als häufigste Ursache einer urologischen Symptomatik sind differenzialdiagnostisch die benigne Prostatahyperplasie und das Prostatakarzinom beim Mann sowie das Harnblasenkarzinom bei beiden Geschlechtern zu nennen.

> Sicherung der Lebensqualität stellt bei den oft multimorbiden Patienten eine der vorrangigen Aufgaben von Diagnostik und Therapie dar.

Harnwegsinfektion im Alter

Bei Frauen treten Harnwegsinfektionen (HWI) aufgrund der anatomischen Gegebenheiten häufiger auf als bei Männern, wobei die Prävalenz im höheren Alter weiter ansteigt. Bei Männern wird eine Häufung von HWI erst ab dem höheren Alter beobachtet, meist verursacht durch obstruktive Erkankungen der ableitenden Harnwege wie die Prostatahyperplasie.

Prädisponierende Faktoren für HWI im Alter sind:

- Harnabflussstörungen (z. B. durch Steine, Tumoren, Strikturen, neurogene Blasenfunktionsstörung)
- Stoffwechselstörungen (z. B. Diabetes mellitus, Gicht)
- Abwehrschwäche
- immunsuppressive Therapie
- harnableitende Katheter

Klinik. Harnwegsinfekte mit Affektion der Blase (Zystitis) können sich klinisch unterschiedlich äußern:

- asymptomatische Bakteriurie
- symptomatische Harnwegsinfektion mit Dysurie und/oder Pollakisurie
- bei kompliziertem Verlauf:
  - hämorrhagische Zystitis
  - aszendierende Infektion mit Pyelonephritis

Diagnostik. Die Diagnose einer HWI wird neben der Anamnese und der klinischen Symptomatik durch Nachweis einer Bakteriurie und Leukozyturie in der Urinuntersuchung gestellt. Für deren richtige Interpretation sind eine korrekte Gewinnung der Harnprobe sowie eine rasche Aufbereitung wichtig, um Fehldiagnosen zu vermeiden. Durch Zunahme asymptomatischer oder oligosymptomatischer Verläufe wird die klinische Diagnose von HWI im höheren Alter häufig erschwert.

Therapie. Gerade bei geriatrischen Patienten sollte eine kausale Therapie mit Beseitigung eventueller Abflussstörungen bzw. Ausschaltung oder Behandlung prädisponierender Risikofaktoren (s.o.) angestrebt werden. Eine ausreichende Flüssigkeitszufuhr ist zu beachten. Die Indikation für eine antibiotische Therapie und die Auswahl eines geeigneten Antibiotikums erfordern bei geriatrischen Patienten stets eine individuelle Nutzen-Risiko-Abwägung

unter Berücksichtigung der Akuität und der Schwere der klinischen Symptomatik.

Benigne Prostatahyperplasie

Als häufigste Ursache obstruktiver Blasenentleerungsstörungen und Harnwegsinfektionen bei älteren Männern soll hier exemplarisch auf die Behandlung der benignen Prostatahyperplasie eingegangen werden.

Therapie. Für die Behandlung der **Prostatahyperplasie** sind je nach klinischem Bild abzuwägen:

- abwartende Strategien
- Phytotherapeutika (z. B. β-Sitosterin)
- α-Rezeptorenblocker (z. B. Doxazosin 4 mg/Tag)
- 5α-Reduktasehemmer (z. B. Finasterid 5 mg/Tag).

Der exakte Wirkmechanismus der Phytotherapeutika ist bislang nicht bekannt. α-Rezeptorenblocker wirken über eine Relaxation der glatten Muskelzellen in der Prostata, während 5α-Reduktasehemmer durch Absenken des intraprostatischen Dihydrotestosterons eine Reduktion des Prostatavolumens zur Folge haben. Zu den verschiedenen Möglichkeiten chirurgischer Interventionen gehören die transurethrale Resektion (TUR) oder Inzision (TUI) der Prostata, Laserverfahren, transurethrale Mikrowellenthermotherapie, Nadelablation der Prostata und intraprostatische Stents.

2.7 Gynäkologische Tumoren

Die häufigsten gynäkologischen Erkrankungen im höheren Lebensalter stellen die malignen Tumoren dar. Hierzu gehören vor allem das Mamma-, Ovarial-, Endometrium- und Vulvakarzinom. Die Häufigkeit dieser Tumoren nimmt durch die steigende Lebenserwartung und die altersabhängig wachsende Inzidenz gynäkologischer Neoplasien derzeit zu.

Therapie

Entscheidend für das Therapieregime ist die Frage, ob für die Patientin eine kurative oder palliative Behandlung sinnvoll ist. Hierbei sollte sich die Entscheidung weniger am chronologischen als vielmehr am biologischen Alter der Patientin orientieren. Therapieformen wie Radiatio oder zytostatische Therapie gehen mit einer zumindest vorübergehenden Verschlechterung der Lebensqualität einher, so dass bei kritischer Abwägung der Nutzen dieser Behandlung die damit verbundenen Einschränkungen übertreffen sollte.

Besonders zu beachten sind die physiologisch oder zusätzlich pathologisch eingeschränkte Leber- und Nierenfunktion, die beispielsweise zur Substanz-Akkumulation bei einer zytostatischen Therapie führen kann. Bei Hormontherapien müssen vor allem bei hoch dosierter Gestagengabe mögliche Nebenwirkungen wie erhöhtes Thromboserisiko, Blutzuckeranstieg und erhebliche Gewichtszunahme mit potenziellen Sekundärkomplikationen beachtet werden.

2.8 Herzinsuffizienz

Kennzeichnend für eine Herzinsuffizienz ist, dass trotz genügenden venösen Rückflusses eine ausreichende Blutversorgung des Organismus nicht aufrechterhalten werden kann (Hombach 2000). Die häufigsten Grunderkrankungen sind die arterielle Hypertonie und die koronare Herzkrankheit (Lüderitz 2000). Symptome resultieren zum einen aus einer Minderdurchblutung der Peripherie (z. B. allgemeine körperliche Leistungsminderung, Konzentrationsstörungen), und sind zum anderen Folge einer Stauung im kleinen und großen Kreislauf (Orthopnoe, periphere Ödeme etc.). Die Herzinsuffizienz kann in erheblichem Maße das Auftreten und die Art der Manifestation psychopathologischer Symptome beeinflussen, wie etwa depressiver Verstimmungen oder kognitiver Beeinträchtigungssyndrome. Nicht zuletzt sind auch Schlafstörungen häufig mit Herzinsuffizienz assoziiert.

Diagnostik

Ergänzend zur klinischen Befunderhebung liefern **Röntgen-Thorax** (Herzgröße und -konfiguration, Stauungszeichen) und **EKG** (Herzrhythmus, Hinweise auf Rechtsherz-/ Linksherzbelastung, Koronare Herzkrankheit etc.) wesentliche Informationen. Durch die **Echokardiographie** können weitergehende Aussagen getroffen werden, z. B. bezüglich regionaler oder diffuser Kontraktionsstörungen und Störungen der Klappenfunktion. Insbesondere kann echokardiographisch auch eine (mit therapeutischen Konsequenzen verbundene) Aussage dazu getroffen werden, ob eine systolische oder diastolische Störung der linksventrikulären Funktion im Vordergrund steht (Hombach 2000). Von besonderer Wichtigkeit sind regelmäßige **Laborkontrollen** der harnpflichtigen Substanzen und der Elektrolyte unter laufender Therapie (Natrium, Kalium, u. U. auch Magnesium).

Therapie

Die **Basismaßnahmen** umfassen unter anderem eine angemessene Schonung, möglichst bei Vermeiden einer kompletten Immobilisierung, Begrenzung der Flüssigkeitsaufnahme, richtige Lagerung, Salzrestriktion, physikalische und ggf. auch medikamentöse Thrombembolieprophylaxe, ggf. Elektrolytsubstitution (Kalium, Magnesium).

Als **kausale Therapie** sollten, wo immer möglich, ursächliche Erkrankungen gezielt behandelt werden (z. B. Blutdruck-einstellung, Therapie einer Hyperthyreose). Angesichts der enormen Fortschritte der Herzchirurgie und der interventionellen Kardiologie kommen hierbei invasive Therapiemethoden (z.B. aortokoronare Bypass-Op, PTCA) in zunehmendem Maße auch bei betagten Patienten in Betracht.

In der spezifischen **Pharmakotherapie** konnte in zahlreichen kontrollierten Studien ein prognostisch günstiger Effekt der Therapie mit Angiotensin-Converting-Enzyme-Hemmern (ACE-Hemmern) nachgewiesen werden, weshalb dieser Stoffgruppe eine zentrale Bedeutung bei der Therapie der Herzinsuffizienz zukommt. Wenn ACE-Hemmer nicht vertragen werden, können an ihrer Stelle Angiotensinrezeptor-Antagonisten eingesetzt werden. Herzglykoside haben ihre besondere Indikation bei tachykarden Kammerfrequenzen im Rahmen von Vorhofflimmern (cave: Übersehen eines Pulsdefizits). Die diuretische Therapie

muss bei alten Patienten besonders sorgfältig überwacht werden, da diese einerseits leicht eine Dehydratation entwickeln, gleichermaßen aber auch durch eine Überwässerung gefährdet sind. Als neues Therapieprinzip haben sich in den zurückliegenden Jahren Betablocker etabliert (Lüderitz 2000). Im Hinblick auf die möglichen Komplikationen bei dem Einsatz dieser Stoffgruppe in der Therapie der Herzinsuffizienz sollte die Einstellung auf einen Betablocker nur vom entsprechend Erfahrenen vorgenommen werden.

Bei der Stufentherapie wird die Therapie bestimmt vom Vorliegen bestimmter assoziierter Erkrankungen (Bluthochdruck, stärkergradige Flüssigkeitsretention etc.) und vom Schweregrad der Herzinsuffizienz, eingeteilt nach der New York Heart Association (NYHA I: keine subjektive Leistungseinschränkung bis NYHA IV: Beschwerden bereits unter Ruhebedingungen) (Tab. 14-5). Diese Empfehlungen dürfen

Tabelle 14-5: Stufentherapie der Herzinsuffizienz nach den Schweregraden der Stadieneinteilung der New York Heart Association (NYHA). (+ = bei diesem Krankheitsbild indiziert, gekürzt nach Lüderitz 2000, Hoppe und Erdmann 1998.)

Substanzen		NYHA I	NYHA II	NYHA III	NYHA IV
ACE-Hemmer		+	+	+	+
Diuretika	Thiazide	+ (bei Hypertonie)	+ (bei geringgradiger Flüssigkeitsretention)	+ (Potenzierung der Schleifendiuretika-Wirkung)	+ (Potenzierung der Schleifendiuretika-Wirkung)
	Schleifen-diuretika	-	+ (bei Flüssigkeits-retention)	+	+
	Spironolacton	-	+ (bei persistierender Hypokaliämie)	+ (bei persistierender Hypokaliämie, Potenzierung der Schleifen-diuretika-Wirkung)	+ (bei persistierender Hypokaliämie, Potenzierung der Schleifen-diuretika-Wirkung)
Herzglykoside		+ (bei tachykardem Vor-hofflimmern)	+	+ (bei tachykardem Vor-hofflimmern, persist. Symptomatik unter ACE-Hemmer/Diure-tika)	+

MULTIMORBIDITÄT

nicht schematisch, sondern immer nur unter Berücksichtigung der individuellen Gegebenheiten realisiert werden. Dies beinhaltet insbesondere die Beachtung im Einzelfall bestehender Kontraindikationen (z. B. für Spironolacton bei Niereninsuffizienz, für Digitalisglykoside bei obstruktiver Kardiomyopathie).

2.9 Arterielle Hypertonie

Etwa 50 % der Menschen im höheren Lebensalter leiden an einem Bluthochdruck, wobei es sich in über 90 % der Fälle um eine essentielle Hypertonie handelt. Ein erhöhtes Risiko für das Auftreten kardiovaskulärer Ereignisse bei Bestehen eines Bluthochdrucks ist nicht nur für jüngere Altersgruppen, sondern auch für die Gruppe der 60- bis 85-Jährigen nachgewiesen (Anlauf und Ackermann 2000); möglicherweise gilt Ähnliches auch für Hochbetagte im Alter über 85 Jahre (Boshuizen et al. 1998). Auch die bei Älteren besonders häufig anzutreffende isolierte systolische Hypertonie ist mit einem eindeutig erhöhten kardiovaskulären Risiko verbunden, weswegen hier diagnostisch und therapeutisch das gleiche Vorgehen wie bei gleichzeitiger Erhöhung von systolischem und diastolischem Blutdruck indiziert ist (Deutsche Liga zur Bekämpfung des hohen Blutdrucks 1999).

Diejenigen neurologisch-psychiatrischen Erkrankungen, für die der Bluthochdruck den wichtigsten Risikofaktor darstellt, sind der Schlaganfall und die vaskuläre Demenz (Poeck und Hacke 1998, Kloß et al. 1994). Auf Grund neuerer Befunde ist die Hypertonie und ihre Behandlung auch von pathogenetischer Bedeutung für die Entwicklung der Alzheimer Demenz (Skoog et al 1996).

Diagnostik

Die wichtigste Maßnahme stellt nach wie vor die unter Ruhebedingungen vorgenommene **Blutdruckmessung** nach Riva-Rocci dar. Besonderes Augenmerk ist dabei zu richten auf Blutdruckschwankungen, sowie die nicht selten unter Therapie auftretenden hypotensiven Zustände in Orthostase. In vielen Fällen liefert eine Langzeit-Blutdruckmessung über einen 24-stündigen Zeitraum nützliche Informationen, wobei dieses Verfahren insbesondere bei kognitiv beeinträchtigten alten Patienten nicht uneingeschränkt eingesetzt werden kann. Für die Diagnostik sekundärer Hypertonien gelten die gleichen Richtlinien wie für jüngere Patienten. Von wesentlicher Bedeutung ist die Erfassung von Hochdruckfolgekrankheiten (hypertensive Herzerkrankung, zerebrale Makro-/Mikroangiopathie), da diese wesentliche Determinanten für die Durchführung der antihypertensiven Therapie darstellen und sich beim alten Patienten in besonderer Häufigkeit finden.

Therapie

Eine wirksame Behandlung der Hypertonie führt zumindest bis zum Alter von 85 Jahren nachweislich zu einer Senkung der Sterblichkeit aufgrund kardiovaskulärer Ursachen. Bemerkenswert ist, dass hierbei die Kosten-Nutzen-Relation beim älteren Patienten günstiger ausfällt als im mittleren Lebensalter (Anlauf und Ackermann 2000).

> Die Indikation zur antihypertensiven Therapie ist gegeben bei einem systolischen Blutdruck ≥ 160 und/oder einem diastolischen Blutdruck ≥ 95 mmHg.

Auch bei Werten ≥ 140 systolisch und/oder ≥ 90 mmHg diastolisch sollte die Notwendigkeit therapeutischer Maßnahmen geprüft werden (Indikation zur Therapie um so eher, je mehr weitere vaskuläre Risikofaktoren vorliegen bzw. bereits Folgeschäden nachweisbar sind).

Keine Indikation zur antihypertensiven Therapie besteht bei symptomatischer Blutdrucksteigerung, z. B. bei Bradykardie, Hyperthyreose, Pseudo-Hypertonie, sog. Praxis-Hypertonie.

Therapeutische Prinzipien.
* Ein Zielblutdruck systolisch unter 160 mmHg, diastolisch um 80 mmHg ist anzustreben (Anlauf u. Ackermann 2000). Diese Werte gelten nicht schematisch, ein individuelles Therapieziel muss unter Berücksichtigung klinischer Belange formuliert werden. Dies kann im Einzelfall den Verzicht auf eine komplette Blutdrucknormalisierung beinhalten. Wichtig ist die Vermeidung eines signifikanten orthostatischen Blutdruckabfalls, der keinesfalls mehr als 30 mmHg betragen darf (Deutsche Liga zur Bekämpfung des hohen Blutdrucks 1999).
* Bei medikamentöser Therapie sind die individuellen Begleit- und Folgekrankheiten zu berücksichtigen und im Hinblick darauf bestimmte Substanzen zu favorisieren (Beispiel: Diuretika bei gleichzeitig bestehender Herzinsuffizienz) bzw. gelten als Kontraindikation (Beispiel: Betablocker bei obstruktiver Atemwegserkrankung).
* initial niedrige Medikamentendosis, langsame Dosissteigerung, um eine langsame und schonende Blutdrucksenkung zu erreichen (Ausnahme: hypertensiver Notfall).
* Längerfristige Therapie „Compliancefreundlich" gestalten (überschaubares Medikamentenregime)

Therapeutische Maßnahmen. Bei niedrigem und mittlerem Risiko ist zunächst ein Versuch mit nichtmedikamentösen Maßnahmen zu rechtfertigen. Detaillierte Ausführungen zur Risikostratifizierung finden sich in den aktuellen Therapierichtlinien (Deutsche Liga zur Bekämpfung des hohen Blutdrucks 1999). Hier wird unter Berücksichtigung definierter Merkmale (Höhe des Blutdrucks, Vorliegen weiterer vaskulärer Risikofaktoren, Bestehen einer hypertensiven Endorganschädigung) eine Einteilung in vier Risikogruppen vorgenommen. Dabei geht man auf Grund von WHO-Empfehlungen davon aus, dass die Wahrscheinlichkeit in der Gruppe mit niedrigem Risiko innerhalb von 10 Jahren ein tödliches

Tabelle 14-6: Therapie des Bluthochdrucks. (Weiterführende Empfehlungen: Deutsche Liga zur Bekämpfung des hohen Blutdrucks [1999]).

Nichtmedikamentöse Maßnahmen	Pharmaka
* Gewichtsreduktion	Monotherapie: * Diuretikum
* Limitierung des Alkoholkonsums	**oder** * Betablocker
* Steigerung körperlicher Aktivität	**oder** * Kalziumantagonist (lang wirksame Substanz, z.B. Amlodipin, Nitrendipin)
* Beschränkung der Kochsalzzufuhr, mineralreiche Ernährung (Kalium, Kalzium, Magnesium)	**oder** * ACE-Hemmer
* Nikotinkarenz	Zweierkombination: * Diuretikum +
* Fett-/cholesterinarme Ernährung	Betablocker/Kalziumantagonist/ACE-Hemmer

oder nicht tödliches kardiovaskuläres Ereignis (z. B. Herzinfarkt, Schlaganfall) zu erleiden unter 15 % beträgt und für die anderen Gruppen signifikant höher liegt (mittleres Risiko: 15–20 %, hohes Risiko: 20–30 %, sehr hohes Risiko: ≥ 30 %).

Ist ein Versuch mit nichtmedikamentösen Maßnahmen nicht praktikabel bzw. nicht erfolgreich, besteht eine sichere Indikation für eine medikamentöse Therapie. Die in Tabelle 14-6 genannten Stoffgruppen entsprechen den aktuellen Empfehlungen der Deutschen Hochdruckliga. Ob bestimmten Pharmaka eine spezifische Wirkung in Bezug auf die Prävention der Entwicklung kognitiver Beeinträchtigungssyndrome zukommt, kann gegenwärtig noch nicht abschließend beurteilt werden. Entsprechende Ergebnisse liegen vor für den Kalziumantagonisten Nitrendipin, dessen Einsatz bei der Therapie der systolischen Hypertonie zu einer signifikanten Minderung des Demenzrisikos führte (Forette et al. 1998).

2.10 Endokrine und metabolische Erkrankungen

Diabetes mellitus

Bei einer Diabetesprävalenz von ca. 5 % in der Gesamtbevölkerung erreicht diese Erkrankung ihr Häufigkeitsmaximum in der siebten Dekade, wobei in dieser Altersgruppe etwa 20 % betroffen sind (Brückel 2000). Man geht davon aus, dass es sich im höheren Lebensalter bei ca. 90 % der Erkrankten um einen Typ-2-Diabetes handelt (Beischer 1999). Unter dem Terminus „Typ-2-Diabetes" wird eine vermutlich heterogene Gruppe von Störungen zusammengefasst, die durch einen relativen Insulinmangel gekennzeichnet sind. Insulinresistenz und eine Störung der Insulinsekretion werden als die beiden für diesen Krankheitstyp bedeutsamsten pathophysiologischen Prozesse angesehen. Neben steigendem Lebensalter sind Überernährung und Bewegungsmangel die wichtigsten Manifestationsfaktoren (The Expert Committee on the Diagnosis and Classification of Diabetes Mellitus 1997). Das Spektrum der Krankheitsmanifestationen ist breit und reicht von ausschließlich laborchemischen Auffälligkeiten über unspezifische Zustandsbilder (Müdigkeit, Leistungsminderung etc.) bis hin zu schweren Stoffwechselentgleisungen (z. B. dem hyperosmolaren Koma) und ausgeprägten mittel- bis langfristigen Folgeerkrankungen. Aus neurologisch-psychiatrischer Perspektive besteht ein gehäuftes Auftreten **zerebrovaskulärer Erkrankungen** und **polyneuropathischer Veränderungen**. Patienten mit Typ-2-Diabetes entwickeln offenbar mit erhöhter Frequenz **depressive Syndrome** (Gavard et al. 1993) und **Demenzerkrankungen** (Ott et al. 1999). Bedeutsam sind ferner **Verwirrtheitszustände** in Verbindung mit Stoffwechselentgleisungen.

Diagnostik. Neben der Beurteilung der aktuellen Blutzuckereinstellung (Blutzucker nüchtern und postprandial, Hämoglobin A_{1C}) besteht das Ziel der klinischen und apparativen Untersuchung darin, assoziierte Erkrankungen (u. a. Bluthochdruck, Fettstoffwechselstörungen) und Folgezustände zu erfassen (Makroangiopathie, Mikroangiopathie, Polyneuropathie, Katarakt etc.).

Therapie. Am Anfang jeder Behandlung steht eine Definition des **Therapieziels.** Dieses unterliegt – abhängig von Alter, prognostischen Aspekten, Versorgungssituation etc. – einer breiten interindividuellen Variation. Am einen Ende des Spektrums stehen diejenigen Patienten, bei denen, ähnlich wie in jüngeren Altersgruppen, eine Blutzuckereinstellung auf norm-nahe Werte angestrebt wird (präprandiale Blutglukose <120 mg %, Hämoglobin A_{1C} <7–7,5 %). Andererseits sind solche Werte bei nicht wenigen, vor allem hochbetagten und multimorbiden Patienten nicht rea-lisierbar und im Hinblick auf das thera-pieassoziierte Hypoglykämierisiko häufig auch nicht erstrebenswert. Am anderen Ende des Spektrums ist die Vermeidung akuter Komplikationen das wesentliche Be-handlungsziel, welches im Allgemeinen dann erreicht wird, wenn als therapeuti-sches Minimalziel ein Nüchternblutzucker von 180–230 mg % nicht überschritten wird (Brückel 2000). Letztendlich wird man immer versuchen, zu einer für den indivi-duellen Patienten günstigen Relation von Aufwand und Nutzen unter besonderer Berücksichtigung seiner persönlichen Le-bensqualität zu gelangen.

Vor dem Hintergrund dieser Überlegun-gen kommen die folgenden **therapeuti-schen Möglichkeiten** zum Einsatz:

Basis jeglicher Behandlung sind eine adäquate Ernährung und ein möglichst hohes Maß an körperlicher Aktivität. Die wesentlichen Aspekte der Ernährungsthera-pie bestehen in:

- Gewährleistung einer bedarfsgerechten Kalorienzufuhr (unter Berücksichtigung ggf. individueller Abweichungen vom Zielgewicht)
- Verzicht auf schnell resorbierbare Koh-lenhydrate
- Begrenzung des Fettanteils
- Gewährleistung einer ausreichenden Zu-fuhr mineral-, vitamin- und ballaststoff-reicher Nahrungsmittel.

Wenn diese Maßnahmen nicht ausreichen, ist die Indikation für die Gabe **oraler Anti-diabetika** gegeben. Das Biguanid **Metfor-min** ist, bei strikter Beachtung der Kontra-indikationen (insbesondere Niereninsuffi-zienz), vor allem für weniger betagte, über-gewichtige Patienten mit Insulinresistenz geeignet. **Sulfonylharnstoffe** (z. B. Gliben-clamid, Glimepirid) bzw. die seit kurzem verfügbare ähnlich wirkende Substanz **Re-paglinide** sind in erster Linie bei im Vordergrund stehender Störung der Insulin-sekretion indiziert, die sich häufiger bei Pa-tienten ohne oder nur mit geringem Über-gewicht findet (Beischer 1999). Haupt-risiko ist die mitunter vital bedrohliche Hypoglykämie. Dem kann unter Umstän-den durch die niedrig dosierte Gabe eines weniger potenten Sulfonylharnstoffs (z. B. Glisoxepid) entgegengewirkt werden. Der alpha-Glukosidasehemmer **Acarbose** kann adjuvant zur Senkung postprandialer Hy-perglykämien eingesetzt werden. Haupt-problem dieser Substanz sind die aus ihrem Wirkmechanismus resultierenden gastroin-testinalen Nebenwirkungen. Prinzipiell ist auch eine orale Kombinationstherapie möglich (z. B. Metformin plus Sulfonyl-harnstoff in niedriger Dosis).

Die wichtigste Indikation für eine **Insu-lintherapie** beim Typ-2-Diabetes ist das sog. Sekundärversagen, das sich mit zuneh-mender Krankheitsdauer bei einem Teil der Betroffenen entwickelt. Wenn trotz Aus-schöpfung der oben genannten Maßnah-men eine befriedigende Stoffwechselein-stellung nicht mehr gelingt, sollte eine Ein-stellung auf Insulin, in der Regel im Sinne einer sogenannten konventionellen Thera-pie (Ein- bis Zweimalgabe eines Mischin-sulins) angestrebt werden, da auf diesem Wege den zahlreichen Komplikationen der Erkrankung und der daraus resultierenden Minderung der Lebensqualität am besten entgegengewirkt wird (Beischer 1999).

Die diabetesassoziierten Begleit- und Folgekrankheiten werden entsprechend der für sie geltenden Richtlinien therapiert. Auch bei Diabetespatienten im höheren Lebensalter sollten Schulungsmaßnahmen angestrebt werden.

MULTIMORBIDITÄT

Schilddrüsenfunktionsstörungen

Schilddrüsenfunktionsstörungen sind im Alter weit verbreitet. Die Prävalenz der manifesten Hypothyreose wird auf 1–4 % geschätzt, für die manifeste Hyperthyreose werden Zahlen in einer Größenordnung von 0,5–8 % genannt, wobei sich die Häufigkeit der Hyperthyreose in Jodmangelgebieten am oberen Ende dieser Zahlenangaben bewegt (Raue 2000).

Sowohl die Unterfunktion als auch die Überfunktion der Schilddrüse können mit einem vielfältigen Symptomspektrum einhergehen, das eine breite Palette insgesamt nicht sehr spezifischer psychopathologischer Auffälligkeiten mit einschließt (Heuser 1993). Bei alten Menschen ist der Anteil oligosymptomatischer bzw. atypischer Manifestationen thyreoidaler Funktionsstörungen hoch, was insbesondere für Hyperthyreosen auf dem Boden einer Schilddrüsenautonomie gilt. Diese können sich manifestieren unter dem Bild eines konsumierenden Prozesses oder prominenter Herzrhythmusstörungen (Vorhofflimmern). Während bei manifester Hyper- bzw. Hypothyreose eine Erhöhung bzw. Erniedrigung der peripheren Hormone nachgewiesen werden kann, liegen diese im Falle latenter Funktionsstörungen bei supprimiertem resp. erhöhtem TSH-Spiegel noch im Normbereich.

Diagnostik. Angesichts des bei vielen Patienten wenig spezifischen klinischen Bildes und der Häufigkeit psychischer Auffälligkeiten sollten Schilddrüsenfunktionsstörungen bei der Aufklärung neuropsychiatrischer Erkrankungen im Alter differenzialdiagnostisch immer bedacht werden. Im Anschluss an die klinische Befunderhebung sollte deshalb ein Screening der Schilddrüsenfunktion mittels eines sensitiven **TSH-Assays** erfolgen, und dann bei Bedarf eine weiterführende Diagnostik

stattfinden (periphere Hormone, Sonographie, Szintigraphie etc.).

Therapie. Eine Wiederherstellung des euthyreoten Zustands gelingt durch die untenstehend genannten Maßnahmen mit hoher Effektivität:

Zur Normalisierung der Stoffwechselsituation bei **Hyperthyreose** sind **Thyreostatika**, wie Thiamazol, indiziert. Die Restitution des euthyreoten Zustandes lässt sich zum einen an der Remission vorbestehender Symptome erkennen (Sistieren einer Gewichtsabnahme oder einer Tachykardie etc.), zum anderen kommt es laborchemisch zu einer Normalisierung der erhöhten peripheren Hormonwerte, während mit einer Rückkehr des supprimierten TSH-Werts in den Normbereich in der Initialphase der Behandlung noch nicht zu rechnen ist. Die der Hyperthyreose im Alter überwiegend zu Grunde liegenden diffusen oder **fokalen Schilddrüsenautonomien** werden durch Thyreostatika nur symptomsuppressiv behandelt. Deshalb sollte sich nach Wiederherstellung der Euthyreose möglichst eine operative oder Radiojodtherapie anschließen. Wenn dies, z. B. bei hohem Operationsrisiko oder Pflegebedürftigkeit, nicht realisiert werden kann, so kommt auch eine Langzeittherapie mit Thyreostatika in Betracht. Eine strikte **Jodkarenz**, von der nur ausnahmsweise unter genau definierten Bedingungen abgewichen werden darf, muss unbedingt beachtet werden (unter Umständen TSH-Screening vor Jodexposition, z. B. durch Kontrastmittel).

Die **Hypothyreose** wird mit **L-Thyroxin** substituiert, wobei die Initialdosis im Regelfall 25 μg/die nicht überschreitet. Diese Empfehlung beruht darauf, dass bei höheren Dosierungen ein vermeidbares Risiko für kardiale Komplikationen besteht. Aus dem gleichen Grund und wegen der langen Halbwertszeit von L-Thyroxin

(8 Tage) erfolgt die Dosissteigerung in mehrwöchigen Abständen, und es sollte um nicht mehr als 25 µg pro Dosierungsschritt erhöht werden. **Zielgrößen** sind hier neben dem Verschwinden der vor Therapie bestehenden Symptome die Normalisierung des peripheren T4- und des TSH-Spiegels.

Bei **latenten** Hyper- und Hypothyreosen muss im Einzelfall über die Therapieindikation entschieden werden, unter Umständen kann auch eine probatorische Behandlung angezeigt sein (Pfannenstiel u. Mann 2000, Raue 2000).

2.11 Ernährungsstörungen

Malnutrition

Ernährungsstörungen sind bei alten Patienten weit verbreitet. Man schätzt, dass 10 bis 20 % der in häuslicher Umgebung lebenden und bis zu 60 % der in Institutionen untergebrachten Menschen von einer Malnutrition betroffen sind. Diese bleibt häufig unentdeckt, ihre Häufigkeit nimmt mit dem Alter und wachsender Pflegebedürftigkeit zu (Clarke et al. 1998). Über die negativen Folgen für den Gesamtorganismus hinaus sind potenziell ungünstige Auswirkungen einer Malnutrition auf die kognitive Kompetenz zu beachten (Stähelin 1999).

Neuropsychiatrische Erkrankungen gehören zu den wichtigsten ursächlichen Faktoren von Malnutrition. Bei Demenzerkrankungen kommt es mit dem Fortschreiten der kognitiven Beeinträchtigung sehr häufig zu einem schleichenden Gewichtsverlust (Burns et al 1989), der im terminalen Stadium nicht selten in einer Kachexie mündet. Depressive und delirante Syndrome gehen ebenfalls häufig mit einem erheblichen, der Dynamik der Grunderkrankung entsprechenden, sich rasch entwickelnden Gewichtsverlust einher (Sarkisian und Lachs 1996, Francis 1992). Darüber hinaus sind die allgemein für alte Patienten geltenden Risikofaktoren für eine Malnutrition zu beachten (Tab. 14-7).

Tabelle 14-7: Risikofaktoren für das Auftreten einer Malnutrition.

- Appetitstörung, Ausbleiben des Hungergefühls
- Einschränkungen beim Einkaufen und bei der Zubereitung von Nahrungsmitteln
- Schwierigkeiten beim Kauen
- Schluckstörungen
- gastrointestinale Erkrankungen
- Immobilität
- erhöhter Energiebedarf (Infektionen, gestörte Wundheilung, Hyperthyreose, hyperkinetische Bewegungsstörungen (z. B. Dyskinesien, Chorea Huntington)
- chronische Schmerzen, chronische, insbesondere konsumierende Erkrankungen
- Polypharmazie
- starker Konsum von Genussmitteln (Nikotin, Alkohol)
- schwierige soziale Situation (Vereinsamung, finanzielle Probleme)

Diagnostische Parameter.
- Körpergewicht
- Body Mass Index (BMI)
- Hautfaltendicke
- Muskeltrophik
- Klinische Zeichen der Mangelernährung:
  – Glossitis, Mundwinkelrhagaden etc.
- Labor:
  – Gesamt-Eiweiß, Albumin, Transferrin, Cholesterin, Differenzialblutbild (insb. Lymphozytenzahl), Elektrolyte, Retentionsparameter, Blutzucker.

Für die Verlaufskontrolle ist das Führen eines Ernährungsprotokolls zu empfehlen.

‖ Beachte: Symptome einer Malnutrition können auch bei normalem oder erhöhtem BMI bestehen.

Therapie. Soweit möglich sollte eine kausale Behandlung erfolgen (z. B. antidepressive Therapie) und eine Intervention bezüglich prädisponierender Faktoren stattfinden (Tab. 14-7).

Primär ist eine ernährungsphysiologisch ausgewogene Normalkost bzw. eine individuell indizierte Diät anzubieten, ggf. Unterstützung bei der Nahrungsaufnahme: Dies ist in vielen Fällen, speziell bei Patienten mit noch nicht zu weit fortgeschrittenen Demenzerkrankungen, die wichtigste und häufig auch hinreichende therapeutische Maßnahme. Diese sollte trotz des damit verbundenen Personalaufwands niemals unterbleiben. Das Zusammenstellen und Verabreichen einer solchen Kost erfordert die Berücksichtigung individueller Aspekte (persönliche Essgewohnheiten, im Einzelfall vorhandene prädisponierende Faktoren für Malnutrition, wie Kauprobleme u. ä.).

Sekundär muss, falls durch die oben genannten Basismaßnahmen keine ausreichende Ernährung zu erreichen ist, eine handelsübliche Trinknahrung, kombiniert mit einer nährstoffdefinierten Diät, zugegeben werden.

Spezifische **Mangelzustände** (z. B. Elektrolyte, Vitamine) müssen gegebenenfalls substituiert werden.

Eine **künstliche Ernährung** erfolgt bevorzugt enteral, also über eine nasogastrale Sonde oder mittels perkutaner endoskopischer Gastrostomie (PEG) angelegter Ernährungssonde. **Parenterale Ernährung** über einen peripher- bzw. zentralvenösen Zugang sollte nur dann erfolgen, wenn enterale Ernährung kontraindiziert oder nicht durchführbar ist (z. B. bei ausgeprägten Durchfällen, V.a. Ileus).

Dabei ist zu beachten, dass eindeutige wissenschaftliche Evidenz für eine günstige Beeinflussung relevanter klinischer Parameter bei der genannten Patientengruppe durch eine Sondenernährung bisher nicht erbracht wurde (Finucane et al. 1999). Vor allem bei der Ernährung über eine nasogastrale Sonde werden nicht selten bewegungseinschränkende Maßnahmen erforderlich. Im Hinblick darauf sollte der Entscheidung für oder gegen die Aufnahme einer künstlichen Ernährung immer eine individuelle Nutzen-Risikoabwägung vorangehen.

Exsikkose

Eine Exsikkose ist bei einer Reihe von klinischen Zustandsbildern ursächlich in Betracht zu ziehen:

* Bewusstseinstrübung
* akute Verwirrtheit
* Adynamie
* Störungen der Nierenfunktion
* orthostatische Hypotonie.

Verschiedene **Risikofaktoren** sind ursächlich dafür, dass Alterspatienten in hohem Maße gefährdet sind, eine Exsikkose zu entwickeln (Hess 1987, Weinberg et al. 1995):

* das Durstempfinden geht mit steigendem Lebensalter, auch beim Gesunden, zurück.
* altersabhängige Veränderungen in der Regulation des Wasser- und Elektrolythaushalts (Einschränkung des renalen Konzentrationsvermögens, verminderte Aktivität des Renin-Angiotensin-Aldosteron-Systems, Abnahme der renalen Wirkung des antidiuretischen Hormons (ADH).
* eine Reihe von im Alter verbreiteten Erkrankungen und Behinderungen geht mit einem erhöhten Risiko einer mangelnden oralen Flüssigkeitszufuhr ein-

her (z. B. Demenz, Depression, Immobilität).

♦ iatrogene Ursachen sind zu beachten, wie etwa die Überdosierung von Diuretika.

Diagnostik. Klinische Zeichen, die auf ein Volumendefizit hindeuten sind:

♦ verminderte Füllung der Jugularvenen
♦ Absinken des Blutdrucks bei ansteigender Pulsfrequenz (unter Umständen nur in aufrechter Körperhaltung nachweisbar!)
♦ Ausscheidung geringer Mengen konzentrierten Urins

Weiterhin liefern Gewichtsverlauf und Flüssigkeitsbilanz wichtige Hinweise auf eine mögliche Exsikkose.

Als **wenig verlässliche** Zeichen eines Flüssigkeitsmangels bei alten Patienten gelten:

♦ trockene Schleimhäute
♦ Abnahme des Hautturgors.

Laborparameter:

♦ harnpflichtige Substanzen (erhöhter Harnstoff/Kreatinin-Quotient bei Exsikkose)
♦ Serum-Elektrolyte (Na, K, Ca)
♦ Harnkonzentration (gemessen durch spezifisches Gewicht oder Urin-Osmolalität)
♦ Na-Konzentration im Urin
♦ Hämoglobin und Hämatokrit
♦ Gesamteiweiß
♦ Blutzucker.

Besondere Bedeutung kommt dem Serum-Natrium zu, insoweit durch eine **Hypo- bzw. Hypernatriämie** eine zusätzlich zu dem Volumendefizit bestehende Störung der Wasserbilanz angezeigt wird.

Therapie. Als **Applikationsweg** steht, wenn möglich, die **orale Zufuhr** an erster Stelle. Alternativ bzw. ergänzend kommen die Zufuhr über eine **nasogastrale** bzw. eine **PEG-Sonde,** sowie eine **intravenöse Infusion** in Betracht. Bei schlechten Ve-

nenverhältnissen bzw. bei Patienten, die zu Hause oder im Pflegeheim versorgt werden, stellt die **subkutane Infusion** (Hypodermoklyse) eine wesentliche Bereicherung der therapeutischen Möglichkeiten dar. Mit dieser, in der Regel nebenwirkungsarmen Methode, können Flüssigkeitsvolumina in einer Größenordnung von 0,5 bis 2 l/die (üblicherweise als isotone Kochsalz- bzw. Ringerlösung) zugeführt werden (Dasgupta et al. 2000, Zeeh und Pöltz 2000, Tab. 14-8).

‖ Der Substitutionsbedarf errechnet sich aus dem Erhaltungsbedarf plus dem geschätzten Defizit.

Der **Erhaltungsbedarf** beträgt unter physiologischen Bedingungen pro Tag ca. 25–35 ml Wasser/kg KG, 1–2 mmol Natrium/kg KG, 0,5–2 mmol Kalium/kg KG.

Zusätzlich sind **erhöhte Verluste** durch Fieber, Diarrhoe etc. zu berücksichtigen. Die **Geschwindigkeit**, mit der ein Defizit korrigiert wird, ist individuell zu bestimmen (Zeitdauer, innerhalb der sich die Störung entwickelte und Ausprägung der durch sie hervorgerufenen Symptome). Bei geringergradiger Symptomausprägung und schon länger bestehender Exsikkose empfiehlt sich im allgemeinen eine langsame, d. h. über mehr als 24 Stunden gehende Korrektur. Insbesondere zu vermeiden ist der zu rasche Ausgleich einer Hyponatriämie und die Überkorrektur eines Volumenmangels. Die Korrektur eines Flüssigkeitsdefizits bei erniedrigtem oder normalem Serum-Natrium erfolgt in der Regel mit **isotoner Kochsalzlösung,** bei Hypernatriämie wird mit freiem Wasser in Form 5-prozentiger **Glukoselösung** substituiert. Wenn orale Zufuhr möglich ist, können entsprechende **Getränke** verwendet werden (z. B. gesalzene Fleischbrühe bzw. Tee oder ein salzarmes Mineralwasser).

MULTIMORBIDITÄT

Tabelle 14-8: Methoden der künstlichen Ernährung.

	nasogastrale Sonde	Perkutane endo-skopische Gastro-stomie (PEG)	parenterale Ernährung, periphervenös	parenterale Ernährung, zentralvenös
Indikation	◆ enterale Ernährung ◆ kurz- bis mittel-fristig (Tage, wenige Wochen)	◆ enterale Ernährung ◆ mittel- bis lang-fristig (Wochen, Monate, lebens-lang)	◆ überbrückende Zufuhr von Flüssig-keit, Elektrolyten, Nährstoffen (Stunden, wenige Tage)	◆ Notwendigkeit einer vollständigen, bilanzierten Ernäh-rung ◆ Flüssigkeitszufuhr bei Kontraindika-tion gegen enterale Ernährung
Vorteile	eukalorische Ernäh-rung auf physiologi-schem Weg	eukalorische Ernäh-rung auf physiologi-schem Weg	geringer Aufwand, i.d.R. wenig belastend für den Patienten	vollständige, bilan-zierte Ernährung/ Flüssigkeitszufuhr
Probleme	◆ Probleme durch enterale Nährstoff-zufuhr (Durchfälle, Erbrechen, Aspira-tion) ◆ häufig geringe Akzeptanz durch Patienten ◆ cave: Sondenfehl-lage	◆ aufwändige Implantation ◆ lokale Komplikatio-nen (Blutung, Wundinfektion etc.) ◆ Probleme durch enterale Nährstoff-zufuhr (Durchfälle, Erbrechen, Aspira-tion)	◆ keine vollständige Ernährung möglich ◆ bei längerfristiger Anwendung Proble-me mit venösem Zugang (Infektion, Dislokation, Throm-bosierung)	◆ hoher Aufwand ◆ u.U. bedrohliche metabolische oder katheterbedingte Komplikationen (Infektionen)

3 Zusammenfassung

Die **Multimorbidität,** d.h. die Koinzidenz mehrerer Erkrankungen beim gleichen Patienten, nimmt mit steigendem Lebensalter zu. Bedeutsam ist, dass ein beträchtlicher Anteil der zugrunde liegenden psychischen und somatischen Erkrankungen lange unentdeckt bleibt. Zu den Organsystemen, die bei älteren Menschen am häufigsten betroffen sind, gehören Herz-Kreislauf, Stoffwechsel, Endokrinium, Magen-Darm-Trakt und das Zentralnervensystem mit vornehmlich ischämischen, neoplastischen oder degenerativen Erkrankungen sowie Epilepsien. Sowohl die vorliegenden Krankheits-

bilder als auch die dazugehörigen medikamentösen und nicht-medikamentösen Therapien können in erheblichem Maße interferieren, weshalb eine sorgfältige und umfassende Diagnostik vor dem Beginn einer spezifischen Behandlung erforderlich ist. Bei der Therapieplanung müssen die Besonderheiten, die multimorbide Patienten gerade hinsichtlich pharmakokinetisch und pharmakodynamisch induzierter medikamentöser Neben- und Wechselwirkungen haben, unbedingt beachtet werden. Insgesamt niedrigere Dosen und eine langsamere Eindosierung als im mittleren Lebensalter sollten bei multimorbiden Patienten grundsätzlich und frühzeitig erwogen werden.

Literatur

Anlauf M, Ackermann H (2000): Arterielle Hypertonie. In: Nikolaus T (Hrsg): Klinische Geriatrie. Springer, Berlin Heidelberg New York, pp 533–546.

Beischer W (1999): Diabetestherapie im Alter für bessere Prognose und Wohlbefinden. MMW-Fortschr Med 141: 560–564.

Bienstein, C, Schröder, G, Braun, M, Neander, KD (Hrsg., 1997). Dekubitus. Thieme, Stuttgart.

Boshuizen HC, Izaks GJ, van Buuren S, Ligthart GJ (1998): Blood pressure and mortality in elderly people aged 85 and older: community based study. BMJ 316: 1780–1784.

Brückel J (2000): Diabetes mellitus. In: Nikolaus T (Hrsg): Klinische Geriatrie. Springer, Berlin Heidelberg New York, pp 450–457.

Burns A, Marsh A, Bender DA (1989): Dietary intake and clinical, anthropometric and biochemical indices of malnutrition in elderly demented patients and non-demented subjects. Psychol Med 19: 383–391.

Clarke DM, Wahlqvist ML, Strauss BJ (1998): Undereating and undernutrition in old age: integrating bio-psychosocial aspects. Age Ageing 27: 527–534.

Dasgupta M, Binns MA, Rochon PA (2000): Subcutaneous fluid infusion in a long-term care setting. J Am Geriatr Soc 48: 795–799.

Deutsche Liga zur Bekämpfung des hohen Blutdrucks e.V. (1999): Empfehlungen zur Hochdruckbehandlung. 16. Aufl., Heidelberg.

Finucane TE, Christmas C, Travis K (1999): Tube feeding in patients with advanced dementia: a review of the evidence. JAMA 282: 1365–1370.

Forette F, Seux M-L, Thijs L et al (1998): Prevention of dementia in randomised double-blind placebo-controlled Systolic Hypertension in Europe (Syst-Eur) trial. Lancet 352: 1347–1351

Francis J (1992): Delirium in older patients. J Am Geriat Soc 40: 829–838.

Gavard JA, Lustman PJ, Clouse RE (1993): Prevalence of depression in adults with diabetes. Diabetes Care 16: 1167–1178.

Hess T (1987): Durst und Flüssigkeitshaushalt im Alter. Schweiz Med Wochenschr 117: 491–495.

Heuser I (1993): Endokrine Psychosyndrome. In. Schüttler R (Hrsg): Organische Psychosyndrome. Springer, Berlin Heidelberg, pp 53–67.

Hewer W, Förstl H (1998): Häufige internistische Probleme bei psychisch Kranken im höheren Lebensalter. In: Hewer W, Lederbogen F (Hrsg.): Internistische Probleme bei psychiatrischen Erkrankungen. Enke, Stuttgart, pp 13–28.

Hewer W (1999): Psychische Störungen und internistische Erkrankungen. In: Helmchen H et al (Hrsg.): Psychiatrie der Gegenwart. 4. Aufl., Band 4: Psychische Störungen bei somatischen Erkrankungen. Springer, Berlin Heidelberg New York, pp 289–317.

Hombach V (2000): Herzinsuffizienz, Kardiomyopathien, Herzklappenfehler. In: Nikolaus T (Hrsg): Klinische Geriatrie. Springer, Berlin Heidelberg New York, pp 517–523.

Kannus P, Parkkari J, Niemi S, Pasanen M, Palvanen M, Jarvinen M, Vuori I. (2000): Prevention of hip fracture in elderly people with use of a hip protector. N Engl J Med 343: 1506–1513.

Kloß TM, Maleßa R, Weiller C, Diener HC (1994): Vaskuläre Demenz im Wandel – eine Übersicht zur vaskulären Demenz von zurückliegenden zu neuen Konzepten. Fortschr Neurol Psychiat 62: 197–219.

König F, Kaschka WP (Hrsg): Interaktionen und Wirkungsmechanismen von Psychopharmaka. Thieme, Stuttgart 2000.

Leipzig RM, Cumming RG, Tinetti ME (1999a): Drugs and falls in older people: a systematic review and meta-analysis: I. Psychotropic drugs. J Am Geriatr Soc 47: 30–39.

Leipzig RM, Cumming RG, Tinetti ME (1999b): Drugs and falls in older people: a systematic review and meta-analysis: II. Cardiac and analgesic drugs. J Am Geriatr Soc 47: 40–50.

Linden M, Kurtz G, Baltes MM et al (1998): Depression bei Hochbetagten: Ergebnisse der Berliner Altersstudie. Nervenarzt 69: 27–37.

Lüderitz B (2000): Kardiovaskuläre Funktionen und Funktionsstörungen im hohen Lebensalter. Internist 41: 508–514.

Marsh CM (1997): Psychiatric presentations of medical illness. Psychiat Clin N Am 20: 181–204.

Melton LJ, Chrischilles EA, Cooper C, Lane AW, Riggs BL (1992): How many women have osteoporosis? J Bone Miner Res 7: 1005–1010.

Müller-Oerlinghausen B, Lasek R, Düppenbecker H, Munter K H (Hrsg, 1999): Handbuch der unerwünschten Arzneimittelwirkungen. Urban & Fischer, München Jena.

Nägga AK, Marcusson J (1998): Associated physical disease in a demented population. Aging (Milano) 10: 440-444.

Nikolaus T (Hrsg, 2000): Klinische Geriatrie. Springer, Berlin Heidelberg New York.

Norton D (1989): Calculating the risk: reflections on the Norton Scale. Decubitus 2: 24–31.

Ott A, Stolk RP, van Harskamp F, Pols HA, Hofman A, Breteler MM (1999): Diabetes mellitus and the risk of dementia: The Rotterdam Study. Neurology 53: 1937–1942.

Perry DW, Milner E, Krishnan VHR (1995): Physical morbidity in a group of patients referred to a psychogeriatric unit; a 6-month prospective study. Int J Geriat Psychiat 10: 151–154.

Pfannenstiel P, Mann K (2000): Krankheiten der Schilddrüse. In: Weihrauch TR (Hrsg): Wolff Weihrauch. Internistische Therapie 2000 2001. 13. Aufl., Urban & Fischer, München Jena, pp 915–935.

Poeck K, Hacke W (1998): Neurologie. 10. Aufl. Springer, Berlin, Heidelberg.

Raue F (2000): Schilddrüsenerkrankungen. In: Nikolaus T (Hrsg): Klinische Geriatrie. Springer, Berlin Heidelberg New York, pp 654–659.

Rousseau P (1993): Immobility in the aged. Arch Fam Med 2: 169-177.

Sarkisian CA, Lachs MS (1996): „Failure to thrive" in older adults. Ann Intern Med 124: 1072–1078.

Shiraki M, Shiraki Y, Aoki C, Miura M (2000): Vitamin K2 (menatetrenone) effectively prevents fractures and sustains lumbar bone mineral density in osteoporosis. J Bone Miner Res 15: 515–521.

Skoog I, Lernfelt B, Palmertz B et al (1996): 15-year longitudinal study of blood pressure and dementia. Lancet 347: 1141–1145.

Stähelin HB (1999): Malnutrition und mentale Funktionen. Z Gerontol Geriat 32: Suppl I 27–30.

The Expert Committee on the Diagnosis and Classification of Diabetes Mellitus (1997): Report of the Expert Committee on the Diagnosis and Classification of Diabetes Mellitus. Diabetes Care 20: 1183–97.

Tinetti ME, Speechley M, Ginter SF (1988): Risk factors for falls among elderly persons living in the community. N Engl J Med 319: 1701–1707.

van den Akker M, Buntinx F, Metsemakers JF, Roos S, Knottnerus JA (1998): Multimorbidity in general practice: prevalence, incidence, and determinants of co-occurring chronic and recurrent diseases. J Clin Epidemiol 51: 367–375.

Volkert D (2000): Malnutrition. In: Nikolaus T (Hrsg): Klinische Geriatrie. Springer, Berlin Heidelberg New York, pp 338–350.

Weihrauch TR (Hrsg, 2000): Wolff Weihrauch. Internistische Therapie 2000 2001. 13. Aufl., Urban & Fischer, München, Jena.

Weinberg AD, Minaker KL (1995): Dehydration. Evaluation and management in older adults. Council on Scientific Affairs, American Medical Association. JAMA 274: 1552–1556.

Weyerer S, Hewer W, Pfeifer-Kurda M, Dilling H (1989): Psychiatric disorders and diabetes – results from a community survey. J Psychosom Res 33. 633–640.

Zeeh J, Pöltz S (2000): Subkutane Flüssigkeitszufuhr, elegant, sicher und effektiv. Geriatrie Journal 2, Heft 8: 28–30.

Zubenko GS, Marino LJ, Sweet RA et al (1997): Medical comorbidity in elderly psychiatric inpatients. Biol Psychiatry 41: 724–736.

Psychopharmaka

MARTINA KORTHALS ALTES

1 Einführung

Ältere Menschen haben aufgrund der mit dem Alter ansteigenden Rate psychischer Störungen einerseits einen überproportional hohen Bedarf an Psychopharmaka, reagieren jedoch empfindlicher auf diese Arzneimittel als jüngere Erwachsene. Die Besonderheiten der Pharmakonwirkungen im Alter können pharmakokinetisch oder pharmakodynamisch bedingt sein, d. h. entweder ist die Aufnahme, Verteilung bzw. Ausscheidung eines Wirkstoffes verändert, oder der Organismus reagiert qualitativ oder quantitativ anders auf eine Wirksubstanz.

Pharmakokinetische Veränderungen im Alter

Die wichtigste pharmakokinetische Veränderung im hohen Lebensalter ist eine Verminderung der Eliminationsleistung der **Nieren,** woraus bei unverändert ausgeschiedenen wasserlöslichen Psychopharmaka, aber auch bei wasserlöslichen aktiven Metaboliten, eine erhebliche Verlängerung der Plasmahalbwertszeit resultieren kann.

Für die lipophilen Psychopharmaka gibt es zwei wichtige pharmakokinetische Altersveränderungen: zum einen kommt es durch die Abnahme der Muskelmasse zu einer Erhöhung des **Fettanteils** des Körpers zuungunsten des Wasseranteils. Dies bedeutet ein erhöhtes Verteilungsvolumen und damit eine längere Retention dieser Wirkstoffe im Körper. Zum anderen können lipophile Psychopharmaka auch durch eine Abnahme der Biotransformation in der **Leber** betroffen sein, wobei jedoch eine Altersabhängigkeit nicht für alle Isoenzyme der Zytochrom P450-Monooxygenasen belegt ist. Vor allem bei multimorbiden alten Menschen mit einem schlechten Er-

nährungszustand kommt es zu einer Einschränkung der Biotransformation. Auch die durch Abnahme der Lebermasse bedingte verminderte präsystemische (first-pass)-Elimination vieler Pharmaka hat, ebenso wie die Abnahme des Serum-Albumins, eine untergeordnete klinische Bedeutung.

Die im Alter beschriebene Verzögerung der Resorption aus dem **Gastrointestinaltrakt** ist nur für wenige Pharmaka beschrieben und ist durch den dadurch langsameren Wirkungseintritt nur zu Beginn der Therapie klinisch relevant, nicht mehr dagegen nach Erreichen des steady state.

Der beste Parameter für die Eliminationsleistung des Körpers ist die totale Clearance (CL) als Fraktion der peroralen Bioverfügbarkeit. Eine Reihe von Psychopharmaka weisen im Alter eine reduzierte Clearance auf, sodass übliche Dosierungen zu höheren Plasmakonzentrationen mit entsprechender Gefahr unerwünschter Arzneimittelwirkungen führen (Turnheim 2000).

Pharmakodynamische Veränderungen im Alter

Die Änderungen der Pharmakodynamik psychotroper Medikamente im Alter werden auf morphologische, biochemische und physiologische Veränderungen des Gehirns zurückgeführt, die in ihrer Gesamtheit eine Einschränkung funktioneller Reserven zur Folge haben. So zeigt sich eine Abnahme des Hirngewichts, wobei die graue Masse mehr als die weiße betroffen ist. Es ist hierbei sowohl die Anzahl der Neuronen als auch der Synapsen vermindert. Zudem kommt es zu Veränderungen im Stoffwechsel von Neurotransmittern und in der Zahl und Bindungsaffinität ihrer Rezeptoren. Neben dem cholinergen System ist auch die adrenerge, dopaminerge und serotonerge Neurotransmission beim alten Menschen reduziert. Schließlich können auch die Durchblutung, der globale Sauerstoffverbrauch und der Glucosestoffwechsel insbesondere des erkrankten Gehirns negativ verändert sein.

Insgesamt sind die Gegenregulationsmechanismen des Gehirns im Alter schwächer ausgeprägt, sodass die Adaptationsbreite des Gehirns eingeschränkt und seine Vulnerabilität z. B. gegenüber zentralnervös aktiven Pharmaka erhöht ist (Estler 1991, Turnheim 2000).

2 Allgemeine Empfehlungen

Allgemeine Empfehlungen zur Psychopharmakotherapie sind in Tabelle 15-1 zusammengefasst.

2.1 Dosisanpassung

Generelle Empfehlungen zu Dosisanpassungen von Psychopharmaka bei alten Patienten werden in der Literatur vielfach gegeben. Die Initialdosen sollten bei $\frac{1}{4}$ bis $\frac{1}{2}$ der normalen Erwachsenendosis liegen, je nachdem, in welchem Alter und körperlichem Gesamtzustand sich der Patient befindet. Um die häufig zu beobachtende chronische Unterbehandlung alter Patienten zu vermeiden, sollte die Dosis nach Erreichen des steady state langsam unter engmaschiger Überwachung nach oben titriert werden, bis eine effektive Dosis erreicht ist oder Nebenwirkungen auftreten. Das Erreichen des steady state dauert in der Regel ca. 5 Halbwertszeiten. Da die Halbwertszeit bei älteren Patienten verlängert sein kann, ist in der Folge natürlich auch das Erreichen des steady state entsprechend

Tabelle 15-1: Allgemeine Empfehlungen zur Psychopharmakotherapie älterer Patienten.

- niedrig dosieren (Initialdosis ca. $\frac{1}{3}$ der normalen Erwachsenendosis) **(start low)**
- langsame Dosissteigerung unter engmaschiger Überwachung **(go slow)**
- mit so wenig Medikamenten wie möglich behandeln
- bei Auswahl eines Psychopharmakons auf Nebenwirkungsprofil achten
- anticholinerge Substanzen meiden
- unter laufender Therapie auf Nebenwirkungen/Überdosierungserscheinungen achten
- Compliance-Förderung durch intensive Kommunikation mit dem Patienten
- Interaktionen beim An- und auch beim Absetzen eines Psychopharmakons beachten
- langsames Ausschleichen nach längerer Therapiedauer

verzögert. Bei Substanzen wie Fluoxetin, dessen Metabolit Norfluoxetin schon bei jungen Patienten eine Halbwertszeit von ca. einer Woche hat, kann es bei älteren Patienten viele Wochen dauern, bis ein steady state erreicht ist; dies ist ein erheblicher klinischer Nachteil.

Folgendes Vorgehen ist geeignet: „Start low and go slow", d. h. Beginn mit niedrigen Dosierungen und langsame, schrittweise Dosiserhöhung.

Ebenso ist ein abruptes Absetzen am Ende einer länger dauernden Therapie mit Psychopharmaka, v. a. mit Tranquilizern, Hypnotika und Antidepressiva, wegen der Gefahr von Rebound-Effekten möglichst zu vermeiden (Estler 1991, Maletta et al. 2000, deVane et al. 1999).

2.2 Medikamenten-Nebenwirkungen

Die Inzidenz von Medikamenten-Nebenwirkungen nimmt mit dem Lebensalter zu. Dies gilt besonders für **anticholinerge Nebenwirkungen** wie in erster Linie für die klassischen **Antidepressiva** und **Neuroleptika** typisch sind. Neben den peripheren anticholinergen Effekten wie Harnverhalt, Obstipation und Glaukom stehen zentralnervös erregende Wirkungen im Vordergrund. Das Risiko für ein medikamententoxisches Delir ist bei den über 60-Jährigen sechsmal höher als bei den unter 60-Jährigen. Daher sollten bei alten Patienten Substanzen mit geringer anticholinerger Nebenwirkung bevorzugt werden.

Zentral nervös dämpfende Pharmaka können nicht nur zu einer Einschränkung der intellektuellen Leistungsfähigkeit führen, sondern auch zu Dyskinesien und Gangstörungen und dadurch zu Stürzen.

In Pflegeheimen ist etwa ein Drittel der Stürze auf die Verwendung psychotroper Substanzen zurückzuführen.

Das Risiko einer Schenkelhalsfraktur ist unter Psychopharmaka auf das Zweifache erhöht. Eine besondere Gefahr bei der Therapie von älteren Patienten mit Psychopharmaka besteht in der Ähnlichkeit der Symptome bei Überdosierung mit generellen Altersbeschwerden. Werden Nebenwirkungen nicht als solche erkannt, so führt dies möglicherweise zu einer Dosiserhöhung, wodurch die Gefahr unerwünschter Effekte im Sinne eines Circulus vitiosus weiter zunimmt (Adler 1999, Turnheim 2000).

2.3 Medikamenten-Interaktionen

Auch die Häufigkeit von Medikamenten-Interaktionen nimmt mit dem Alter des Patienten, seiner Multimorbidität, der Anzahl der verordneten Medikamente und der an der Behandlung beteiligten Ärzte zu. Über 65-Jährige nehmen im Durchschnitt regelmäßig drei verschiedene Medikamente ein, Altersheimbewohner in über 25 % der Fälle sogar zwischen sechs und elf. Die wichtigsten für Interaktionen relevanten Mechanismen sind:

- Hemmung oder Induktion des Medikamenten-Metabolismus
- pharmakodynamische Potenzierung
- Antagonisierung der Medikamentenwirkung.

Hierbei ist auf synergistische Effekte mit anderen zentral dämpfenden Substanzen, beispielsweise Alkohol, zentral wirkenden Analgetika oder Antihypertensiva zu achten.

Nicht nur das Ansetzen, sondern auch das Absetzen eines Pharmakons kann zu klinisch bedeutsamen Veränderungen in der Pharmakokinetik anderer Medikamente führen.

Im ambulanten Bereich werden ältere Patienten gelegentlich mit zwei oder mehreren ähnlich wirkenden, niedrig dosierten Psychopharmaka gleichzeitig behandelt, mit der Absicht, bei synergistischer Wirkung möglichst wenige Nebenwirkungen zu verursachen. Von dieser Praxis ist sowohl im Hinblick auf nicht absehbare Interaktionen als auch wegen Beeinträchtigung der Patienten-Compliance abzuraten. Es sollte als Grundregel für die Psychopharmakotherapie älterer Patienten gelten, so wenig Medikamente wie möglich einzusetzen. Dies gilt nicht nur für die Dosierung, sondern auch hinsichtlich der Art der Medikamente.

PSYCHOPHARMAKA

2.4 Medikamenten-Compliance

Die Medikamenten-Compliance ist gerade beim älteren Patienten durch verschiedene Umstände gefährdet, u. a.:

- Multimorbidität mit umfangreichen und wechselnden Verordnungen
- alterstypische Einschränkungen in den kognitiven und kommunikativen Fähigkeiten

Zudem sind Ängste vor Nebenwirkungen bei den zu Somatisierung neigenden älteren Patienten besonders häufig anzutreffen. Diese Probleme zeigen, warum neben der Reduzierung und Vereinfachung der Medikation eine intensive Kommunikation mit dem Patienten über die medikamentöse Behandlung für einen Therapieerfolg von entscheidender Bedeutung ist. In manchen Fällen kann auch eine Kontrolle von Serumspiegeln ratsam sein (Adler 1999).

3 Antidepressiva

3.1 Selektive Serotonin Reuptake Inhibitoren

Die Selektiven Serotonin Reuptake Inhibitoren (SSRI) gelten heute wegen ihrer mit den trizyklischen Antidepressiva vergleichbaren Wirkung bei günstigerem Nebenwirkungsprofil und niedrigerem toxikologischem Potenzial als **Mittel der ersten Wahl** in der medikamentösen Therapie der Depression. Dies trifft insbesondere für den Einsatz bei älteren depressiven Patienten zu, die aufgrund der pharmakokinetischen und pharmakodynamischen Besonderheiten im Alter anfälliger für Nebenwirkungen sind als jüngere Patienten. Hauptvorteil der SSRI gegenüber den trizyklischen Antide-

pressiva ist das Fehlen von kognitiver Beeinträchtigung und Kardiotoxizität. Lediglich bei sehr schweren Depressionen mit psychotischen Symptomen wird die Wirkstärke der SSRI im Vergleich zu den trizyklischen Antidepressiva noch kontrovers diskutiert. Bei der Dysthymie scheinen über 50 % der alten Patienten von SSRI zu profitieren (Salzman 1999).

Derzeit sind fünf SSRI verfügbar (s. Tab. 15-2):

- Fluoxetin
- Fluvoxamin
- Paroxetin
- Sertralin
- Citalopram.

Da innerhalb der Gruppe der SSRI keine wesentlichen Unterschiede in der Wirksamkeit bestehen, wird die Auswahl des geeigneten SSRI hauptsächlich durch Unterschiede in der Pharmakokinetik und somit durch ihr Potenzial an Interaktionen und Toxizität bestimmt.

Entscheidend ist die Eigenschaft der einzelnen SSRI, als Inhibitoren der Zytochrom P450-Isoenzyme zu wirken und damit durch Blockade der Verstoffwechslung anderer psychotroper oder nichtpsychotroper Medikamente deren Wirkung bis in den toxischen Bereich zu erhöhen:

Für **Fluoxetin** und **Paroxetin** sind Interaktionen mit Neuroleptika (Perphenazin, Haloperidol, Thioridazin, Risperidon) sowie mit trizyklischen Antidepressiva (TZA), für Fluoxetin zusätzlich mit Benzodiazepinen (Alprazolam, Diazepam) beschrieben.

Bei **Fluvoxamin** sind Interaktionen mit Clozapin, TZA und einigen Benzodiazepinen (Alprazolam, Bromazepam und Diazepam) bekannt, zudem ist die Interakion mit Warfarin zu beachten, die zum Anstieg der Prothrombin-Zeit und der Digoxin-Ausscheidung führen kann.

Hinsichtlich des Interaktionspotenzials erscheinen von den SSRI **Sertralin** und

Tabelle 15-2: Initialdosen und Angabe der minimalen Zeit bis zum Erreichen des steady state aus-gewählter Antidepressiva bei älteren Patienten (nach Maletta et al, 2000).

Medikament	Initialdosis für ältere Patienten	Minimale Zeit bis steady state
Amitriptylin (Saroten®)	25 mg/die	6 Tage
Citalopram (Cipramil®)	20 mg/die	7 Tage
Clomipramin (Anafranil®)	25 mg/die	5 Tage
Desipramin (Pertofran®)	25 mg/die	3 Tage
Doxepin (Aponal®)	10 mg/die	2 Tage
Fluoxetin (Fluctin®)	10 mg/die	7 Tage
Fluvoxamin (Fevarin®)	25 mg/die	4 Tage
Imipramin (Tofranil®)	10 mg/die	2 Tage
Maprotilin (Ludiomil®)	25 mg/die	5 Tage
Mirtazapin (Remergil®)	15 mg/die	5 Tage
Nefazodone (Nefadar®)	2× 50 mg/die	1 Tag
Nortriptylin (Nortrilen®)	25 mg /die	4 Tage
Paroxetin (Seroxat®)	10 mg/die	5 Tage
Sertralin (Zoloft®)	25 mg/die	5 Tage
Trazodon (Thombran®)	25 mg/die	1 Tag
Trimipramin (Stangyl®)	25 mg/die	4 Tage
Venlafaxin (Trevilor®)	2× 37,5 mg/die	3 Tage

Citalopram zur Behandlung älterer depressiver Patienten besonders geeignet. (Sproule 1997).

Fluoxetin, Paroxetin und Citalopram zeigen bei älteren Patienten nicht-lineare Dosis-Plasmaspiegel-Beziehungen, weshalb bei diesen SSRI Dosisanpassungen im Alter nötig sind. Dies ist bei Sertralin aufgrund seiner linearen Kinetik nicht erforderlich (Finkel, 1996).

Die unerwünschten Wirkungen der SSRI beruhen auf verstärkten Serotonin-Wirkungen wie Übelkeit, Durchfälle, sexuelle Dysfunktion sowie zentralnervösen Symptomen wie Sedierung, aber auch Unruhe und Schlafstörungen (Turnheim 2000).

Die gefährlichste Nebenwirkung ist das **serotonerge Syndrom,** das jedoch nur selten, meist im Rahmen von Kombinations- und Augmentierungstherapien auftritt.

SSRI können vereinzelt zu extrapyramidal-motorischen Nebenwirkungen führen, die möglicherweise auf eine Serotonin-vermittelte Dopaminausschüttung zurückzuführen sind und in erster Linie bei der Behandlung von älteren Patienten mit Fluoxetin beobachtet wurden. Eine weitere bei Fluoxetin beobachtete Nebenwirkung stellt eine ebenfalls vorwiegend bei über 65-Jährigen auftretende Hyponatriämie aufgrund eines **SIADH** (Syndrom der inadäquaten ADH-Sekretion) dar. Auch wenn die Hyponatriämie meist asymptomatisch ist, kann es gelegentlich zu ernsten neurologischen Symptomen wie Lethargie, Desorientiertheit und Muskelkrämpfen kommen (Pollock 1999). SSRI können, wahrscheinlich durch eine Beeinträchtigung der Serotoninaufnahme in die Thrombozyten, eine Blutungsneigung (Ekchymosen, Nasenbluten,

PSYCHOPHARMAKA

15

aber auch gastrointestinale und intrakranielle Blutungen) hervorrufen. Diese Nebenwirkung kann bei älteren Patienten nach Herzinfarkt oder anderen thrombotischen Erkrankungen einen therapeutischen Vorteil bieten. Bei diesen Patienten kann das Absetzen der SSRI möglicherweise die Thromboseneigung verstärken (Glassmann 1998).

Fluoxetin hat mit 70 Stunden (sein aktiver Metabolit Norfluoxetin mit 330 Stunden) eine deutlich längere Halbwertszeit als die anderen SSRI. Nebenwirkungen können daher bei diesem Präparat verzögert auftreten und nach Reduktion bzw. Absetzen länger bestehen bleiben, bei Umstellung auf andere Antidepressiva ist eine längere Auswaschphase nötig.

3.2 Trizyklische Antidepressiva

Die **Nebenwirkungen** der trizyklischen Antidepressiva (TZA) beruhen auf der Hemmung verschiedener Neurotransmittersysteme:

- der anticholinergen Neurotransmission (trockener Mund, Sehstörungen, Obstipation, Harnverhalten, Tachykardie, Verminderung der kognitiven Leistungsfähigkeit)
- der antihistaminergen Neurotransmission (Sedierung, Gewichtszunahme)
- der anti-alpha1-adrenergen Neurotransmission (Orthostase).

Alle TZA haben antiarrhythmische Wirkung ähnlich jener der Klasse-I-Antiarrhythmika (wie z. B. Chinidin). Aufgrund ihrer Kardiotoxizität können TZA-Überdosierungen (z. B. bei den besonders suizidgefährdeten älteren Depressiven) nicht selten einen tödlichen Ausgang haben (Flint 1998).

Die strukturell verwandten TZA **Nortriptylin** und **Desipramin** erwiesen sich bei alten Patienten als effektive Antidepressiva, die in dieser Patientengruppe noch vergleichsweise gut vertragen werden (s. Tab. 15-2). Nortriptylin hat ein besonders geringes Potenzial, orthostatische Hypotonie hervorzurufen, hat jedoch stark sedierende Eigenschaften. Desipramin hat weniger anticholinerge Nebenwirkungen als die meisten TZA, wirkt allerdings manchmal zu anregend und hat eine weniger lineare Kinetik als Nortriptylin (Rothschild 1996, Flint 1998).

Allgemein sollten TZA bei alten Menschen in niedrigerer Initialdosis angeordnet werden, aufgrund der erheblichen Variabilität in der Verstoffwechslung dieser Medikamente kann es jedoch durchaus sein, dass erst Dosen, wie sie für jüngere Erwachsene empfohlen werden, therapeutische Blutspiegel erzielen (Salzman 1999).

3.3 Andere Antidepressiva

Mianserin, ein tetrazyklisches Antidepressivum, hat im Vergleich zu den TZA eine geringere anticholinerge Wirkung und keine kardiale Toxizität. Dadurch besteht eine höhere Sicherheit bei Überdosierungen. Durch eine starke antihistaminische Komponente kann Mianserin tagsüber Müdigkeit verursachen, bei zu schnellen Dosissteigerung zu orthostatischer Hypotension führen und hat, wohl im Alter vermehrt, ein hämatotoxisches Potenzial. Eine Dosisanpassung im Alter ist nicht erforderlich (Turnheim 2000, Gareri et al. 1998).

Maprotilin, ebenfalls ein tetrazyklisches Antidepressivum, wird bei älteren Patienten vielfach eingesetzt, wobei höhere Dosierungen wegen der Gefahr von Krampfanfällen vermieden werden sollen (Gareri et al. 1998).

Trazodon wirkt stark sedierend und erhöht damit die Häufigkeit von Stürzen.

Zudem bewirkt Trazodon durch alpha1-adrenerge Blockade orthostatische Beschwerden und kann bei Patienten mit Herzerkrankungen Arrhythmien verursachen. Wegen der kurzen Halbwertszeit muss es mehrfach täglich gegeben werden, hat jedoch den Vorteil, dass das pharmakokinetische Profil durch Alter oder Begleiterkrankungen nicht verändert wird (Preskorn 1993, Rothschild 1996).

Moclobemid, ein selektiver Inhibitor der Monoaminooxidase-A, muss in der Dosierung weder bei älteren noch bei niereninsuffizienten Patienten angepasst werden, bei Leberinsuffizienz sollte die Dosis jedoch auf ein Drittel bzw. auf die Hälfte der Standarddosis reduziert werden. Eine nachgewiesene antidepressive Wirkung beginnt bei einer Dosis von 450 mg/die. Wegen der kurzen Eliminationshalbwertszeit von unter zwei Stunden muss Moclobemid dreimal täglich eingenommen werden, was ein Problem bei der Compliance darstellen kann. Die Verträglichkeit ist bei alten Patienten nahezu äquivalent, in einigen Untersuchungen sogar besser als bei jüngeren Erwachsenen (Flint 1998, Goldberg 1997).

Venlafaxin ist ein Serotonin-Noradrenalin-Reuptake-Inhibitor. Seine Dosis muss bei dialysepflichtigen Patienten und bei Patienten mit Leberzirrhose auf die Hälfte der Standarddosis reduziert werden, während ansonsten für ältere Patienten keine Dosisanpassung erforderlich ist. Als Nebenwirkungen werden in erster Linie Kopfschmerzen, Übelkeit, Schlafstörungen, Mundtrockenheit und Schwitzen genannt, selten tritt eine moderate Blutdruckerhöhung auf. Wegen der kurzen Halbwertszeit muss es mehrfach täglich gegeben werden (Goldberg 1997, DeVane et al. 1999).

Nefazodon inhibiert den Reuptake sowohl von Serotonin als auch, in geringerem Ausmaß, von Noradrenalin und antagonisiert gleichzeitig den $5\text{-}HT_2$-Rezeptor. Die Clearance von Nefazodon ist bei älteren Patienten und bei Leberinsuffizienz verringert, sodass bei diesen Patientengruppen eine Halbierung der Standarddosis empfohlen wird, d. h. 2-mal 50 mg/die anstelle von 2-mal 100 mg/die. Aufgrund der Inhibition einer bei der Biotransformation beteiligten Zytochrom P450-Monooxygenase durch Nefazodon gibt es klinisch relevante **Interaktionen** mit den Antihistaminika Terfenadin und Astemizol sowie dem Peristaltikanreger Cisaprid, die kumulieren und kardiotoxische Wirkungen entfalten können. An Nebenwirkungen stehen bei Nefazodon Mundtrockenheit, Übelkeit und Benommenheit im Vordergrund. Positiv sind die schlaffördernde Wirkung ohne Unterdrückung der REM-Schlafphasen und das im Vergleich zu anderen Antidepressiva geringe Risiko von Priapismus und sexueller Dysfunktion (Goldberg 1997).

Viloxazin, das die noradrenerge Neurotransmission verstärkt, hat keine nennenswerten kardiovaskulären oder anticholinergen Nebenwirkungen, es können jedoch Kopfschmerzen und Übelkeit auftreten (Gareri et al. 1998).

Reboxetin, ein selektiver Noradrenalin-Reuptake-Inhibitor, hat sich in einer Vergleichsstudie mit Imipramin an über 65-Jährigen als in gleichem Maße wirksam erwiesen. Es hat leichte Vorteile in der Verträglichkeit, insbesondere treten bei den mit Reboxetin (4–6 mg/die) behandelten Patienten weniger Herz-Kreislauf-Beschwerden auf (Katona et al. 1999). Für Reboxetin zeigt sich bei älteren Patienten eine lineare Pharmakokinetik im Dosisbereich von 2–8 mg/die, wobei als Initialdosis für geriatrische Patienten 4 mg/die empfohlen wird (Poggesi et al. 2000).

Mirtazapin, ein neueres tetrazyklisches Antidepressivum, steigert die serotoninerge und noradrenerge Neurotransmission durch Blockade von alpha-1-Adrenozeptoren und postsynaptischen $5\text{-}HT_2$- und $5\text{-}HT_3$-Rezeptoren. Die Substanz ist sedierend und wegen fehlenden kardiotoxischen und anticholinergen Eigenschaften auch beim älteren Patienten gut verträglich. Zwischen jungen und alten Patienten existieren keine relevanten Unterschiede in der Eliminationshalbwertszeit, sodass keine Dosisanpassung im Alter erforderlich ist (DeVane et al. 1999).

4 Phasenprophylaktika

4.1 Lithium

Alte Patienten benötigen im Vergleich zu jüngeren Patienten geringere Dosen Lithium, um dieselben Serumspiegel zu erreichen. Dies wird auf die Kombination zweier pharmakokinetischer Altersveränderungen zurückgeführt: zum einen auf eine Erniedrigung des Verteilungsvolumens (durch altersbedingte Verschiebungen des Wasser-Fett-Gehalts des Körpers zuungunsten des Wasseranteils), zum anderen auf eine Reduktion der renalen Clearance (aufgrund der verminderten glomerulären Filtrationsrate). Neben diesen physiologischen Mechanismen beeinflusst auch die Komorbidität mit renalen und kardiovaskulären Erkrankungen die Pharmakokinetik von Lithium negativ. Die klinisch relevanten Medikamenten-Interaktionen bei älteren Patienten unter Lithium-Therapie betreffen Thiazid-Diuretika (Lithium-Clearance um 20–25 % erniedrigt), ACE-Hemmer (26 %) und nicht-steroidale Analgetika.

Da der für Erwachsene üblicherweise angegebene therapeutische Bereich für **Serumlithiumspiegel** von 0,4 bis 1,0 (bis 1,2) mmol/l eindeutig zu neurotoxischen

Symptomen in der Gruppe der über 65-Jährigen führen kann, werden in der Literatur derzeit folgende Dosisempfehlungen angegeben: es sollte ein Lithiumserumspiegel von 0,5 mmol/l angestrebt werden, der bei Patienten zwischen 65 bis 75 Jahren mit 300–600 mg/die (nur ausnahmsweise mit über 900 mg/die), bei Patienten über 80 Jahren oder sehr gebrechlichen Patienten mit 150–300 mg/die (nur ausnahmsweise mit über 450 mg/die) erreicht werden kann (Sproule et al. 2000).

Bei einem schrittweisen Absetzen des Lithiums zeigt sich im Vergleich zu einer Beibehaltung der Lithium-Medikation über zwei Jahre, dass zwar die substanztypischen Nebenwirkungen wegfallen, dieser Vorteil aber mit depressiven Episoden, die auf ein Wiederansetzen der Lithiumaugmentation nicht ansprechen, erkauft wird. Daher sollte bei unter Lithiumaugmentation stabilen geriatrischen Patienten sorgfältig zwischen der Nebenwirkungsbelastung und dem Wiedererkrankungsrisiko mit eventueller Lithiumresistenz abgewogen werden (Hardy et al. 1997).

4.2 Carbamazepin und Valproinsäure

Diese Substanzen werden außer ihrer Hauptindikation als Antiepileptika auch als Phasenprophylaktika eingesetzt, wobei die angestrebten Serumspiegel in dieser Indikation generell niedriger liegen. So werden bei Patienten im Alter von 65 bis 80 Jahren, die keine relevanten körperlichen Erkrankungen haben, für Carbamazepin eine Serumkonzentration von 5 bis 8 Mikrogramm/ml, bei der Valproinsäure eine Serumkonzentration von circa 50 Mikrogramm/ml empfohlen (Maletta et al. 2000).

Der Einsatz von Carbamazepin bei älteren Patienten ist zum einen wegen seines Nebenwirkungsspektrums, insbesondere der seltenen, aber gefährlichen Blutbildveränderungen, und zum zweiten wegen zahlreichen Medikamenten-Interaktionen eingeschränkt. Demgegenüber erscheint die Valproinsäure aufgrund ihrer guten Verträglichkeit bei alten Patienten als Phasenprophylaktikum besser geeignet (Kando et al. 1996).

5 Neuroleptika

Neuroleptika werden vor allem zur Behandlung von Schizophrenien sowie gerade bei älteren Patienten mit oder ohne Demenz zur Beruhigung bei psychomotorischen Erregungszuständen eingesetzt (Tab. 15-3). Gelegentlich kommen Neuroleptika auch in niedriger Dosierung bei Angst- und Spannungszuständen oder in Kombination mit Analgetika in der Anästhesiologie und Schmerztherapie zum Einsatz.

5.1 Klassische Neuroleptika

Die wesentliche Einschränkung in der Verwendung dieser gut antipsychotisch wirk-

samen Medikamente liegt in ihren häufigen und ausgeprägten motorischen Nebenwirkungen, den **Früh- und Spätdyskinesien.** Bei älteren Patienten ist das Risiko für die Entwicklung von tardiven Dyskinesien innerhalb eines Jahres mit 26 % 5- bis 6-mal größer als bei den jungen Patienten mit 4–5 %. Ein Absetzen des Neuroleptikums zur Vermeidung der Nebenwirkungen hat in 53 % der Fälle einen psychotischen Schub nach durchschnittlich 10 Monaten zur Folge, im Vergleich zu nur 16 % Rückfallquote bei den unter neuroleptischer Medikation stehenden Patienten. Obwohl es Monate dauern kann, sollte daher versucht werden, die minimale effektive Dosis, die psychotische Rückfälle sicher verhindert, aber andererseits die geringstmögliche Nebenwirkungsrate bietet, individuell für jeden älteren Patienten herauszufinden.

> Als Faustregel kann gelten: effektive Dosen für die Behandlung der late-onset-Schizophrenie liegen ungefähr bei einem Drittel der Dosen für die Therapie der early-onset-Schizophrenie.

Auch bei der Neuroleptikatherapie älterer Patienten gilt der Grundsatz, niedrige Initialdosen zu verwenden sowie langsam und

Tabelle 15-3: Initialdosen und Angabe der minimalen Zeit bis zum Erreichen des steady state ausgewählter Neuroleptika bei älteren Patienten (nach Maletta et al. 2000).

Medikament	Initialdosis für ältere Patienten	Minimale Zeit bis steady state
Clozapin (Leponex®)	12,5 mg/die	3 Tage
Fluphenazin (Dapotum®)	1 mg/die	3 Tage
Haloperidol (Haldol®)	0,5 mg/die	3 Tage
Olanzapin (Zyprexa®)	2,5 mg/die	5 Tage
Perphenazin (Decentan®)	2× 2 mg/die	2 Tage
Quetiapin (Seroquel®)	12,5 mg/die	1 Tag
Risperidon (Risperdal®)	0,5 mg/die	5 Tage
Thioridazin (Melleril®)	25 mg/die	5 Tage

schrittweise zur effektiven Dosis aufzudosieren (Jeste et al. 1996).

Neben der erwünschten antipsychotischen Wirkung und den motorischen Nebenwirkungen können durch die Dopaminrezeptorblockade auch Antriebsdämpfung, Hyperprolaktinämie, Gynäkomastie und Galaktorrhoe ausgelöst werden. Durch Blockade der cholinergen Neurotransmission kann es darüber hinaus vor allem bei älteren Menschen zu Tachykardie, Akkommodationsstörungen, Mundtrockenheit, Obstipation und Harnverhalt kommen. Die anticholinergen Effekte sind bei den hochpotenten Neuroleptika weniger ausgeprägt als bei den mittel- bis schwachpotenten. Die weiteren Nebenwirkungen sind teilweise auf die Antagonisierung der alpha1-adrenergen Transmitterwirkung (Vigilanzsenkung, orthostatische Dysregulation), teilweise auf die Blockade der Histaminrezeptoren (Sedierung) zurückzuführen.

5.2 Atypische Neuroleptika

Die sogenannten atypischen Neuroleptika haben gegenüber den klassischen Neuroleptika den Hauptvorteil, weniger extrapyramidalmotorische Nebenwirkungen zu verursachen. Die anticholinergen Effekte der Atypika sind dagegen unterschiedlich ausgeprägt. Ein weiterer Vorteil der modernen Neuroleptika liegt darin, dass sie neben der Reduktion der produktiven Symptome auch einen günstigen Effekt auf die Negativsymptomatik schizophrener Patienten ausüben können.

Clozapin wird bei älteren Patienten in erster Linie wegen seiner seltenen, jedoch gefährlichen Blutbildveränderungen, aber auch wegen seiner anticholinerg bedingten Verwirrtheitszustände, orthostatischen Kreislaufregulationsstörungen und sedierenden Eigenschaften nicht als Antipsychotikum

der ersten Wahl angesehen. Indikationsbereiche für die Behandlung alter Patienten mit Clozapin stellen therapieresistente Schizophrenien, psychotische Exazerbationen bei Morbus Parkinson und die Tremorbehandlung dar. Clozapin ist in der Lage, in niedriger Dosierung die durch dopaminerge Arzneistoffe ausgelösten Psychosen zu reduzieren, ohne die motorischen Symptome des Parkinson zu verschlechtern (Retz et al, 1997).

Olanzapin, ein Strukturanalogon von Clozapin, ist bei älteren Schizophrenen gut wirksam und weist ein günstigeres Nebenwirkungsspektrum im Vergleich zu Clozapin auf. Anticholinerge Effekte sind ebenfalls vorhanden, aber geringer ausgeprägt. Die häufigsten Nebenwirkungen sind Sedierung und Gewichtszunahme (Madhusoodanan et al. 1999).

Risperidon hat sich als wirksam und gut verträglich bei der Behandlung älterer schizophrener Patienten erwiesen. Extrapyramidalmotorische Nebenwirkungen kommen selten vor und sind dosisabhängig. Risperidon ist bei Verhaltensstörungen im Rahmen einer Alzheimer- oder Lewy-Körperchen-Demenz wirksam, sollte jedoch bei diesen Krankheitsbildern nur in niedriger Dosierung eingesetzt werden. Kognitive Funktionen werden durch Risperidon nicht beeinträchtigt, es gibt sogar Berichte über eine Besserung der Kognition.

Wegen der Blockade der alpha-Adrenorezeptoren und möglicher kardiovaskulärer Nebenwirkungen, insbesondere Blutdrucksenkung, sollte Risperidon bei über 65-Jährigen in kleinen Schritten aufdosiert werden (Turnheim 2000).

Quetiapin erwies sich in einigen kleineren Studien als wirksam und sicher bei älteren Patienten. Dyskinesien treten nur vereinzelt auf. Die häufigsten Nebenwirkungen sind Müdigkeit, Schwindel und orthostatische Hypotension. Eine Dosisreduktion wegen der im Alter erniedrigten Clearance wird empfohlen (McManus et al. 1999).

6 Anxiolytika, Sedativa und Hypnotika

Eine Übersicht über Initialdosierungen und die Zeit bis zum Erreichen des steady state ausgewählter Anxiolytika, Sedativa und Hypnotika zeigt Tabelle 15-4.

Unter den zur Behandlung von Angst, Spannung und Unruhe verordneten **Anxiolytika und Sedativa** bei den über 65-Jährigen den ersten Platz ein. Daneben werden Antihistaminika, Buspiron und Opipramol eingesetzt, die jedoch hauptsächlich wegen ihrer anticholinergen Nebenwirkungen nicht für ältere Patienten empfohlen werden können. Aufgrund der hohen Rate an Komorbidität von Angsterkrankungen und Depression im höheren Lebensalter und aufgrund der besonderen Probleme bei der Benzodiazepin-Anwendung bei dieser Patientenpopulation sollten Antidepressiva, insbesondere serotonerg wirkende, stärker in die therapeutischen Überlegungen einbezogen werden (Estler 1991, Flint 1997).

An **Hypnotika** werden derzeit hauptsächlich Benzodiazepine, die neuen selektiven Benzodiazepin-Agonisten wie Zolpidem, Zopiclon und Zaleplon, Antihistaminika und sedierende Antidepressiva (meist TZA) eingesetzt, wobei die beiden letztgenannten Stoffgruppen wegen der anticholinergen Nebenwirkungen für ältere Patienten wenig geeignet sind.

6.1 Benzodiazepine

Während es bei den kürzer wirksamen, eher hydrophilen Benzodiazepinen keine Belege für altersabhängige pharmakokinetische Veränderungen gibt, ist die Halbwertszeit der langwirksamen Benzodiazepine im Alter erheblich verändert, wodurch eine Akkumulation häufiger auftritt als bei jüngeren Patienten. Epidemiologische Daten zeigen einen Zusammenhang zwischen der Anwendung von Benzodiazepinen mit langer Halbwertszeit bei älteren Patienten und einer erhöhten Rate an Verwirrtheitszuständen, Stürzen und Schenkelhalsfrakturen. Dieser Zusammenhang ist bei den Benzodiazepinen mit kurzer Halbwertszeit nicht nachgewiesen. Daher soll Benzodiazepinen mit kurzer oder mittellanger Halbwertszeit bei alten Patienten der

Tabelle 15-4: Initialdosen und Angabe der minimalen Zeit bis zum Erreichen des steady state ausgewählter Anxiolytika, Sedativa und Hypnotika bei älteren Patienten (nach Maletta et al. 2000).

Medikament	Initialdosis für ältere Patienten	Minimale Zeit bis steady state
Alprazolam (Tafil®)	2× 0,25 mg/die	2 Tage
Buspiron (Bespar®)	3× 5 mg/die	1 Tag
Lorazepam (Tavor®)	0,5 mg/die	4 Tage
Oxazepam (Adumbran®)	10 mg/die	4 Tage
Temazepam (Planum®)	7,5 mg/die	5 Tage
Triazolam (Halcion®)	0,125 mg/die	1 Tag
Zolpidem (Stilnox®)	5 mg/die	1 Tag

PSYCHOPHARMAKA

Vorzug gegeben werden, sofern andere Therapien nicht ausreichend erfolgreich waren.

> Zu beachten sind insbesondere die Halbwertszeiten von aktiven Metaboliten, die länger sein können als die der Ausgangssubstanz.

Diejenigen Benzodiazepine, die keinen aktiven Metaboliten aufweisen, werden für den Einsatz bei älteren Patienten empfohlen:

- Alprazolam
- Lorazepam
- Oxazepam
- Temazepam
- Triazolam.

Benzodiazepine, die lediglich hepatisch glukuronidiert werden, wie Lorazepam oder Oxazepam, sind bei Patienten mit Leberfunktionsstörungen die Mittel der Wahl, da die Glukuronidierung auch bei der Leberzirrhose relativ unbeeinträchtigt funktioniert. Außerdem zeigen diese beiden Substanzen eine altersunabhängige Kinetik, weshalb keine Dosisanpassung im Alter erfolgen muss (Adler 1999, Estler 1991, Maletta et al. 2000).

Vorteile der Benzodiazepine sind ihre große therapeutische Breite und geringe Toxizität, vor allem im Vergleich zu den früher verwendeten Barbituraten. Ihre Verträglichkeit ist jedoch im Alter eingeschränkt, was neben der verminderten Clearance auch auf eine höhere Empfindlichkeit des ZNS zurückzuführen ist. So besteht selbst bei niedrig dosierten Benzodiazepinen bei älteren Patienten die Gefahr von ataktischen Störungen mit Stürzen und Frakturen. Vorwiegend über 65-jährige Patienten reagieren paradox mit Unruhe und deliranten Zuständen. Schließlich ist ganz allgemein die Gefahr von Rebound und Entzugserscheinungen nach Absetzen der Benzodiazepine gegeben.

Die Dosierungen müssen daher möglichst niedrig gewählt werden, wobei als Initialdosis etwa ein Drittel der üblichen Normaldosis empfohlen wird. Die Dosis darf nur langsam gesteigert werden; die Behandlungsdauer ist möglichst auf zwei Wochen zu begrenzen. Beim Absetzen ist die Dosierung ebenso langsam zu reduzieren.

6.2 Selektive Benzodiazepinrezeptor-Agonisten

Zolpidem zeigt in einer Dosierung von 5 mg/die bei geriatrischen Patienten eine signifikante Verbesserung der Schlafparameter Länge, Latenz und Qualität und wird gut vertragen. Auch bei Patienten mit Leberinsuffizienz wird eine Dosis von 5 mg/die empfohlen, während bei Niereninsuffizienz die Erwachsenen-Standarddosis von 10 mg/die gegeben werden kann. Zolpidem hat keine Auswirkungen der kognitiven Leistungsfähigkeit am folgenden Tag. Bezüglich der Rebound-Phänomene bzw. Entzugssymptome nach Absetzen scheint Zolpidem weitgehend problemlos zu sein, zumindest solange die empfohlene Anwendungsdauer von maximal 4 Wochen eingehalten wird (Holm et al. 2000).

Auch **Zopiclon** hat in einer Dosierung von 5 mg/die eine signifikante Besserung des Schlafes bei älteren Patienten zur Folge. Bezüglich der Nebenwirkungen und des Abhängigkeitspotenzials unterscheidet sich Zopiclon kaum von Zolpidem (Dehlin et al. 1995; Noble et al. 1998).

Zaleplon, ein neuer selektiver Benzodiazepinrezeptor-Agonist hat mit einer Stunde die kürzeste Halbwertszeit in dieser Stoffgruppe. Er hat sich bei älteren Patienten in einer Dosis von 5 mg/die als gut wirksames Hypnotikum erwiesen. Wenn

Zaleplon nach zwei Wochen Behandlungszeit abgesetzt wurde, konnten keine Rebound-Phänomene bzw. Entzugserscheinungen bei den über 65-jährigen Patienten beobachtet werden (Ancoli-Israel 2000).

7 Zusammenfassung

Aufgrund pharmakokinetischer und pharmakodynamischer Veränderungen reagieren über 65-Jährige empfindlicher auf Psychopharmaka als jüngere Patienten. Deswegen sollen in der Behandlung dieser Patientengruppe bestimmte Regeln eingehalten werden, deren wichtigste sich auf die Dosierung der Psychopharmaka bezieht: „start low and go slow".

Unter den **Antidepressiva** gelten die SSRI, unter den **Neuroleptika** die Atypika (außer Clozapin) als Mittel der ersten Wahl bei alten Patienten, da sie gegenüber den klassischen Vertretern dieser Stoffgruppen eine vergleichbare Wirkung bei deutlich günstigerem Nebenwirkungsprofil aufweisen.

Phasenprophylaktika können auch bei älteren Patienten von großem Nutzen sein, wenn deren erheblich gesteigerte Empfindlichkeit, v. a. Lithium gegenüber, berücksichtigt wird.

Als **Anxiolytika** sollten bei den über 65-jährigen Patienten neben kurz wirksamen Benzodiazepinen auch serotonerge Antidepressiva, als **Hypnotika** in erster Linie die neuen selektiven Benzodiazepinrezeptor-Agonisten eingesetzt werden.

Literatur

Adler G (1999) Psychopharmakotherapie bei älteren Patienten: Risiken und Chancen. Psycho 25 Sonderausgabe I/99: 24–30.

Ancoli-Israel S (2000) Insomnia in the Elderly: A Review for the Primary Care Practitioner. Sleep 23, Suppl.1: S23–S30.

Dehlin O, Rubin B, Rundgren A (1995) Double-blind comparison fo zopiclone and flunitrazepam in elderly insomniacs with special focus on residual effects. Curr Med Res Opin 13 (6): 317–24.

Finkel S (1996) Efficacy and Tolerability of Antidepressant Therapy in the Old-Old. J Clin Psychiatry 57 (suppl 5): 23–28.

Flint A (1997) Epidemiology and comorbidity of anxiety disorders in later life: implications for treatment. Clin Neurosci 4 (1): 31–6.

Flint A (1998) Choosing Appropriate Antidepressant Therapie in the Elderly. Drugs and Aging 13 (4): 269–280.

Gareri P, Stilo G, Bevacqua I et al (1998) Antidepressant Drugs in the Elderly Gen Pharmac 30 (4): 465–475.

Glassman A (1998) Cardiovascular effects of antidepressant drugs: updated. Int Clin Psychopharmacol 13 (suppl 5): S25–S30.

Goldberg R (1997) Antidepressant Use in the Elderly. Drugs and Aging 11 (2): 119–131.

Hardy B, Shulman K, Zucchero C (1997) Gradual discontinuation of lithium augmentation in eldersy patients with unipolar depression. J Clin Psychopharmacol 17 (1): 22–6.

Holm K, Goa K (2000) Zolpidem. An Update of its Pharmacology, Therapeutic Efficacy and Tolerability in the Treatment of Insomnia. Drugs 59 (4): 865–889.

Jeste D, Eastham J, Lacro J et al (1996) Management of Late-Life Psychosis. J Clin Psychiatry 57 (suppl 3): 39–45.

Kando J, Tohen M, Castillo J et al (1996) The Use of Valproate in an Elderly Population With Affective Symptoms. J Clin Psychiatry 57 (6): 238–240.

Katona C, Bercoff E, Chin E et al (1999) Reboxetine versus imipramine in the treatment of elderly patients with depressive disorders: a double-blind randomised trial. J Affect Disord 55 (2-3): 203–13.

Madhusoodanan S, Brecher M, Brenner R et al (1999) Risperidone in the Treatment of Elderly Patients With Psychotic Disorders. Am J Geriatr Psychiatry 7 (2): 132–138.

Maletta G, Mattox K, Dysken M (2000) Update 2000. Guidelines for prescribing psychoactive drugs. Geriatrics 55(3): 65–79.

McManus D, Arvanitis L, Kowalcyk B et al (1999) Quetiapine, A Novel Antipsychotic: Experience in Elderly Patients With Psychotic Disorders. J Clin Psychiatry 60 (5): 292–298.

Noble S, Langtry H, Lamb H (1998) Zopiclone. An

PSYCHOPHARMAKA

update of its pharmacology, clinical efficacy and tolerability in the treatment of insomnia. Drugs 55 (2): 277–302.

Poggesi I, Pellizzoni C, Fleishaker J (2000) Pharmacokinetics of reboxetine in elderly patients with depressive disorders. Int J Clin Pharmacol Ther 38 (5): 254–9.

Pollock B (1999) Adverse Reactions of Antidepressants in Elderly Patients. J Clin Psychiatry 60 (suppl 20): 4–8.

Preskorn S (1993) Recent Pharmacologic Advances in Antidepressant Therapy for the Elderly. The American Journal of Medicine 94 (suppl 5A): 2S–12S.

Retz W, Rösler M, Sitzmann L et al (1997) Clozapin in der Behandlung neuropsychiatrischer Erkrankungen im Alter. Fortschr Neurol Psychiat 65: 347–353.

Rothschild A (1996) The Diagnosis and Treatment of Late-Life Depression. J Clin Psychiatry 57 (suppl 5): 5–11.

Salzman C (1999) Practical Considerations for the Treatment of Depression in Elderly and Very Elderly Long-Term-Care Patients. J Clin Psychiatry 60 (suppl 20): 30-33

Sproule B, Naranjo C, Bremner K et al (1997) Selective Serotonin Reuptake Inhibitors and CNS Drug Interactions. Clin Pharmacokinet 33 (6): 454–471.

Sproule B, Hardy B, Shulman K (2000) Differential Pharmacokinetics of Lithium in Elderly Patients. Drugs and Aging 16 (3): 165–177.

Turnheim K (2000) Unerwünschte Wirkung von Psychopharmaka im Alter. Wien Klin Wochenschr 112 (9): 394–401.

deVane C, Pollock B (1999) Pharmacokinetic Consideration of Antidepressant Use in the Elderly. J Clin Psychiatry 60 (suppl 20): 38–44.

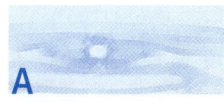
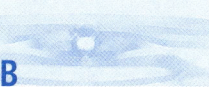
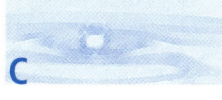

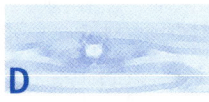
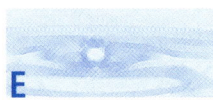
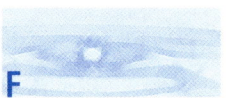
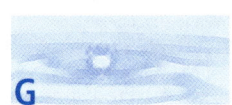

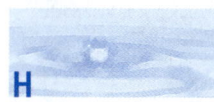

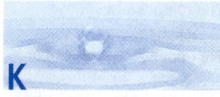
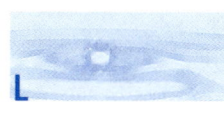
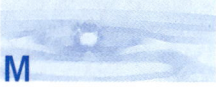

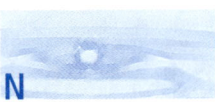
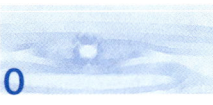

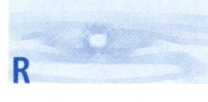
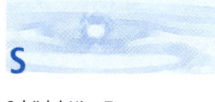

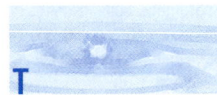

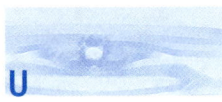

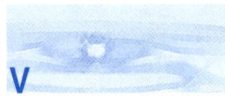

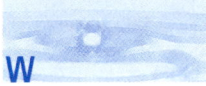

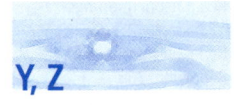